齐鲁当代中医流派传承丛书

扁鹊脉学

滕晶 主编

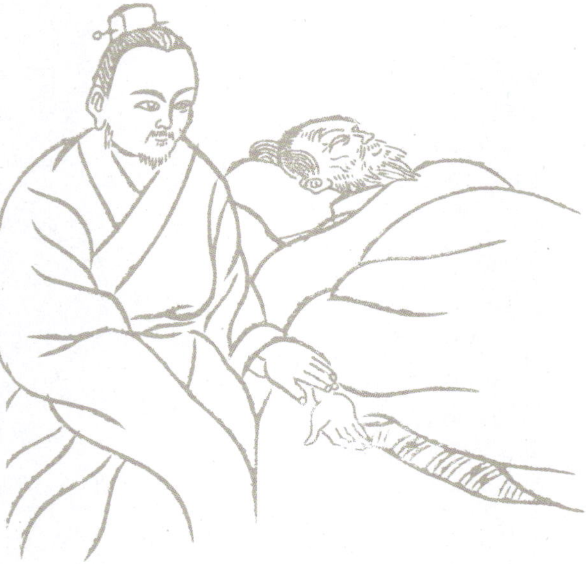

山东科学技术出版社
· 济南 ·

图书在版编目（CIP）数据

扁鹊脉学 / 滕晶主编 . -- 济南：山东科学技术出版社，2024.5（2025.4 重印）
（齐鲁当代中医流派传承丛书）
ISBN 978-7-5723-2073-6

Ⅰ . ①扁…　Ⅱ . ①滕…　Ⅲ . ①脉学 – 中医流派 – 研究　Ⅳ . ① R241.1

中国国家版本馆 CIP 数据核字（2024）第082400号

扁鹊脉学

BIANQUE MAIXUE

责任编辑：李文靖
装帧设计：孙小杰

主管单位：山东出版传媒股份有限公司
出 版 者：山东科学技术出版社
地址：济南市市中区舜耕路 517 号
邮编：250003　电话：（0531）82098088
网址：www.lkj.com.cn
电子邮件：sdkj@sdcbcm.com
发 行 者：山东科学技术出版社
地址：济南市市中区舜耕路 517 号
邮编：250003　电话：（0531）82098067
印 刷 者：山东联志智能印刷有限公司
地址：山东省济南市历城区郭店街道相公庄村文化产业园 2 号厂房
邮编：250100　电话：（0531）88812798

规格：16 开（170 mm × 240 mm）
印张：16　**字数：**245 千　**彩页：**6
版次：2024 年 5 月第 1 版　**印次：**2025 年 4 月第 2 次印刷
定价：68.00 元

编委会

主　审　齐向华

主　编　滕　晶

副主编　王元耕　邵欣欣

编　委（按姓氏笔画为序）

衣云昊　宋秉熠　张　昊

张玺震

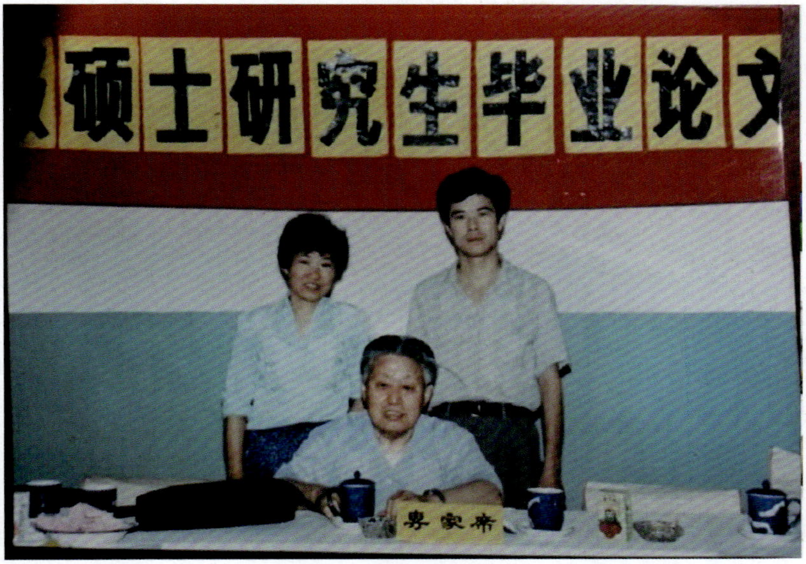

齐向华与导师陆永昌

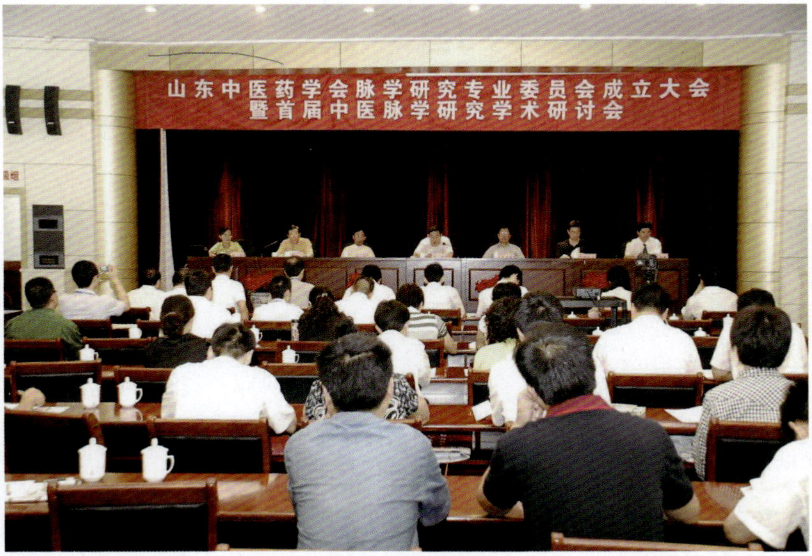

山东中医药学会脉学研究专业委员会成立大会暨首届中医脉学研究学术研讨会开幕式

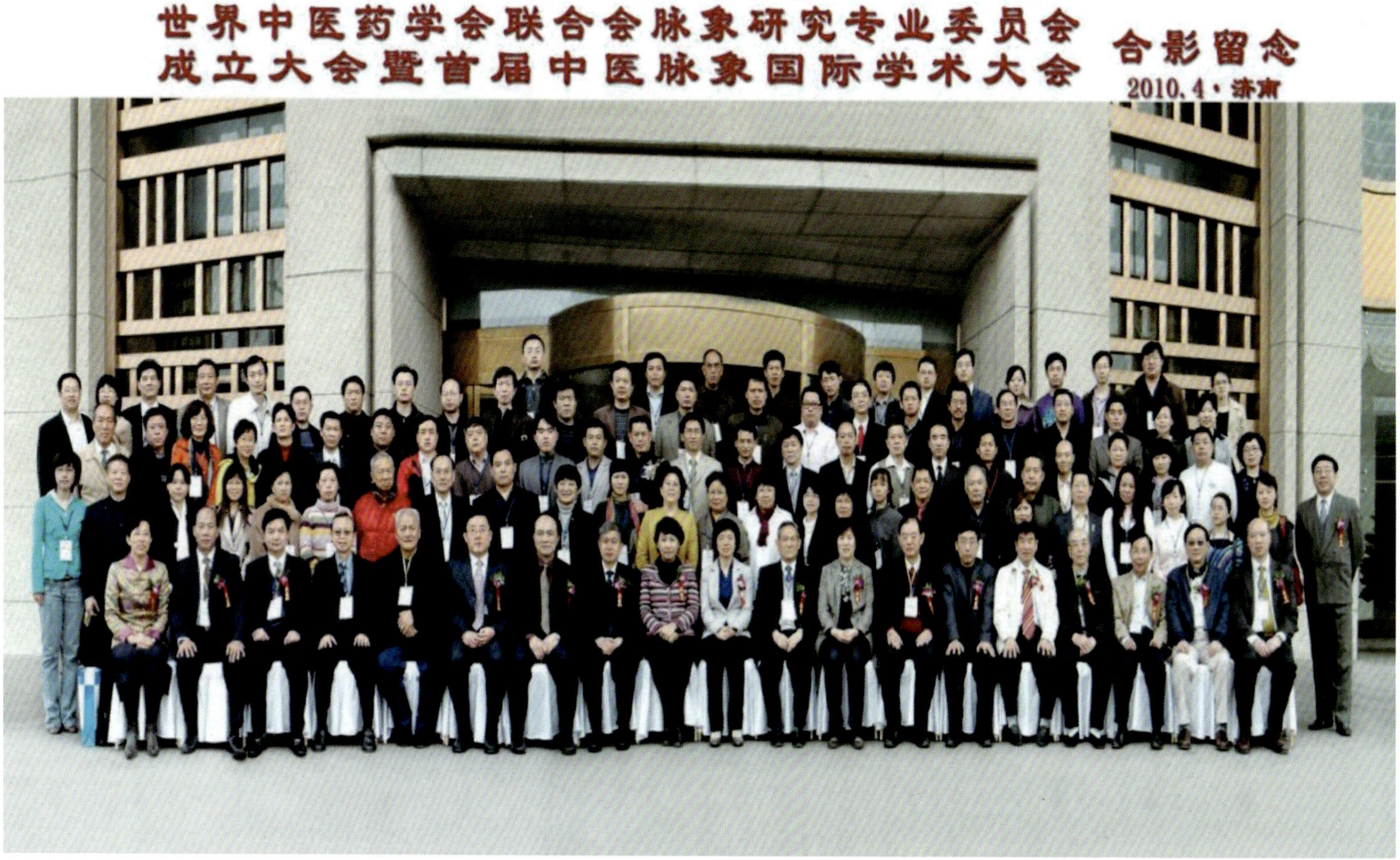

世界中医药学会联合会脉象研究专业委员会成立大会暨首届中医脉象国际学术大会合影

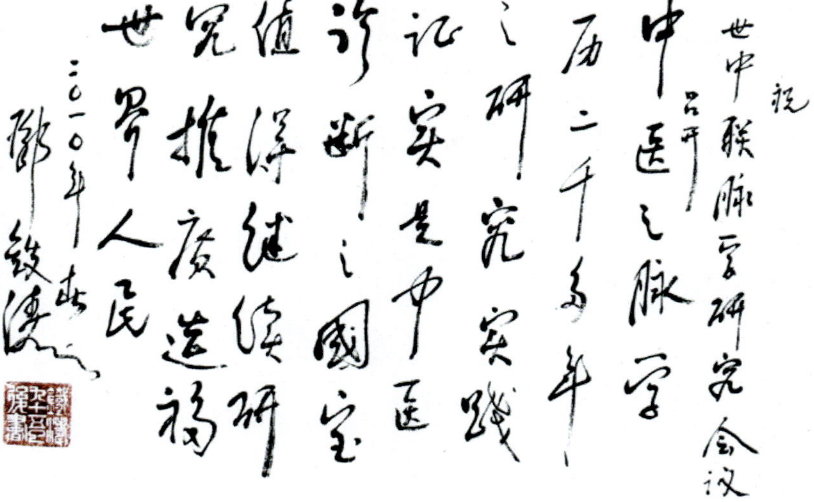

邓铁涛为世界中医药学会联合会脉象研究专业委员会成立大会致贺词

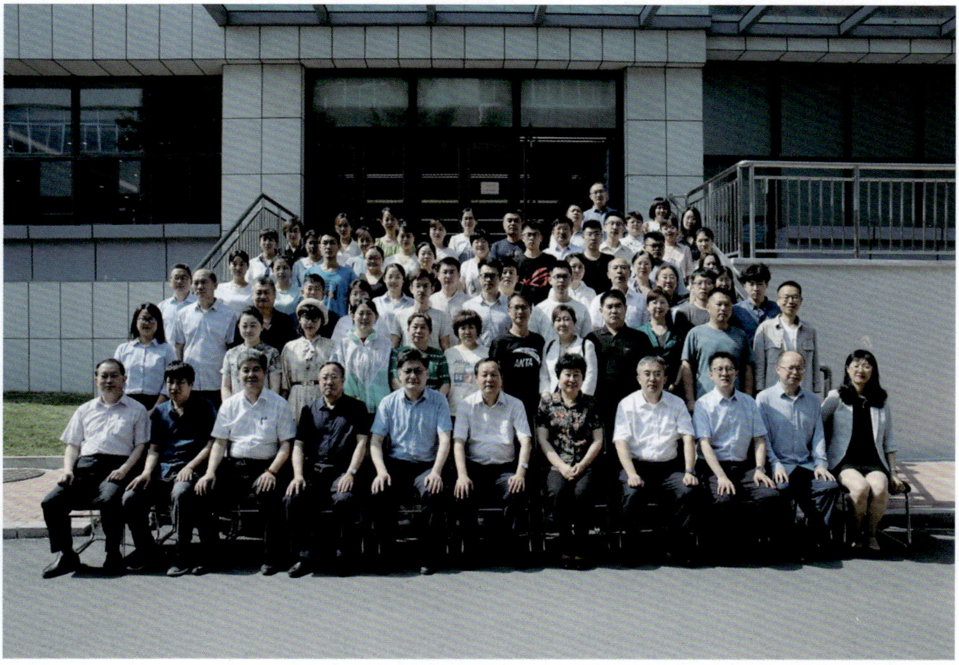

齐鲁扁鹊脉诊联盟成立大会暨首届学术会议合影

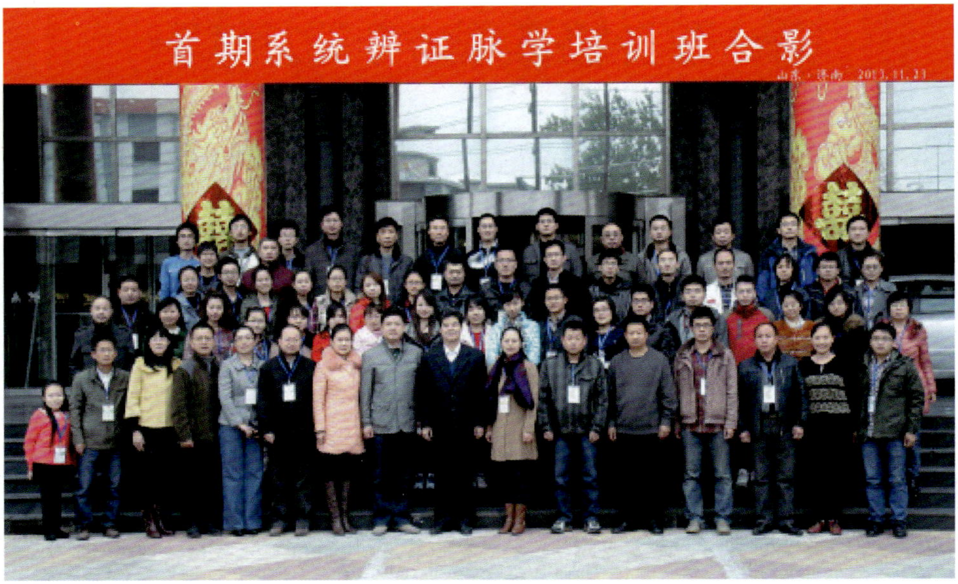

首期系统辨证脉学培训班合影

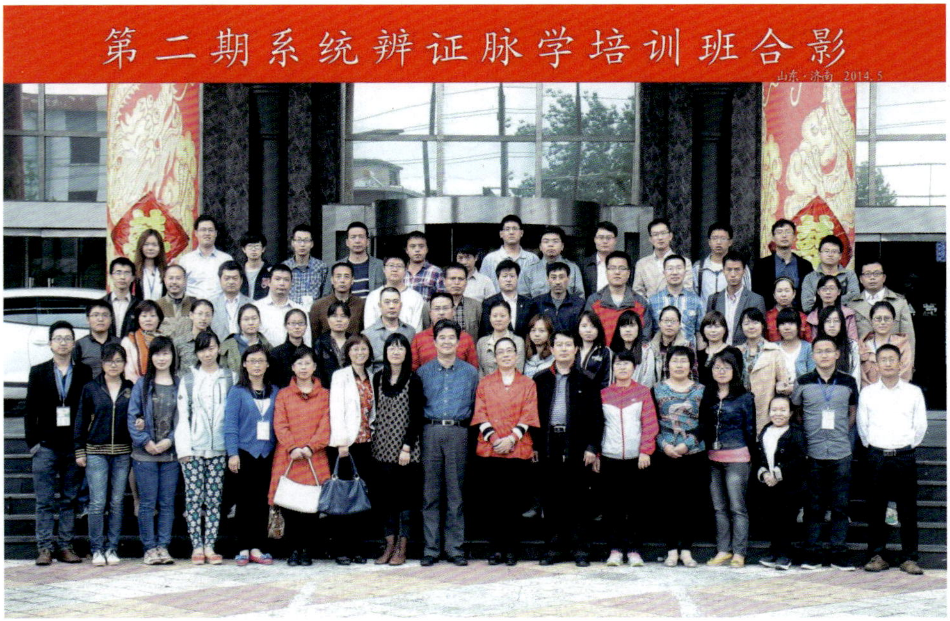

第二期系统辨证脉学培训班合影

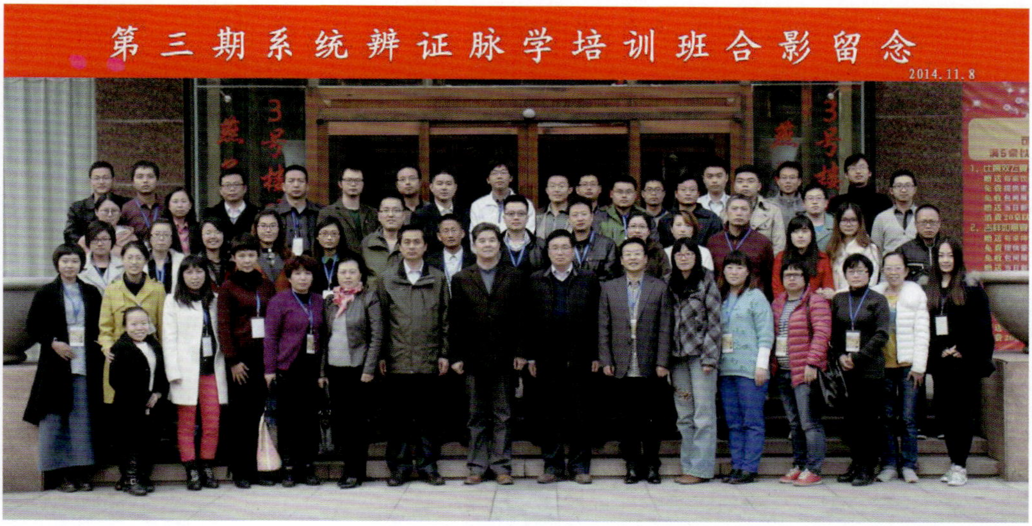

第三期系统辨证脉学培训班合影

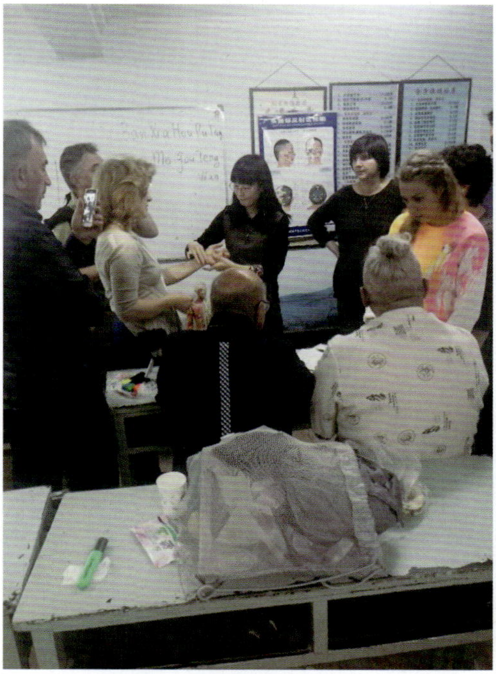

滕晶教授为来自俄罗斯的医生培训脉诊

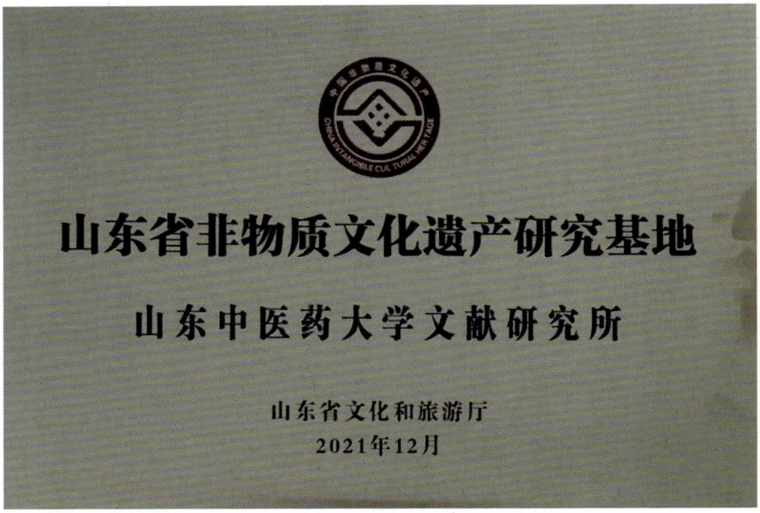

“扁鹊脉学诊法”成为山东省省级非物质文化遗产项目

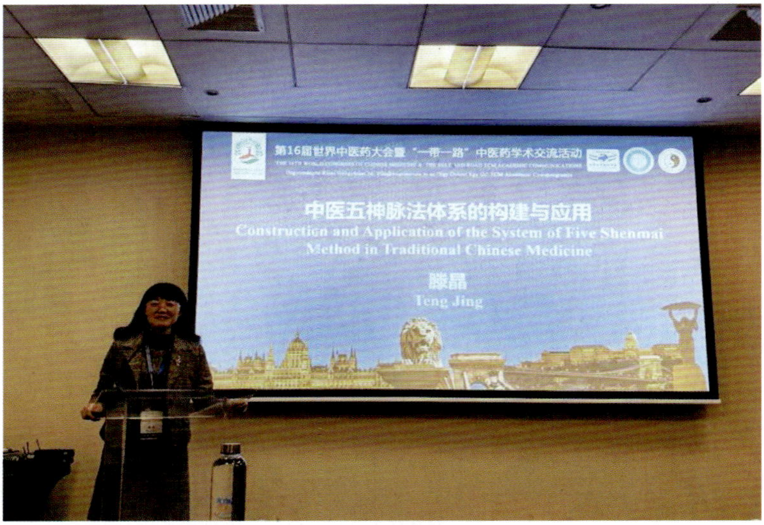

滕晶教授在世界中医药大会上做学术讲座

前言

齐鲁医派发源于齐鲁大地，形成于先秦，发展于两汉，以古齐国为主要地域，并以秦越人、淳于意为主要代表医家。其理论体系独特、丰富，在民族医药体系的形成和发展中具有重要作用。齐鲁医派涌现了诸多流芳百世的医家，并形成了师徒传承谱系。其医学著作如《禁方》《方化阴阳》等虽已亡佚，但四诊、针砭、外科手术等诊疗思想和技术为中华民族传统医学发展奠定基础并产生了深远影响。齐鲁医派的“扁鹊脉学诊法”奠定了中医理论体系中脉诊的基础。

扁鹊（秦越人）是战国时期的名医、脉学创始人。他精通临床各科，创立了望、闻、问、切四诊法。西汉淳于意以诊籍的形式记录脉诊病案及脉象，这是我国古代文献中最早的脉学医案。西晋王叔和对“独取寸口”脉法进行了全面总结并发展完善，汇集多部脉学著作撰成《脉经》，这是我国第一部脉学专著，《脉经》的成书标志着中医脉学趋于成熟。后世医家的脉学诊法各具特色、百花齐放，均是在此基础上继承和发展起来的。

时至当代，山东名医刘惠民先生及其弟子陆永昌先生继承、挖掘扁鹊脉法，积极主张临证四诊合参，尤其倚重脉诊。二位名中医将其脉学思想与技术凝结汇聚，结合新时代的临床实际需要，以“临证必诊脉”、重视脉象与证候的对应关系为特征，形成了能够代表当时齐鲁医派的脉学诊法，并且言传身教，以脉言病，向学生讲述脉法特点，培养出多位中医学专业人才。刘惠民先生开创性地提出了研发电子测脉仪（脉诊仪）的方案，在脉诊客观化发展领域具有超前意识及真知灼见，为再传弟子齐向华的脉诊科研道路指明了方向。齐向华作为陆永昌先生的弟子，在脉学方面承其意志、另开生面，创立了“系统辨证脉学”诊法。

齐向华，山东中医药大学脉学研究中心主任，师从陆永昌先生，在秉承陆老脉学精髓的基础上，将传统脉法与现代科学技术更好地结合，逐渐形成了具有独到见解、容纳多学科、涵盖多层面的“系统辨证脉学”体系。齐向华教授遵循系统论的基本特性和基本规律，运用中医学、认知心理学、现代信息学和物理学的基本原理，融合古今脉学研究成果，形成了容纳多学科的开放性理论体系——系统辨证脉学，创立了“脉－证－治－防”一体化的多元诊疗体系。

扁鹊脉学流派在继承传统“扁鹊脉学”思想精华的基础上，经刘惠民先生、陆永昌先生的总结发挥，齐向华教授的创新发展，以及滕晶教授等的不断传承，为其源源不断注入新的活力，逐渐形成脉络传承清晰的现代脉学流派。“扁鹊脉学诊法”已入选山东省省级非物质文化遗产保护名录及济南市非物质文化遗产保护名录。团队在山东省内外建立了数十家“系统辨证脉学流派传承工作室”，在济南、深圳等地建立了“山东省非物质文化遗产扁鹊脉学诊法传播中心”，形成了区域覆盖、上下联动的脉学传播和流派传承机制。今后，扁鹊脉学流派将继续探索脉学的发展道路，发挥中医特色，做好中医文化和技术传承，更好地为百姓服务。

本书详细介绍了扁鹊脉学流派的发展历程、代表人物、学术特色及弘扬和传播情况。这是对本流派既往工作的总结，同时又希望通过本书将扁鹊脉学流派的面貌呈现给广大中医爱好者。我们期盼在本书的影响下，扁鹊脉学流派可以不断壮大，大力传承发扬中医技术和文化。

最后，向参与本书编写的团队成员表示感谢。由于时间较紧，编者水平所限，疏漏谬误之处在所难免，敬请各位同道和广大读者批评指正，不吝赐教，特致诚挚感谢。

滕　晶

2023年9月9日

目录

第一篇　流派溯源

第二篇　流派传承及学术思想

第三篇　特色理论与技术

第四篇　经典验案

第一篇

流派溯源

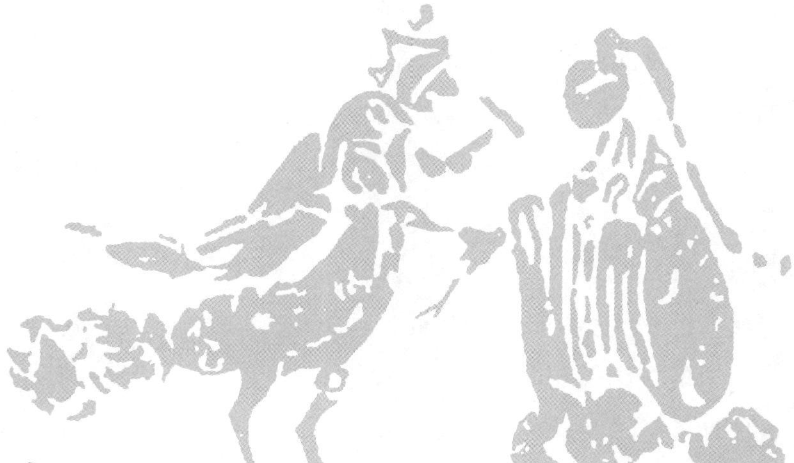

第一章

齐鲁当代中医脉学流派起源与发展

流派是指同一个学科内因不同的师承而形成的有独特的研究旨趣、技艺、方法和基础的不同学术群体。齐鲁医学学术流派，又称齐派医学，历经千年而自成一体，属于地域性医学学派的范畴，是指形成于先秦，发展于两汉，以古齐国为主要地域，并以秦越人、淳于意为主要代表的医学学派。齐鲁脉学是齐派医学的一部分。

从流派谈齐鲁脉学发展的脉络，要从中医学的奠基人扁鹊说起。扁鹊作为历史上第一个具备史料可考的医家，其在中医学发展史上的地位不可忽视。其所创立的“扁鹊学派”是中医史上的第一个学派。学派是指同一门类的某个学科因不同的师承而形成的以某种独特的理论主张或独特的方法为基础的不同学术派别，“学说”是形成学派的要素。

根据历史考证，扁鹊的名号由来与东夷鸟图腾有密切的联系。根据山东、江苏等地出土的汉画像石的记载，发现了东夷文化以鸟作为图腾的特征。早在《左传》中就有记载：“我高祖少皞挚之立也，凤鸟适至，故纪于鸟，为鸟师而鸟名。”除此之外，目前在东夷文化从属的大汶口及龙山出土的器物中也发现了大量鸟的元素。

山东出土的汉画像石上发现了大量的人首鹊尾左手持针、右手诊脉的画像。这佐证了脉诊及针灸起源于东夷文化，即其主要发源地在山东的鲁中山区及沂沭河流域，具体的范围包括了山东全境及毗邻地区。先秦至两汉时期关于扁鹊的记载非常多，根据记载进行扁鹊活动年代考证，发现扁鹊的活动年代竟可达三百年以上。因此，现代对于扁鹊的考证出现多种结论，一时间众说纷纭，各执其说，尚无定论。现在对扁鹊的认识主要分为两种，一种是狭义的扁鹊，即指名医扁鹊（秦越人）个人；另一种是广义的扁鹊，即特定时代名医的概称。

第一节　脉学理论的初步形成

春秋末年，伴随着奴隶制的崩溃，“学在官府”的局面瓦解，导致许多文化知识分子“流落”民间，聚众讲学，开启了“学在民间”的风潮。扁鹊在这一时代也是众多知识分子中的一员，《史记·扁鹊仓公列传》记载中提到扁鹊受业于长桑君，“舍客长桑君过，扁鹊独奇之，常谨遇之。长桑君亦知扁鹊非常人也。出入十余年，乃呼扁鹊私坐，间与语曰：‘我有禁方，年老，欲传与公，公毋泄’”。后人对长桑君存在与否、社会地位等进行了一定的考证，李伯聪在其著作《扁鹊和扁鹊学派研究》中认为，长桑君应是一位“官医”，或是持有家传的禁方书的“官医”的后人，经过对扁鹊的长期考察，确定扁鹊为其传人。

《史记·扁鹊仓公列传》记载：“扁鹊名闻天下。过邯郸，闻贵妇人，即为带下医；过洛阳，闻周人爱老人，即为耳目痹医；来入咸阳，闻秦人爱小儿，即为小儿医，随俗为变。”说明了扁鹊医术之高超，覆盖范围之广。因而，司马迁对其评价云“扁鹊言医，为方者宗，守数精明，后世循序，弗能易也”，视扁鹊为医家之鼻祖。李伯聪在扁鹊相关研究中也认可扁鹊是我国第一批民间医生中最卓越的代表。但是根据目前史料分析，这位传统医学的先驱却并未著有传世之作，但后人根据后期历代医家的著作逐渐勾勒出了扁鹊医学的部分内容及医学特征。

扁鹊作为一位民间名医，处在一个“天子失官，学在四夷”的时代，其必定会在民间授徒，其中有记载的徒弟有子容、子明、子仪、子越、子游、子阳、子豹等。这些徒弟大多缺乏史料考证，但是我们可以从中看出扁鹊在当时确有传人，形成“师徒”传承体系。结合扁鹊的医学贡献，我们可以确定，扁鹊在当时形成了一个医学学派，后世称之为“扁鹊学派”。后世医家根据扁鹊学派所流传出的内容勾勒出了扁鹊医学的“冰山一角”。

中医学脉诊的早期记录始于扁鹊，从侧面反映了扁鹊在中医诊断学发展史上的重要地位。正如司马迁记载中言：“至今天下言脉者，由扁鹊也。”现代医学史上也有人认为中医学的发展始于“岐黄”，故把传统医学称为“岐黄之术”，但在《黄帝内经》(简称《内经》)中“岐伯”却说“色脉者……先师之多传也”，这说明“岐黄”的脉学也是传承于他人，而非源于自身。结合目前的史料分析，脉诊应当是由扁鹊所创。《文史通义·言公上》言：“公、穀之于《春秋》，后人以谓假设问答以阐其旨尔。不知古人先有口耳之授，而后著之竹帛焉，非如后人作经义，苟欲名家，必以著述为功也。”说明春秋年间，师徒之间的知识传播方式主要为口述，然后人著之以竹帛。因而，扁鹊脉学的相关记录应在扁鹊传人的著作中。

经考证，李伯聪认为，《扁鹊内经》《扁鹊外经》是扁鹊学派的医经，《泰始黄帝扁鹊俞拊方》是扁鹊学派的经方，《难经》是东汉时期扁鹊学派的著作，《中藏经》是六朝时期扁鹊学派的著作，《褚氏遗书》和《扁鹊心书》是宋代扁鹊学派的著作。在对脉学相关著作进行深入的研究之后，业内公认扁鹊在脉学上的主要成就有两点：创脉气出入与循环学说，损至脉诊断。

《脉经·诊损至脉》言：“脉一出一入，曰平。再出一入，少阴；三出一入，太阴；四出一入，厥阴。再入一出，少阳，三入一出，阳明；四入一出，太阳。脉出者为阳，入者为阴。故人一呼而脉再动，气行三寸，一吸而脉再动，气行三寸。呼吸定息，脉五动。一呼一吸为一息，气行六寸。人十息，脉五十动，气行六尺。二十息，脉百动，为一备之气，以应四时。天有三百六十五日，人有三百六十五节。昼夜漏下水百刻，一备之气，脉行丈二尺。一日一夜，行于十二辰，气行尽，则周遍于身，与天道相合，故曰平。平者无病也。”这是脉气出入与循环学说的理论基础，从中可以看出，扁鹊认为脉由气而牵引需遵循“周遍于身，与天道相合”。《难经·十四难》中言：“一损，损于皮毛，皮聚而毛落。二损，损于血脉，血脉虚少，不能荣于五脏六腑也。三损，损于肌肉，肌肉消瘦，食饮不为肌肤。四损，损于筋，筋缓不能自收持。五损，损于骨，骨痿不能起于床。反此者，至于收病也。从上下者，骨痿不能起于床者，死。从下上者，皮聚而毛落者，死。”这也在一定程度上反映了扁鹊学派对于疾病发展的认识，认为疾病的进程是由气到血，至腠理，最后至骨髓的进程。《史记·扁鹊仓公列传》所记载的“扁鹊诊赵简子”中扁鹊所言“血脉治也，而何怪”，以及“扁鹊诊齐桓侯”中扁鹊所言“疾之居腠理也，汤熨之所及也；在血脉，针石之所及也；其在肠胃，酒醪之所及也；其在骨髓，虽司命无奈之何。今在骨髓，臣是以无请也”，皆显示出扁鹊对疾病病势的判断是大体一致的。

2012 年，考古人员在成都天回镇老官山的一处西汉墓中发现了大量的医简，由这些医学竹简编汇而成的“天回医简”中有部分中医学理论体现了扁鹊医学辨治体系的特色。根据目前已经出版的《天回医简书迹留真》，曹柏龙将扁鹊医学辨治方法归纳为“重神色，调气血，别脏腑，燮阴阳，断逆顺，决生死”，其中包含的色脉诊断是扁鹊医学的特色，常用之以决生死。“五色通天。脉之出入与五色相应也。”“敝昔曰：人有九窍五脏十二节，皆朝于气”，经武家璧考证，“敝昔”意为“头戴鹫冕的雉鹊”，这与汉画像石中扁鹊“人首鹊尾”的形象是一致的。即说明此时的脉诊理论已将气与五色和脉诊结合，重视“与天道相合”。《天回医简书迹留真·逆顺五色脉脏验精神》言“胜应八风之燮，骨肉之生，筋脉之分，血气之俞，故石之所宜”，提出气体出入机体及气血运行的路径与《内经》中的部分记载一致，体现出了经脉理论与遍诊法密切相关，同时体现了“天人相应”的思想。黄龙祥论述了脉诊与经脉理论的渊源，认为其与扁鹊医学有密切的“血缘关系”。

经脉理论作为针灸理论的基础，促进了针灸理论体系的产生，由于脉诊与针灸的理论基石皆为气机出入与循环，因而使得针灸变成了脉诊的最佳辅助手段。通过脉针相宜，调整机体气机运行成为了古代诊疗疾病的主要手段之一。

这种非一技之专长，即脉诊与针灸双管齐下的诊疗手段与后代汉画像石中扁鹊化身“人首鹊尾”形象一手脉诊、一手针灸的画像记载得以吻合。这说明至少扁鹊及扁鹊学派是一个脉诊与针灸兼备的学派，并且将脉诊与针灸以“师徒口传”的方式延续后世。脉诊和针灸的同时出现表明扁鹊时期就已将脉诊与经脉相结合，这是最早的“脉针相应”证据。

战国时期，由官方主办的稷下学宫成立于齐国故都临淄（今山东省淄博市临淄区），其不分理论贵贱，不论出身，皆可入学进行思辨。一时之间，促成了“诸子百家”的盛况，也为黄老学说的产生奠定了基础。黄老学派是基于各家学说发展起来的一个学派，其学派的核心内容由稷下学者基于百家之言汇总而成，这为中医学的“天人相应”“气一元论”“经络模型”“脏象学说”等内容奠定了理论基础。后世所传中医经典《内经》等皆为黄老学派的著作。恰逢乱世，经秦统一六国，后又遭巨变，历经战乱，终统一于西汉，此间不过百年。至西汉初年，诸侯雄踞一方，百废待兴，“文景之治”之下，黄老学说与“休养生息”政策相辅，因而在西汉时期，黄老学说得到了空前的发展。司马迁《史记》中引用了大量黄老学派的理论，其理论传世之盛况也可由此看出。

第二节　两汉时期脉学理论多元化

西汉淳于意（公元前 205—前 150 年），临淄（今山东省淄博市淄博区）人，因曾任齐国的太仓长（一说太仓令），人称仓公。正逢文景之治下，黄老学说盛行，淳于意之师公孙光授其方书，之后又有公乘阳庆授其禁方，传黄帝、扁鹊之脉书，五色诊病。可见当时虽盛行黄老学说，但是扁鹊学说的内容依旧存在于医学的主流内容之中。淳于意融会贯通，将其诊疗过程记录在案，形成诊籍流传于世。因而，后期淳于意的诊籍中所记载的诊疗过程既存在扁鹊学说的内容，也存在黄老学派的学术思想。其在疾病的诊断中更加注重“四诊合参”，并给出相对完善的医学理论阐述。淳于意在实践过程中对脉诊的研究有了自己深度的认知：“病名多相类，不可知，故古圣人为之脉法，以起度量，立规矩，县权衡，案绳墨，调阴阳，别人之脉各名之，与天地相应，参合于人，故乃别百病以异之，有数者能异之，无数者同之。然脉法不可胜验，诊疾人以度异之，乃可别同名，命病主在所居。”

淳于意时期的脉诊已较为成熟，其诊籍中存在大量的脉诊词汇，至今沿用。其对脉象的认知已形成较为完整的体系，脉类较为丰富，记载的脉象主要有浮、沉、滑、涩、大、小、弱、实、数、疾、长、弦、紧、代、散、贲、衰、燥、静、浊、清、和、顺、坚、不平、不鼓、番阳、番阴、并阴等三十多种，其中所包含的浮、沉、滑、涩等脉象一直被后世沿用。

淳于意继承了扁鹊的“决生死”之密钥，结合黄老学说，将“断逆顺，决生死”理论进一步进行丰富。其中，在诊齐侍御史成时提道：“脉长而弦，不得代四时者，其病主在于肝。和即经主病也，代则络脉有过。经主病和者，其病得之筋髓里。其代绝而脉贲者，病得之酒且内。所以知其后五日而臃肿，八日呕脓死者，切其脉时，少阳初代。”

以上是淳于意在扁鹊基于病位进行“顺逆决生死”的基础上，进一步结合四时、病位、脉象进行生死的判断，其中，重视“髓”而非“五脏”的特点显示其并未以黄老学派的理论为主，而是以扁鹊医学内容为主。这与西汉末年著名学者扬雄《法言·重黎》所提到的“医多卢”是一致的：“或问黄帝终始。曰：‘托也。昔者姒氏治水土，而巫步多禹；扁鹊，卢人也，而医多卢。夫欲雠伪者必假真。禹乎？卢乎？终始乎？’”可见西汉时期医学多以扁鹊医学传人自居。“以脉决生死”是扁鹊脉学脉诊的特色，淳于意秉持“天人相应”“与天道相合”的原则，结合脉象，进行顺逆判断，使脉诊“顺逆决生死”的理论更加成熟。

除却脉诊上的成就，淳于意对方药也有一定的理解。《史记·扁鹊仓公列传》中言：“齐王中子诸婴儿小子病，召臣意诊，切其脉，告曰：‘气鬲病。病使人烦懑，食不下，时呕沫。病得之心忧，数忔食饮。’臣意即为之作下气汤以饮之，一日气下，二日能食，三日即病愈。”

除了对方药的理解与应用，淳于意在针灸方面也有一些记载。“齐北宫司空命妇出于病，众医皆以为风入中，病主在肺，刺其足少阳脉。臣意诊其脉，曰：‘病气疝，客于膀胱，难于前后溲，而溺赤。病见寒气则遗溺，使人腹肿。’出于病得之欲溺不得，因以接内。所以知出于病者，切其脉大而实，其来难，是蹶阴之动也，脉来难者，疝气之客于膀胱也。腹之所以肿者，言蹶阴之络结小腹也。蹶阴有过则脉结动，动则腹肿。臣意即灸其足蹶阴之脉，左右各一所，即不遗溺而溲清，小腹痛止。”淳于意在方术及针灸上取得的成就，为后世开启了“脉方相应”及“脉针相应”的先河，为后世诊疗一体化提供了理论基础及思路。

淳于意乐为人师，因材施教，其有文献记载的徒弟就有6位。“临菑人宋邑，邑学，臣意教以五诊。岁余，济北王遣太医高期、王禹学，臣意教以经脉高下及奇络结，当论俞所居，及气当上下出入邪正逆顺，以宜镵石，定砭灸处。岁余，菑川王时遣太仓马长冯信正方，臣意教以案法逆顺，论药法，定五味及和齐汤法。高永侯家丞杜信，喜脉，来学，臣意教以上下经脉五诊，二岁余。临菑召里唐安来学，臣意教以五诊上下经脉，奇咳，四时应阴阳重，未成，除为齐王侍医。”以上所提到的宋邑、高期、王禹、冯信、杜信、唐安皆为其徒弟，各有所长。但未有人习得淳于意的全部医学内容，可见淳于意所掌握理论之全面。

由于先前实行“轻徭薄赋，与民休息”的国策，西汉迎来历史上第一个有明确记载的盛世。正如《史记·律书》中记载：“故百姓无内外之徭，得息肩于田亩，天下殷富，粟至十余钱，鸣鸡吠狗，烟火万里，可谓和乐者乎！”汉武帝时期，内忧外患，边境连年受制于匈奴，国内势力膨胀的皇室、贵族、地主、商人，潜在地威胁了中央集权，因而汉武帝一改当时风行的黄老学说，开始推行“罢黜百家，独尊儒术”，在汉武帝大一统思想指导下，举全国之力东征西讨，终为中国疆域版图奠定了基础，也为医学思想的融合奠定了政治基础。

西汉时期是中国第一个稳定存在过百年的大一统封建时期，此时医学在先秦积累的基础上迸发出了生机。据考证，《内经》成书于此时。在《内经》的理论体系中，主张“心主血脉”，“心者，生之本……其充在血脉”“心之合脉也”“诸血者皆属于心”等都说明了心功能的正常与否与血脉的充盈与否相关。其次，《灵枢·玉版》指出“胃者，水谷气血之海也”，指明胃为气血生化之源。因此，《内经》形成了以“脉以胃气为本”“脉合四时阴阳”“色脉合参”为诊脉原则，以“诊以平旦”“虚静为保”“诊脉必满五十动”为基本要求的脉学理论基础。

《内经》中记载了大量关于脉学的理论，记录的脉象多达 51 种。其中记载的脉诊方法有 4 种，分别是脏腑经脉遍诊法、三部九候脉诊法、人迎寸口诊脉法、独取寸口诊法。

《灵枢·经脉》脏腑经脉遍诊法是指按照经脉循行走向进行诊脉，并根据遍诊的结果判定病位（表 1–1）。

三部九候脉诊法比脏腑经脉遍诊法简便，其脉诊部位要少得多，但是它的诊脉范围仍然遍及全身，所以也为“遍诊法”的一种。《素问·三部九候论》详细阐述了三部九候脉诊法的诊脉部位及其所候的脏腑。其中，将人体分为上、中、下三部，每部又可分为三部，分候天、地、人，总为三部而九候。诊脉的部位包括：上部天，两侧颞动脉，候头角之气；上部地，两颊动脉，候口齿之气；上部人，耳前动脉，候耳目之气；中部天，寸口部手太阴肺经动脉处，候肺之气；中部地，手阳明大肠经动脉处，候胸中之气；中部人，手少阴心经动脉处，候心之气；下部天，足厥阴肝经动脉处，候肝之气；下部地，足少阴肾经动脉处，候肾之气；下部人，足太阴脾经动脉处，候脾胃之气（表 1–2）。

人迎寸口诊脉法由遍诊法发展而来，也是独取寸口法的前身，主要遵循“气口候阴，人迎候阳”“三阳在头，三阴在手”的理论原则，将寸口与人迎的脉象作对比测知疾病情况。《素问·六节脏象论》中记载：“人迎一盛病在少阳，二盛病在太阳，三盛病在阳明，四盛以上为格阳。寸口一盛病在厥阴，二盛病在少阴，三盛病在太阴，四盛以上为关阴。人迎与寸口俱盛四倍以上为关格。”将人迎脉与寸口脉对比出现的8种情况及其主病进行了描述。其中主病的部位包括少阳、太阳、阳明、厥阴、少阴、太阴六经（表1–3）。

独取寸口诊法在《内经》中也十分重要。“寸口”又称“气口”“脉口”，“气口成寸，以决死生”“气口独为五脏主”，可见其重要程度。“五脏六腑之气味，皆出于胃，变见于气口”，《素问·平人气象论》中载有具体内容，认为寸口诊法可以了解五脏六腑及人体其他各部位的生理或病理变化，甚至可以预测疾病的善恶吉凶。但是，《内经》中的“寸口脉诊”仅为“尺寸之分”，并不是后世沿用至今的“寸口脉诊”。

《内经》在脉诊中重视“脾胃”对“脉”的影响，认为“胃气为本”。其中，《素问·平人气象论》提到病脉与平脉主要参照“胃气”：“平人之常气禀于胃，胃者平人之常气也，人无胃气曰逆，逆者死。春胃微弦曰平，弦多胃少曰肝病，但弦无胃曰死，胃而有毛曰秋病，毛甚曰今病……夏胃微钩曰平，钩多胃少曰心病，但钩无胃曰死，胃而有石曰冬病，石甚曰今病……长夏胃微软弱曰平，弱多胃少曰脾病，但代无胃曰死，软弱有石曰冬病，弱甚曰今病……秋胃微毛曰平，毛多胃少曰肺病，但毛无胃曰死。毛而有弦曰春病，弦甚曰今病……冬胃微石曰平，石多胃少曰肾病，但石无胃曰死，石而有钩曰夏病，钩甚曰今病……胃之大络，名曰虚里，贯膈络肺，出于左乳下，其动应衣，脉宗气也。盛喘数绝者，则病在中；结而横，有积矣；绝不至曰死。乳之下其动应衣，宗气泄也……人以水谷为本，故人绝水谷则死，脉无胃气亦死。所谓无胃气者，但得真脏脉，不得胃气也。所谓脉不得胃气者，肝不弦、肾不石也。”除此之外，还提出五脏平脉与胃气息息相关：“夫平心脉来，累累如连珠，如循琅玕，曰心平。夏以胃气为本。病心脉来，喘喘连属，其中微曲，曰心病。死心脉来，前曲后居，如操带钩，曰心死。平肺脉来，厌厌聂聂，如落榆荚，曰肺平。秋以胃气为本。病肺脉来，不上不下，如循鸡羽，曰肺病。死肺脉来，如物之浮，如风吹毛，曰肺死。平肝脉来，软弱招招，如揭长竿末梢，曰肝平。春以胃气为本。病肝脉来，盈实而滑，如循长竿，曰肝病。死肝脉来，急益劲，如新张弓弦，曰肝死。平脾脉来，和柔相离，如鸡践地，曰脾平。长夏以胃气为本。病脾脉来，实而盈数，如鸡举足，曰脾病。死脾脉来，锐坚如乌之喙，如鸟之距，如屋之漏，如水之流，曰脾死。平肾脉来，喘喘累累如钩，按之而坚，曰肾平。冬以胃气为本。病肾脉来，如引葛，按之益坚，曰肾病。死肾脉来，发如夺索，辟辟如弹石，曰肾死。”

《素问·阴阳别论》认为脉有阴阳，将脉划分为阴、阳两种：“脉有阴阳……所谓阴阳者，去者为阴，至者为阳；静者为阴，动者为阳；迟者为阴，数者为阳。”

《内经》对“胃气”及“脉有阴阳”的认识影响了后世脉学的传承与发展，如在李杲的理论体系中尤其重视“脾胃”，《难经》《伤寒论》《脉经》中依旧存有“脉有阴阳”的辨证原则。

表 1-1 十二经脉遍诊法

脉动之经络	临床意义
肺手太阴之脉	主肺所生病
大肠手阳明之脉	主津所生病
胃足阳明之脉	主血所生病
脾足太阴之脉	主脾所生病
心手少阴之脉	主心所生病
小肠手太阳之脉	主液所生病
膀胱足太阳之脉	主筋所生病
肾足少阴之脉	主肾所生病
心主手厥阴心包络之脉	主脉所生病
三焦手少阳之脉	主气所生病
胆足太阳之脉	主骨所生病
肝足厥阴之脉	主肝所生病

表 1–2　三部九候脉诊法

三部	九候	所诊部位	所属经脉	临床意义
上部（头）	天	两侧颞动脉	足少阳胆经	候头角之气
	地	两颊动脉	足阳明胃经	候口齿之气
	人	耳前动脉	手少阳三焦经	候耳目之气
中部（手）	天	寸口部手太阴肺经动脉处	手太阴肺经	候肺之气
	地	手阳明大肠经动脉处	手阳明大肠经	候胸中之气
	人	手少阴心经动脉处	手少阴心经	候心之气
下部（足）	天	足厥阴肝经动脉处	足厥阴肝经	候肝之气
	地	足少阴肾经动脉处	足少阴肾经	候肾之气
	人	足太阴脾经动脉处	足太阴脾经	候脾胃之气

表 1–3　人迎寸口诊脉法

诊脉部位及所属经脉	人迎与寸口对比关系	临床意义
诊脉部位：人迎脉（颈下夹结喉两旁） 所属经脉：足阳明胃经（候阳）	一盛（人迎大一倍于寸口）	病在足少阳
	一倍而躁	病在手少阳
	二盛（人迎二倍）	病在足太阳
	二倍而躁	病在手太阳
	三盛（人迎三倍）	病在足阳明
	三倍而躁	病在手阳明
	四盛以上（人迎四倍）	格阳（溢阳，外格）
诊脉部位：寸口脉（寸口部手太阴脉动处） 所属经脉：手太阴肺经（候阴）	一盛（寸口大一倍于人迎）	病在足厥阴
	一倍而躁	病在手厥阴
	二盛（寸口二倍）	病在足少阴
	二倍而躁	病在手少阴
	三盛（寸口三倍）	病在足太阴
	三倍而躁	病在手太阴
	四盛以上（寸口四倍）	关阴（内关）

《素问·灵兰秘典论》认为心为生命的主宰，即“心者，君主之官也，神明出焉”。即使在《内经》形成之前，心为生命的主宰也一直是人类认识生命的主流学说，如《管子·心术上》记载“心之在体，君之位也，九窍之有职，官之分也，耳目者，视听之官也”，《孟子·告子上》曰“心之官则思”。但是战国至东汉年间，有一部传世之作《难经》，首先提出了“命门学说”，区别于《内经》的“主心论”，《难经》主要秉持“主水论”，史籍和注家认为《难经》是秦越人所撰，主要是由于其出现的时代背景。但是此处的秦越人应是指秦朝越人，而非扁鹊。秦王朝主水德，主水论符合秦一统天下的趋势，这与秦服饰尚黑，即五行类比属水是一致的。

命门学说在秦汉以后主要由道家继承与发展。《难经》中所提到的“命门”学说在当时并未成为主流思想。《难经》原名《黄帝八十一难经》，全书共八十一难，采用问答方式，探讨、论述了中医的一些理论问题，内容包括脉诊、经络、脏腑、阴阳、病因、病机、营卫、腧穴、针刺、病证等方面。《难经》中首提“独取寸口”，并确立寸关尺三部定位，初步拟定脏腑经络在寸关尺的相应部位，并重视尺脉及“浮沉”脉法。《难经》独具特色的地方是将“命门”学说引入脉诊体系，认为“右肾为命门”。“三十六难曰：脏各有一耳，肾独有两者，何也？然：肾两者，非皆肾也，其左者为肾，右者为命门。命门者，诸神精之所舍，原气之所系也，男子以藏精，女子以系胞。故知肾有一也。”“三十九难曰：经言腑有五，脏有六者，何也？然：六腑者，正有五腑也。五脏亦有六脏者，谓肾有两脏也。其左为肾，右为命门。命门者，谓精神之所舍也，男子以藏精，女子以系胞，其气与肾通，故言脏有六也。腑有五者，何也？然：五脏各一腑，三焦亦是一腑，然不属于五脏，故言腑有五焉。”

除却对“命门”的定义，《难经》中还谈及对“命门”的认识。“八难曰：寸口脉平而死者，何谓也？然：诸十二经脉者，皆系于生气之原。所谓生气之原者，谓十二经之根本也，谓肾间动气也。此五脏六腑之本，十二经脉之根，呼吸之门，三焦之原。一名守邪之神。故气者，人之根本也，根绝则茎叶枯矣。寸口脉平而死者，生气独绝于内也。”“六十六难曰：经言，肺之原，出于太渊；心之原，出于大陵；肝之原，出于太冲；脾之原，出于太白；肾之原，出于太溪；少阴之原，出于兑骨；胆之原，出于丘墟；胃之原，出于冲阳；三焦之原，出于阳池；膀胱之原，出于京骨；大肠之原，出于合谷；小肠之原，出于腕骨。十二经皆以俞为原者，何也？然：五脏俞者，三焦之所行，气之所留止也。三焦所行之俞为原者，何也？然：脐下肾间动气者，人之生命也，十二经之根本也，故名曰原。三焦者，原气之别使也，主通行三气，经历于五脏六腑。原者，三焦之尊号也，故所止辄为原。五脏六腑之有病者，皆取其原也。”

由以上文字可以看出，“命门”乃是“原气之所系”。其中表达出了“肾间动气”是“生命之枢要”。这一理论与老庄学说内容的“生命根源”有异曲同工之妙。如《道德经》中言：“谷神不死，是谓玄牝。玄牝之门，是谓天地根。绵绵若存，用之不勤。”庄子在继承老子学术思想的基础上，也提出了“生也，死之徒；死也，生之始。孰知其纪？人之生，气之聚也。聚则为生，散则为死”，认为生命必有生化的源头，这也是孕育“命门学说”的哲学思想基础，而“命门”的提出也奠定了后世千年脉学理念传承的基础。

东汉末期，外戚干权，宦官秉政，天灾不断，百姓流离失所，成为流民，严重干扰社会秩序，其间多发瘟疫，百姓求医无门，只好求神问道。如黄巾首领张角自号“大贤良师”，称“符水咒说以疗病，病者颇愈，百姓信向之”。又如张陵，又称张道陵，在鹤鸣山自称受太上老君之命，封为天师，创立天师道（俗称五斗米教），以老子《道德经》为蓝本，作《老子想尔注》，引道入教，把方术、黄老之术专为君王服务改为替普通百姓治病祛灾。正因为这些原始道教思想的存在，导致东汉末年在其指导下的宗教，如太平道、五斗米道等，形成了与东汉王朝对峙的局面，并加速了东汉王朝的灭亡。在经历两汉的社会动荡之后，道教在特定社会背景下借助其优势应运而生，影响了后期上千年的社会发展及医学体系。

东汉时期，儒学一直处于主流学术地位，但儒学始终分为两派——

古文经学与今文经学。在方术思想的影响下，今文经学与方术结合形成风靡东汉的“谶纬神学”，但仍有一部分儒士坚守古文经学，如张衡、王充等，其对“谶纬神学”进行了严厉的批判，但由于东汉末年的社会矛盾，古文经学未成为主流。但在东汉末期，一些清醒的读书人仍在积极寻找救世方法，张仲景也是其中之一。仲景面对天灾人祸，进行了积极探寻，汇总有效的治疗方法，摸索发病规律，最终完成了《伤寒杂病论》这部传世著作，以授后人。《伤寒杂病论》在流传过程中，经后人整理编纂分为两部——《伤寒论》《金匮要略》。张仲景医学思想体系，在继承前人“脉方相应”及“脉针相应”的思想下，摆脱了一定的“黄老”学说及“易学”的观念，采用客观有效的经络学说及阴阳学说作为纲领，独创“六经辨证体系”，将“脉－证（六经）”进行积极实践，并相对客观准确地描述所见所思，成就了流传于世的《伤寒杂病论》。

陶弘景也正面肯定了《伤寒杂病论》的客观性，称其“避道家之称”，其在《辅行诀脏腑用药法要》中提到对《伤寒论》成书的看法“外感天行，经方之治，有二旦、六神、大小等汤，昔南阳张机，依此诸方，撰为《伤寒论》一部，疗治明悉，后学咸尊奉之”“张机撰《伤寒论》，避道家之称，故其方皆非正名也，但以某药名之，以推主为识耳”。

王充《论衡·须颂》中说“今方技之书在竹帛，无主名所从生出，见者忽然不御服也。如题曰某甲某子之方，若言‘已验’‘尝试’，人争刻写，以为珍秘”，生动记叙了东汉时期医方类图书在社会上流传的情况。这说明医学的发展在东汉末期主要在“实践”基础上以相对客观、科学的面貌呈现在世人面前。张仲景在古文经学的引导下，奉行古文经学“子不语怪力乱神”，将当时的医经与经方融合，摆脱“运气学说”的影响，创造性地将“方证”进行了融合。《伤寒杂病论》是张仲景在“脉－证－方”及“脉－证－针”一体化思想指导下的成果。

《伤寒论》中涉及大量脉学的内容，脉学在张仲景诊疗思想中占有重要地位。《伤寒论》全书 398 条，涉及脉诊的有 146 条，其中包含 20 余种脉象，50 余种兼脉，涉及的诊脉方法有趺阳诊脉法、少阴诊脉法、寸口诊脉法等。这说明在东汉或东汉以前，“独取寸口”的诊脉方法并未成为主流，当时依然保留着前人流传下来的“三部九候”及“人迎寸口”脉诊方法。

《伤寒杂病论》中记载的大量脉象均表明，在仲景时期，已初步具备脉诊的理念模型，从脉位、脉体、脉中之“气”、脉中之“血”、脉幅、脉率、脉律等方面对脉进行详尽的描述。

《伤寒论》是“证－症－治”的编写模式，将脉诊与证进行结合，实现“脉－证”的统一，且书中的脉象皆为切实的脉象，并未出现所谓的“顺脉”“反脉”及淳于意所述“番阴脉”“番阳脉”等。在张仲景的医学思想体系中，更像是将“阴阳”作为纲领，将脉象分为“阴”“阳”两个大类进行辨证分析。这与《难经》中“脉法分阴阳”是一致的。正如《伤寒论·辨脉法》言：“问曰：脉有阴阳，何谓也？答曰：凡脉大、浮、数、动、滑，此名阳也。脉沉、涩、弱、弦、微，此名阴也。凡阴病见阳脉者生，阳病见阴脉者死。”

东汉末年经历长久的群雄割据，自曹魏建国后，王叔和任太医令，一直活动至西晋年间，为西晋高平人（今山东省邹城市西南）。王叔和之前，脉学尚未形成完整的理论体系，其在世期间进行了仲景旧论的整理。王叔和在收集整理仲景理论的同时，总结前贤经论，旁涉诸家之说，进而结合自己的临床实践，著成《脉经》10卷，全面系统地论述了脉学理论与临床运用，开脉学专题研究之先河。其在《脉经·序》中言：“今撰集岐伯以来，逮于华佗，经论要决，合为十卷。”

由于脉学的主观性，在王叔和之前的脉学记录中，记载了大量无法考证的词汇。但是自《脉经》之后，脉名有了相对规范化的表述。王叔和将脉名规范为24种，包括浮脉、沉脉、芤脉、滑脉、实脉、弦脉、紧脉、洪脉、微脉、缓脉、涩脉、迟脉、伏脉、软脉、弱脉、数脉、细脉、动脉、虚脉、促脉、结脉、代脉、革脉、散脉。虽后世《诊家枢要》增为30脉，《濒湖脉学》增为27脉，《医宗必读》增为28脉，但也都是在王叔和24脉基础上进行的少量增补及定义调整。

除此之外，王叔和继承了《难经》中提出的“根”的思想，“肾间动气也，此为五脏六腑之本，十二经脉之根”。王叔和在《脉经》中提出：“上部有脉，下部无脉，其人当吐，不吐者死。上部无脉，下部有脉，虽困无所苦。”“所以然者，譬如人之有尺，树之有根，虽枝叶枯槁，根本将自生，木有根本，即自有气，故知不死也。”王叔和在“根”的思想上与《难经》的认识保持高度一致，认为“惟其有根，可以望其生也”。因而在脉诊的临床诊断方向上，王叔和实践之后得出“肺死脏，浮之虚，按之弱如葱叶，下无根者，死”“诸浮脉无根者，皆死”的论断。

受东汉末期至两晋时期“谶纬神学”的影响，王叔和在“四时脉”的认识基础上，将“王相休囚死”引入“四时脉”体系用于评估平人病脉。“假令得王脉，当于县官家得之。假令得相脉，当于嫁娶家得之，或相庆贺家得之。假令得胎脉，当于产乳家得之。假令得囚脉，当于囚徒家得之。假令得休脉，其人素有宿病，不治自愈。假令得死脉，当于死丧家感伤得之。”

至此，脉学的理论框架已搭建完成。后历经南北朝时期变迁，南北朝医学世家的迁徙，促进了南北方医学交流，从而促进了医学的传播，为后世医学稳定传承奠定了基础。

第三节 隋唐至明清为脉学的稳定传承时期

脉学在中医诊断应用中的理论框架在隋唐之前已构建完成，经过长期的医学实践，形成了最初以扁鹊和淳于意为代表的“脉针相应”“脉方相应”到“脉－证－方”“脉－证－针”的转变，历经数百年将脉诊由最初模糊的体系逐步转变为客观化的体系。其间，《伤寒杂病论》《褚氏遗书》等传世医学著作应运而生。隋唐时期，中国开始进入相对较长的稳定统一时期，此时已具备医学传播的最佳条件。

一、基于大一统稳定时期宗教观念影响下脉学理论的继承与创新

宗教在历史上有着复杂的面相，它可以辅助政治稳固太平盛世，但是当其势力过于猖獗也可以颠覆政权。中国历史上的宗教一直是以儒释道三家并存的局面维持至今的。

除却对王权的影响，宗教对中医学的发展也起着不可忽视的作用。宗教发展起来的同时，佛教、道教、儒家为更好地实践其教义及完成教化的使命，将教义与医学理论相结合，衍生出了新的医学流派，如佛医、道医、儒医等。其中，道教与儒家作为本土起源思想的集合体，对中医学的发展影响最为深远。

历经南北朝战乱之后，中国历史上迎来了隋王朝的统一。隋朝的统治时间不到 30 年，但是一系列改革的开端，虽因隋末谶纬之言的流行及道家对李渊的鼓吹，导致政局尚未稳固的隋王朝未完成相应的改革，但其以立法而施及唐宋时期。因此，唐朝的制度基本是在隋朝的改革上完成的。

在道教经书的神仙叙事中，常将黄帝、老子并称。道教受汉朝推崇黄老之道而立教，黄老之道是道教之本。

唐朝是中国历史上一个光辉灿烂的朝代。李唐在立国之初，为奠定王权的正统性及合理性，采用“君权神授”的理论为政权加以神话，以稳固刚刚建立的新政权。李唐政权因其姓氏，因而尊崇老子。

北宋王朝以赵姓出于黄帝，尊道教的黄帝为圣祖。封建王朝尊黄帝、老子为远祖，将古代社会的神道设教推向极致。宋徽宗更是以“道君皇帝”闻名，他对道教十分热衷，还首开将道家经典列入国家官学的先例，其中，《内经》被作为道经之一供太学生选读和考试。

其后，“宣和元年，帝亲取贡士卷考定，能深通《内经》者，升之以为第一”。后又有宣和六年（1124 年）殿试的内容依旧与《内经》有关。直至宣和七年（1125 年），朝廷下诏：“政和中尝命学校分治黄、老、庄、列之书，实失专经之旨，其《内经》等书并罢治。”太学中治《内经》之举遂不复行。

两宋时期也经历了百年未有思潮之变革。宋朝疑经思潮的兴起，使得从汉唐传注发展到直接攻击经典，掀起了宋代儒学的新变革。宋儒另辟蹊径，力图超越汉唐，崇尚“简易”，扫除汉唐传注之学，弃传求经，通过研究、玩味经典“本文”，直接探求圣人“本意”、经典“本义”，发掘经典中所蕴含的儒学价值。儒生采取“援道入儒”“援佛入儒”的方法另立新说，为新儒学的产生奠定了基础。

新儒学领域兴起的“思辨之风”为涉医文人的“医学思想”开辟了新的领域，促进了宋金元时期医学理论的发展。使得医学领域从宋朝初叶的“重方书”转变为对医理的研究，一时间催生了医学领域的“门户之分”。医学门户的不同，不仅促使新医学理论的产生，同时也为脉学的核心理念做出了一定的补充，如被后世尊称为“金元四大家”的刘完素、张从正、李杲、朱震亨等。

刘完素，字守真，号河间居士，别号守真子，自号通玄处士。两宋年间，在政治认同下，道教兴盛。刘完素深受道教影响，结合道教及盛行的新学与理学的思想，其有关脉学的理论也体现出了大量的道教及理学的色彩，这为脉学理论的发展注入了新的内容。刘完素在《素问病机气宜保命集》中提出“大道之浑沦，莫知其源。然至道无言，非立言无以明其理，大象无形，非立象无以测其奥”，点明“以象明理”的方法。在此基础上，刘完素受到汉唐哲学的影响，以“元气论”的角度察脉。在基于对《内经》中“脉为血之府”及“元气”认识的基础上，刘完素提出了对“原脉”的认识：“尝试原之脉者何也？非气非血，动而不息，荣行脉中，卫行脉外……然而玄机奥妙，圣意幽微，虽英俊明哲之士，非轻易可得而悟也。”

除此之外，刘完素在五运六气方面颇有建树。刘完素认为人体通过脏腑、经脉运行气血，以应天地之五运六气之化。其在诊断疾病、判断疾病发展及愈后方面形成了一套完整的理论体系，提出“必凭闻望问切知其病，总而与天地时日阴阳相合，推其生克而为法”，主要理论核心为“主气以测气候之常，客气以测气候之变。主客气均可以应脉，主气所应为地脉，客气所应为天脉。二者各有应脉规律”，并由此构建了由主气应脉、客气应脉、客主加临、南北政划分、司天不应脉等诸多元素构成的“运气脉学”。

与刘完素同时代的著名医家还有易水学派的创始人张元素，张元素同样重视五运六气。由于自魏晋以来，医学偏向于方书的积累，而忽略医理的发展。自《太平惠民和剂局方》问世之后，时人偏于对方书的应用，又因《太平惠民和剂局方》中方药偏于温燥，使得脏腑受到损伤。张元素因而十分重视“脏腑辨证”，认为“夫人有五脏六腑，虚实寒热，生死逆顺，皆见形证脉气，若非切诊无由识也”，其在《医学启源·五脏六腑脉证法》中系统论述了“脏腑脉法”的诊治原则及脏腑脉核心要点。

张元素除完善脉诊在“五脏六腑虚实寒热”体系中的应用外，还进一步继承并发扬了《难经》中“命门”的思想，并探究了与“命门”相关的脉诊方法。张元素认为，命门属肾，其在《医学启源·五脏六腑》中言“肾者，精神之舍，性命之根，外通于耳，男子以藏精，女子以系胞，与膀胱为表里，足少阴太阳是其经也”，可见其延续了《难经》中“命门”的思想，认为“右肾为命门”。其次，张元素认为命门水火即肾中阴阳，与肾同治。因此，在“命门”脉诊方面，其在《医学启源·五脏六腑》中论及命门脉诊时旁引《脉诀》：“命门与肾脉寻骨而行，持脉指法，按至骨上得之为沉；又重手按之，脉道无力者，为濡；举手来疾流利者为滑。此乃沉濡而滑，命门与肾脉不病之状也，命门与肾部近骨，若出于骨上，见于皮肤血脉筋骨之间，是其浮也；入而至骨，是其沉也。”

张从正，生于南宋，时值宋金对峙，在战乱频发及《太平惠民和剂局方》之风盛行的大环境下，主张“攻邪”。其继承发扬《内经》以五行相胜之理治疗情志疾病的理论，采用非药物干预的“以情胜情”方式来治疗精神疾病，在此情况下，将脉诊应用到情志疾病的诊断中，使得“脉象”被赋予了情志的心理色彩。张从正在其著作《儒门事亲》中多次记载了“以情胜情”之法治疗精神异常的病例，如《儒门事亲·不寐》载：“一富家妇人，伤思虑过甚，二年不寐，无药可疗。其夫求戴人治之。戴人曰：两手脉俱缓，此脾受之也。脾主思故也。乃与其夫，以怒而激之。多取其财，饮酒数日，不处一法而去。其人大怒汗出，是夜困眠。如此者，八九日不寤，自是而食进，脉得其平。”上例指出“思伤脾”的特点，并点出“脉缓”为“思伤脾”的特征，并采用“以怒胜思”的方法治疗妇人不寐。张从正将脉诊与情志相结合，将“情志内伤”的病因与“以情胜情”的治法相结合，避传统辨证体系，为后世“脉诊情志”的应用提供了典例。

两宋期间，理学思潮鼎盛，其中，北宋哲学家张载的“气一元论”对医学界的影响较为深远。张载认为，宇宙的运动是由于气本身具有运动的本性，即“太和所谓道，中涵浮沉、升降、动静、相感之性，是生絪缊、相荡、胜负、屈伸之始”；其次，他认为气化万物变化的过程是“道”，变化的常则是“理”，即“神，天德；化，天道。德，其体；道，其用。一于气而已”。

南宋期间，战火蔓延，百姓流离失所，四处迁徙，饥寒交迫。李杲也是其中一员，常年经受战乱之苦，颠沛流离，导致其脾胃受损。在张元素“易学”思想的影响下，以及当时国土逐渐被占领，催生了李杲的“重土思想”及“阴阳升降理论”。

李杲，金代真定人（今河北省石家庄市正定县），师从张元素，号东垣老人。李杲早年受儒学思想影响，接受正统儒家教育，认为“土居中央，为之天润，土者，天之股肱也，其德茂美，不可名以一时之事，故五行而四时者，土兼之也，金木水火虽各职，不因土，方不立，若酸咸辛苦之不因甘肥不能成味也。甘者，五味之本也，土者，五行之主也，五行之主土气也，犹五味之有甘肥也，不得不成。是故圣人之行，莫贵于忠，土德之谓也”。从医后，李杲受教于《内经》中的“重土论”，即“五脏者，皆禀气于胃，胃者，五脏之本也”，以及“易学”中河图洛书的“重土思想”，即“土居中央”，将重心置于“中央脾土”。其在《脾胃论·天地阴阳生杀之理在升降浮沉之间论》中说道：“盖胃为水谷之海，饮食入胃，而精气先输脾归肺，上行春夏之令，以滋养周身，乃清气为天者也。升已而下输膀胱，行秋冬之令，为传化糟粕转味而出，乃浊阴为地者也。”

正是由于对“脾胃”及“气”的重视，李杲发展了脉学在“内伤”中的诊断应用，并强调“人迎气口”脉在“内外伤”诊断中的应用，认为“察脉必以人迎、气口分内外伤之因者，乃学脉诊之要道也”。在疾病的演变过程中，李杲借助《难经》中所提到的阴阳脉法进行“阴阳辨证”，如《难经·二难》所言“尺寸者，脉之大要会也。从关至尺是尺内，阴之所治也；从关至鱼际是寸内，阳之所治也”。李杲以掌后高骨作为关脉的标志，并且确定了以关前寸口为阳、关后尺脉为阴的阴阳辨证方法，用以辨别疾病的病理变化及机体阴阳盛衰的变化。

历经两宋的思想变革，元朝建立后，忽必烈作为统治者，意识到治理汉地必用汉法，因而十分重视儒学。其在与南宋开战期间，曾下令保护汉地儒士及儒家书籍，并在元朝建立后大兴书院，创立国子学和国子监，这都为两宋时期理学思想的进一步传播奠定了基础。使得宋代理学得以在元代保存并多元化繁衍生息，出现了许多理学大家，如许谦、宋濂等。

朱震亨，字彦修，号丹溪，祖籍山东，西晋时期迁居至浙江义乌，后发展为朱氏望族。家族世代能人辈出，从官、从医者数人。早年，朱震亨师从许谦学习理学，后因逢母病及恩师重病，在许谦的鼓励下立志从医。后又与宋濂成忘年之交，在“理学传人”许谦及深谙“道教与理学”的宋濂的影响下，朱震亨援“理学”及“道教理论”入“医学”，开创了“滋阴派”。

朱震亨在脉诊方面强调形脉相统一，其在《格致余论·治病先观形色然后察脉问证论》则提醒医者临证宜先看形色，再察脉问证。“经曰：诊病之道，观人勇怯、肌肉、皮肤，能知其情，以为诊法也。凡人之形，长不及短，大不及小，肥不及瘦；人之色，白不及黑，嫩不及苍，薄不及厚。而况肥人湿多，瘦人火多；白者肺气虚，黑者肾气足；形色既殊，脏腑亦异，外证虽同，治法迥别。所以肥人贵脉浮，瘦人贵脉沉，躁人疑脉缓，缓人疑脉躁，以其不可一概观也。”

察脉时，列举《脉经》24 部脉，认为诸脉大多相兼，不能单取一脉。

归类诊脉纲领，提倡以浮、沉、迟、数为纲，以候寒、热、虚、实。诊脉必重取至骨，查看脉象有力或无力，以辨病机之真假与虚实。其在《格致余论·涩脉论》中还提出，重按至骨以后当“以意参之，于证验之”，尤其强调取脉应因人而异。

丹溪学派的弟子在朱震亨过世后，继续践行所学，著书立说，延续了朱震亨的理论并进行创新。这些理论对后来的“新安学派”产生了不可忽视的影响。

自金元医学门户大开以后，明清时期，社会涌现出具备鲜明特色的医学流派。其中就有新安医学流派，其起于宋元时期，盛于明清。明初，新安医学在经济发展迎来高峰后进入全面发展时期，医学大家纷纷涌现，著书立说。其中最著名的莫过于新安医学理论的奠基人，祁门名医汪谓之子汪机。汪机一生致力于研究医学，撰写医书 13 部 76 卷，创立“营卫学说”及“固本培元”思想，其在世期间，对戴起宗《脉诀刊误》的抄本进行补订，将补订的《脉诀刊误补注》以传后世。之后，新安学派的另一位医家徐春甫在《古今医统大全·内经脉候·脉诀辨妄》中指出了《脉经》及《脉诀》寸口六部脉中大肠配右寸、小肠配左寸、三焦配右尺等长期混淆的问题（表 1–4）。明末清初，新安医家吴谦主编的《医宗金鉴·四诊心法要诀》中所确定的寸口六部脉的脏腑配位，基本符合徐春甫的脉法，被收录至《中医诊断学》，沿用至今。

表 1–4　左右寸、关、尺三部与脏腑经脉配合表

分部	寸	关	尺
左	手少阴心 手太阳小肠（火）	足厥阴肝 足少阳胆（木）	足少阴肾 足太阴膀胱（水）
右	手太阴肺 手阳明大肠（金）	足太阴脾 足阳明胃（土）	手厥阴心包 手少阳三焦（火）

明朝脉学经李时珍和张景岳等著名医家阐释脉理、辨疑订误之后，逐步完善统一（表 1–5）。至清代，脉诊的学术思想基本延续之前的理论，

各家又在原有的脉象种类上进行少量补充，形成个人学术特色。其中，周学海在《脉简补义》中指出：“有是病即有是脉，脉在病后也。若夫病证未形，血气先乱，则脉在病先。诊脉可以预知将来之必患某病也。”通过诊察脉象的变化，不仅可以对疾病进行即时诊断，还可以进行预后判断。周学海还认为，通过对脉“形”和脉“势”的诊察可以了解气血的病变情况，他指出：“夫脉之行也，以息往来。病在气分，候动之势；病在血分，候脉之形。”

表 1–5　不同医家寸、关、尺三部配合脏腑异同对照表

医家	寸		关		尺	
	左	右	左	右	左	右
王叔和	心 小肠	肺 大肠	肝 胆	脾 胃	肾 膀胱	肾 命门
李时珍	心 膻中	肺 胸中	肝 胆	脾 胃	肾 膀胱 小肠	肾 命门 大肠
张景岳	心 心包络	肺 膻中	肝 胆	脾 胃	肾 膀胱 大肠	肾 三焦 命门 小肠

其次，清朝医家主要在脉诊的方法学上给出了一定的指导，如脉诊的时间、脉诊的体位、脉诊的指法及运指的方法。

在脉诊的时间上，清朝医家主要以《内经》中“诊法常以平旦”为圭臬，叶霖在其著作《脉说》中指出“若遇猝病又不能待平旦，须平心静气”。

在脉诊的体位上，王燕昌在其著作《王氏医存·诊脉说》中做了详细的论述：“病者侧卧，则在下之臂被压，而脉不能行；若覆其手，则腕扭而脉行不利；若低其手，则血下注而脉滞；若举其手，则气上窜而脉驰；若身覆，则气压而脉困；若身动，则气扰而脉忙。故病轻者，宜正坐、直腕、仰掌；病重者，宜正卧、直腕、仰掌，乃可诊脉。”

在脉诊的指法上，先前中医脉学一直尚未明确手指的何部分触摸患者动脉的脉脊，直至明末，才由卢之颐明确“指目触脉”的概念。之后，周学海注意到医者的脉动对探测患者脉动的影响，因此提出“似不如用螺纹略前者，正压脉上，为常法也”，这种理念也一直为后世所沿用。

在脉诊的运指方法上，历代医家多遵循“举”“按”指法进行浮、中、沉三部取脉。清朝医家在此基础上创立了“移指法”“直压指法”“挽指法”“俯仰指法”“辗转指法”等。李延是则提出举、按交替法，“如举必先按之，按则必先举之……抑扬反复，而寻之义尽见矣”，目的是首定“中候”，周学霆《三指禅》言“定之以中，而浮、沉朗若观火，三部九候无不了然”。

隋唐至明清，医家多基于《内经》进行识脉及“脉理”研究。不论是宋明理学，还是宗教理论，皆是以《内经》和《脉经》为基础，将“儒学”及“道家”学说引入医学，探讨对脉的认识。虽然宋明理学的衍生及道家与佛家理论的发展未动摇“脉”的根基，但是却启发了历代医家对人作为一个个体的认识，并在此基础上衍生出了具备中国传统医学特色的“中医体质学说”，即在中医理论指导下的中医“体质”的概念逐渐发展起来，这标志着中医学界“人本思想”的产生。

两宋至明清时期，文人在进行思想解放的同时，通文医家也在固有的“个体的差异性”的认知上产生了新的理论，这为后期中医传统的“体质学说”奠定了基础。脉学作为中医评价“体质”的指标之一，其最早可追溯到《内经》。《灵枢·通天》以人体中阴阳的偏颇为依据，将体质划分为多阴缺阳的太阴人、多阴少阳的少阴人、多阳缺阴的太阳人、多阳少阴的少阴人、阴阳之气平和之人等。《灵枢·阴阳二十五人》根据五行将人的体质分为“金、木、水、火、土”5种主型，并在每种主型下面又划分5种亚型。《灵枢·逆顺肥瘦》将人体质划分为肥人、瘦人、壮人。这些基于中医理论划分体质的方法标志着早期医家对于个体差异的认知，这种认知为后期中医学理论的“同病异治”及“异病同治”提供了基础。

西晋《脉经》著述完成，标志着脉学与体质学说的统一，脉学成为体质学说的重要内容之一。《脉经·平脉视人大小长短男女顺逆法》中言："凡诊脉，当视其人大、小、长、短及性气缓、急。脉之迟、速、大、小、长、短，皆如其人形性者，则吉；反之者则为逆也。脉三部大都欲等，只如小人、细人、妇人，脉小、软。"

《脉经》继承了《内经》的学术思想，认为体质与年龄、性别相关。除此之外，唐朝孙思邈在《备急千金要方·食治》中言"食能排邪而安脏腑，悦神爽志，以资血气，若能用食平疴，释情遣疾者，可谓良工"，表明体质与饮食因素有相关性。

两宋年间，医家以医理为门户之分，如刘完素的"火热论"、李杲的"补土"思想及张从正的"攻邪"思想。这些理论的产生皆来自医家对病患"体质"的认识。

北宋儿科医家钱乙首次在《小儿药证直诀·脉证治法·小儿脉法》中提出"脉乱不治，气不和弦急，伤食沉缓，虚惊促急，风浮，冷沉细"，说明了小儿诊病的困难性。因此，钱乙在论述小儿望诊的过程中应用的内容十分丰富，包括望精明、观体态、望二便、审苗窍、察面色等。

后时逢宋金对峙，刘完素生活的地区为今河北地区，河北地区在宋朝为宋金对峙加交界处，后期被金纳入版图，金人数量增多。因而《四库全书总目提要·子部·医家类》记载"完素生于北地，其人秉赋多强，兼以饮食醇酿，久而蕴热"，因而促使了刘完素"火热论"的产生。刘完素在著述《素问病机气宜保命集》中也提到"长人脉长，短人脉短，肥人脉沉，瘦人脉浮，大人脉壮，小人脉弱"，与《脉经》及《内经》中的理论是基本一致的。

补土派医家李杲，特别强调饮食失调对体质的影响，提出了著名的"内伤脾胃，百病由生"思想，同时注重"元气"的生理作用，创造了"心之脾胃病"的概念，对气虚体质的形成与治疗有重要的启发。李杲认为脾胃运化失常，水谷等郁在中焦，所以中焦气血壅滞，在脉象上的表现便为右关本应软大而缓的脾胃部却见到了浮大的心脉，并伴有烦躁、发热、口舌干等一系列症状，脉证结合便可诊断为心之脾胃病。

滋阴派医家朱震亨，提出“阳常有余，阴常不足”的论点，明确提出顾护阴精的重要性。其在《格致余论·阳有余而阴不足论》中指出：“人之情欲无涯，此难成易亏之阴气，若之何而可以供给也。”因此，朱震亨在提出阴虚形成理论时，对阴气的调护也提出了明确的方法：一是节育保精护肾阴，二是饮食茹淡养胃阴，三是降火清热滋真阴。朱震亨在临证时强调“形脉相应”，其在《格致余论·治病先观形色然后察脉问证论》中言“肥人贵脉浮，瘦人贵脉沉，躁人疑脉缓，缓人疑脉躁”，认为诊脉当因人而异，需考虑人之肥、瘦、躁、缓，不能盲目地取无过之脉。正如其在《脉因证治》中所言：“肥人，脉细欲绝者死；瘦人，脉躁者死；身温，脉滑者死；身滑，脉涩者死；身小，脉大者死；身大，脉小者死；身短，脉长者死；身长，脉短者死。”

滑寿在《诊家枢要》中指出，妇人之平脉为“尺脉常盛，而右手脉大”，女子以阴为主，两尺之脉，常旺于寸。并指出三岁小儿诊脉乃一指按三关，常以六七至为率。

叶天士在《临证指南医案》中明确提出“体质”一词。叶天士的体质分类方法与临床最为贴近，在他的著作中明确提出有“阴虚体质”“木火体质”“阳虚体质”“阳气不足体质”“质体气弱”“色白肌柔，气分不足”等。除此之外，明清医家对体质理论有重要阐述的还有徐大椿的《医学源流论》、陈修园的《伤寒论浅注》、吴达的《医学求是》等。明清是中医体质理论发展和应用的高峰期，并将体质学说与脉学相结合，对当今体质学的发展起到了一定的指导作用。

二、基于文化传播介质的脉学发展

在疆域统一且稳定的情况下，为进一步服务社会大众及巩固统治阶层政权，传播便成为稳定政局下实施思想固化的途径，而文化介质的进步为文化传播提供强有力的支撑。印刷术是我国的四大发明之一，印刷术的发展为脉学知识的传播提供了便捷的渠道。

雕版印刷术的发明为宋朝的脉学传播创造了条件。唐朝时皇帝即多次向地方颁行医药方书，主要通过“榜示”的形式促进医药知识的普及。北宋时，印刷术开始大规模应用到医学书籍的印制中，加之历任皇帝十分重视医药方书的编撰与传布，因此脉书在各地流传。

宋朝是中国古代社会雕版印刷业的“黄金时代”。嘉祐二年（1057年）设立“校正医书局”，校定刊行医书，今知前代的医学著作经校正医书局重修、刊行的有《补注黄帝内经素问》《针灸甲乙经》《脉经》《难经》《诸病源候论》《灵枢》《黄帝内经太素》《备急千金要方》《千金翼方》《金匮要略》《伤寒论》《外台秘要》《补注神农本草》《本草图经》等，这些最早付诸刊刻的医书都是校正医书局负责锓梓的。其中有些大部头医书，很多人无力购买，为了方便民众，宋仁宗又令国子监以小字重刻之。如宋本王叔和《脉经》前有牒文如下：“国子监准监关准尚书礼部符，准绍圣元年六月二十五日敕，中书省、尚书省送到礼部状，据国子监状，据翰林医学本监三学看治任仲言状。伏睹本监先准朝旨，开雕小字《圣惠方》等共五部出卖。”

宋朝官方大规模参与书业贸易活动，据《宋史·职官五》：“（国子监书库官）掌印经史群书，以备朝廷宣索赐予之用，及出鬻而收其直以上于官。”国子监是当时国家的最高教育机关和最高学府，出售图书是国子监的一大职能。校正医书局大规模的校书活动及国子监大规模的售书活动，更好地促进了脉学知识的传播。

至元朝，虽与南宋战火频发，但是统治者注重文化教育及“以汉治汉”的原则，借助汉文化来治理、安定汉人，因此极其注重典籍。太宗八年（1236年），置编修所于燕京，设经籍所于平阳，任命梁阶担任平阳经籍所长官，掌管、搜访、皮藏图书典籍，编辑出版经史类著作。元朝历代统治者都很重视图书出版业管理机构的建置。元朝中央政府官刻机构以兴文署为主，是中央机构中典型的刻书机构与刻书管理机构。元朝的出版管理机构还有中书省、秘书监、广成局、太史院、国子监、御史台和司农司等。

朱元璋称帝建立明朝后，由于国内社会秩序长期的稳定与安宁，加上明初皇帝实行休养生息的开明政策，社会经济得到了稳定发展，尤其是明中叶以后，农业和手工业的生产都超过了前代，资本主义因素开始萌发成长，商品经济有了长足发展，城市和集镇空前繁荣。

明朝对古代经典的整理达到高峰，《内经》《难经》《伤寒论》三者的编注数量远超宋元；此时期还诞生了第一部医学专科目录《医藏书目》。明朝还产生了收载庞大的医药书籍，除李时珍《本草纲目》外，还有朱橚等的《普济方》，收载方剂数量超过 6 万首。明代医书数量众多，基础与临床医学分科都有代表性著作。从这个角度看，明朝颇有“鼎盛”之象。

明朝出现了刊印医书的书商，建阳熊氏家族就以刊印医书为主，其中尤以种德堂为突出，明前期种德堂共刻书 20 余种，仅有 3 种不是医书。医学书籍在明朝两大商业刻书中心南京、建阳都占据重要地位，南京的出版商出版的医学书籍有 80 余种，与史籍一样多，超过儒家经典与类书，只有文集与戏曲能在数量上胜过医书。在读者方面，明朝人识字率提高很快。明朝人对医书的需求量非常高，不止于专业医者，如世医、儒医需要医书，明朝士人亦认为有必要掌握医学知识。此外，明朝社会大众使用日用类书中常包含医药知识，反映明朝人将医书作为摄生、择医、自疗的指南与参考。医书不仅可以传播医学知识，帮助民众自疗，还培养了一批医者。明朝科举中失利的大量儒生，爱好摄生与重视医学的官员，可以只凭阅读医书、医案及收集药方成为医者，自学的医者自明以来大量增加。明朝官方也刊刻医书，太医院、藩王府、各地官府是主体，但刊刻数量虽远不能与商业出版相比，但也说明医书刊刻受到官方一定程度的重视。医书刊刻产业的成熟促进了脉学的传播与发展。

清朝出版业发达，官刻、坊刻机构众多。所刻图书大部分为启蒙读物，与科举考试相关的图书，或医书、占卜等类的书。清朝除官方出版及商业出版两种形式外，还存在一种非商业模式的出版。这些非商业书籍的传播主要承担机构为慈善组织、宗教组织及私刻。非商业模式的出版对推动医书跨地域传播、增加医书传播主体、扩大医书覆盖面具有积极作用，是脉学知识普及过程中不可忽视的力量。

新中国成立前，中医典籍出版受到重创。中医界为了挽救中医，认识到医籍流通的重要性，为更好地促进中医书籍的流传，中医界成立了自己的书局。伴随着国医馆的成立和《中医条例》的公布，中医典籍在1936年达到了出版高峰，使得中医脉学即使在外敌入侵的情况下仍然获得了传播的机会与空间。

三、基于标准化医学教育体系下脉学的传承

自南北朝开始，就设置了专门从事医学教育的机构。医学的正统教育在很大程度上促进了大一统时期下医学的发展与传播。

隋朝为了加强宫廷药品管理，续设尚药局、药藏局，并在此基础上建立了国家医疗机关兼教育机关——太医署。

唐朝续设太医署为最高医学教育与管理机构。太医署设置四科，其中，医科设置《黄帝明堂经》《素问》《黄帝针经》[①]、《神农本草经》《针灸甲乙经》《脉经》为公共课，并设置医博士为医科教师之长。

唐朝的官方医学教育系统主要由中央医学教育和地方医学教育组成，作为医学教育主力军的医博士在其人员设置上较前代有了更为明确的规定。

医博士，始设于北魏，主要负责官方医学教育。医博士在唐朝更是作为中央和地方医学教育的主力，对推动唐朝医学的发展具有不可小觑的作用。

唐朝医博士的授课主要分为两部分。一是以医学理论为主的基础科目，如《神农本草经》《针灸甲乙经》《脉经》，且每门科目都有其规定应达到的水平的要求，“诸医、针生读《本草》者，即令识药形，知药性；读《明堂》者，即令验图识其孔穴；读《脉诀》者，即令递相诊候，使知四时浮、沉、涩、滑之状；读《素问》《黄帝针经》《甲乙》《脉经》，

① 考察《黄帝内经》，可见在西汉以前曾有过《九针》与《刺法》两篇针刺专著。《九针》与《刺法》后来发展为古《针经》。古《针经》进一步增益与改编，成为《黄帝针经》。

皆使精熟”。二是以实践为主的临床科目，包括“体疗、疮肿、少小、耳目口齿、角法”。分科学习是医学教育中最重要的内容，要比基础课程学习复杂得多，“率二十人以十一人学体疗，三人学疮肿，三人学少小，二人学耳目口齿，一人学角法”。

除以上，医博士还兼具医学典籍撰著及解决宫廷内外疑难杂症的职责。

唐朝地方医学生的入学与经学生一样对父祖品阶要求不高，《医疾令》中规定“其学生取人，依太医署”，太医署医学生的入学要求是“先取家传其业，次取庶人攻习其术者为之”。也就是说，地方医学生入学条件中并没有家世要求，习其术者的庶人即可。

宋朝文人以“涉医为尚”，加之统治者对医学的重视，因而宋朝的医学教育制度及医学措施较为全面而广泛。

宋初承袭唐制，设有太医院及翰林医官，但尚未形成完整的官学教育。皇帝重视医学，并视医学为仁政之一，宋徽宗甚至撰写了《圣济经》。此时形成了“文人尚医”的风气，文人以知医为时尚，名臣范仲淹、苏轼、沈括等都精通医学与养生。

宋朝官办医学教育始于庆历三年（1043 年）范仲淹推行的“庆历新政”，新政实施教育改革，变革科举考试制度、设立州县学和振兴太学等一系列措施，并在中央设置医学教育机构“太医局”。范仲淹认为“不为良相，便为良医”这种思想观念不仅影响当世的医学发展，同样为无法再踏入仕途的儒生提供了一个选择，也为医学的进步与发展注入了新鲜血液。

宋神宗时期，王安石主持新政，开启“熙宁兴学”，正式设太医局作为专门的医学教育机构，并从太常寺脱离出来。以“三舍法”进行医学人才考察，明确太医局生学习 3 年之后，可以参加医馆选试，依缺补入翰林医官院。

嘉祐六年（1061 年），确立地方医学教育，其间再度完善地方医学制度。崇宁二年（1103 年），设立“中央”医学，与太学等同级并列，共同从属于国家最高学政机构国子监，将医学提升至与“太学”同等地位，称为“太医学”。太医学的分科规定为：“教诸生：一、十人通习大小方脉、一风科；一、针科（通习针、灸、口齿咽喉、眼、耳）；一、疡科（通习疮肿、伤折、金疮、书禁），其试补考察仿太学立法。一、三科各习七书，《黄帝素问》《难经》、巢氏《病源》、《补本草》（即《嘉祐补注本草》）、《大小方》。内方脉科兼习王氏《脉经》、张仲景《伤寒论》，针科兼习《黄帝三部针灸经》《龙木论》，疡科兼习《黄帝三部针灸经》《千金翼方》。”

南宋时期，虽国力薄弱，但是仍然坚持在临安设置太医局并进行医学生的培养与筛选。直到乾道三年（1167 年）孝宗废除太医局。

至元朝，元世祖忽必烈中统元年（1260 年）建立太医院。元朝太医院级别高至正二品，医生的地位之高前所未有。承宋制，续设惠民药局。并在元大都、上都、和林及各路、州、县均设立医学校，体制当时仿照儒学的设立制度。

1285 年，明确规定了太医院选拔程序：先是同行推举，然后获选者提供既往的治验资料，送交太医院（时称尚医监），再由太医院进行考试，确实合格者才任职。

元朝将儒户和医户进行统一管制记录在册，并要求医户子弟世代承袭，不得逃籍，用以维持医户的人数。其次，除却保证医生的来源，也注重其医学水平的培养。元朝制定了学术强制性交流制度。除却必要的学术交流，还设计了考评机制。医者需要写下治验病例，交由医学教授评改，考教优劣。此外，元朝于 1316 年实行过短暂的医学科举，但在 1318 年伴随着科举制度的消除而一起被消除。

明朝沿袭元制设最高医学行政机关为太医院，设置惠民药局，府设提领，于州、县设置官医。后于洪武六年（1373 年）设置御药局于内府，设立御医。

明朝除了重视中央医学，还重视地方医学教育。明朝民间医学教育主要采用家传或师徒传授的形式，并承袭元制设置医户，从医户中筛选优秀的医生，经考核后入太医院。明史记载，明朝的医术分为十三科，其课程设置《素问》《难经》《神农本草经》《脉诀》为必修课程，不同的专业还要相应加修相关专业课程。

清朝的医学教育大体沿袭宋明以来的制度，设置较为完善的各府、州、县医学教育制度，并将愿意学医的人进行统一教授。但是大部分的医术传承主要仍是家传或师承。

清末，历经农民起义及封建制度的崩溃，中国被迫打开国门迎接外来知识文化的冲击。在大环境的影响下，“中学为体，西学为用”变成了中国人探索救国救民的方法。因而在这一时期，大量的西方医学概念、知识、思维模式涌入中国，形成了新的教育制度，这些教育理念为中华人民共和国成立后教育体系的建立奠定了一定的思想基础，但是却造成了迫使本土医学教育逐渐凋零的局面。传统脉学在这种环境下艰难传承并维持。

第二章

现代理论背景下脉学的发展

一、现代脉学的形成与机制探究

清末至民国时期，由于西方现代医学的强势涌入，中医受到压迫，引发了中医界的抵抗，为了保护和巩固中医的振兴并发展中医学术，中医开始效仿其他行业，成立中医药团体并举行大量的中医文化传播活动。其中，办学、办报、出版成为他们传播中医药文化、抵抗西方文化侵略的主要阵地。据统计，民国时期中医药创办期刊达 308 种，虽少于西医的 517 种，但在处于文化劣势的情况下，300 余种中医药期刊足以证明中医界前辈对于民族文化认同及坚持的决心。由于中西文化存在矛盾冲突，医家对中医的态度大致衍生出三派，主要为中西医汇通派、中医传统派及废止中医派。其中，现代脉学主要依托中西医汇通派得以发展起来。中西医汇通派主张融合现代科学技术与中医传统医学体系，其中，脉诊的现代化思想（金氏脉学、许氏脉学等）以及脉诊相关数字化设备的产生是中西医汇通派在借助现代化手段探究脉学客观化及数字化过程中形成的突出成果。

（一）基于现代知识元结构体系对脉学模型的构建

近代中西医汇通派的学者融合先进的西方科学技术与理念，将其应用于中医学理念的研究与探索中，形成了“现代脉法”，区别于“晦涩难懂”的传统脉法，现代脉法在现代医学体系（解剖学、生理学、生物化学、病理学、诊断学等）与多学科知识元结构（流体力学、熵变、数理统计、概率论、模糊数学等）交叉融合的基础上进行构建，使得脉法更为生动直观，概念更加清晰，其中就包含金氏脉学、许氏脉学、寿氏心理脉学、系统辨证脉学等。

金氏脉学创始人金伟，国家中医药管理局金氏脉学流派传承工作室主任，1950 年生于山东淄博，9 岁失明，自 1973 年以来一直从事医学工作。他结合临床实践，从一个全新的角度对脉学进行了认真的研究探索，以现代医学理论为基础，借助血流动力学和血液流变学等理论，吸收传统中医整体观、辨证观的理论思想，以唯物辩证法为指导，以脉诊为手段，以数学概率论及数理统计等为量化工具，综合当代有关的科学成果，建立发展了独特的“金氏脉学”理论，对疾病能够基本做到定性、定位、定量诊断，是既不同于传统中医，又不同于现代医学的一门新的无损伤诊断理论。金氏脉学总结归纳出 198 种病理脉形，累计诊治患者近 20 万人次，诊断准确率和治疗有效率均在 85% 以上，基本实现了脉与病的统一。在总结临床经验的基础上，自 1990 年以来，金伟先后出版了《脉诊新法》（盲文版）、《金氏实用脉学》（盲文、汉文、英文版）、《金氏脉学》《我的脉学探索》等专著。

金氏脉学在脉诊数理模型的探索中发现脉形的刻画主要有整体特征和动点特征，整体特征及动点特征又分别由三级主特征和副特征组成。脉搏的信息包含整体固有信息及局部固有信息，整体脉动分为浅层脉动、中层脉动、深层脉动和底层脉动。浅层脉动对应体表组织（不含骨组织）及体腔膜；中层脉动对应部分内脏（包括气管、心包、胆、胃、大肠、脑膜等）；深层脉动对应部分内脏（包括心、肺、肝、脾、直肠等）；底层脉动对应骨组织（含骨髓）。其认为局部固有信息是整体固有信息的构成单元，是脉搏中某一脉动上具体空间位置表达的信息。每层脉动可细分为 A、B、C 共 3 个动组，A1、A2、A3、B1、B2、B3、C1、C2 共 8 个动点；动点纵向包括浅、深 2 个层面，横向包括前、后 2 个点位。点位和层面的结合即为脉点。利用这些脉象的特征信息，通过数据分析的方式将其与现代医学知识元进行匹配，发现脉象 - 现代医学的映射关系。并进一步通过这一方法，探索出了不同脉象下疾病的发展进程，如肿瘤的分级评估、心脏功能评估等。

许氏脉学创始人许跃远，出生于中医世家，早期学习与研究现代医学，中西汇通 30 年，中年后发奋研究中医与脉诊，独辟蹊径，首创脉诊直接诊现代医学疾病的技能，即将现代医学疾病的评价体系纳入脉诊的诊断范围。其丰富与拓展了脉诊的应用范围，发现并确立了风脉、边脉、音脉、浊脉、潮脉、漾脉、脉晕点等重要的脉象，著有《中华脉神——现代脉诊篇》《大医脉神》，受到海内外业内人士的广泛关注及认可。

许氏脉学是以现代医学的神经学及血流动力学为核心的脉诊体系。许跃远认为，中医的“寸主头胸”是由于人体脊髓的颈节及第一至五胸节所支配的区域为中医寸脉感应范围。因此，当人体头、颈、胸腔的脏器有疾病时，其疾病的信息可以在寸脉上知觉。脊髓第五至十二胸节侧角细胞的节前纤维更换神经元后，其节后纤维支配上、中腹的血管、皮肤、乳房及腹腔内实质性脏器和结肠左曲以上的消化道，如肝、胆、脾、胃、胰、肾、十二指肠、肠系膜、盲肠、升结肠、横结肠、空肠、回肠、淋巴结等。中医认为，关主腹中，可以认为此区域相当于中医的关脉。而中腹部各脏器疾病状态下的脉信息在关脉知觉。脊髓腰上部节段侧角细胞的节前纤维更换神经元后，其节后纤维支配盆腔脏器、结肠左曲以下的消化道、下肢，如输尿管、膀胱、子宫、子宫附件、前列腺、乙状结肠、直肠、脐以下腹壁、下肢等，即中医的尺脉感应范围。脐以下各脏器的脉信息在尺脉知觉。

除以上寸、关、尺所对应身体结构的定义之外，许氏脉学在大量医学实践的基础上，发现内脏各器官对应寸口脉的状态与脏器的形态、神经团的形态及内脏的大小、位置、质量、质地等因素相关联。基于这种关联的存在，许氏脉学将现代人体解剖学、生理学、生物化学等领域纳入脉学体系中来进行阐述，研究认为，脉象要素有六要点（心脏因素、血管因素、血液因素、微循环因素、神经因素、脉晕等），各要素间有机联系，在相互制约中形成全息体。

许氏脉学与金氏脉学体系主要是立足于现代医学的生物医学角度来阐述脉学在现代医学中的映射关系。但是人作为具备自然与社会双重属性的个体，心理活动是除却遗传特征之外的重要个体鉴别特征。从心理现象的形式上看，人的心理是社会的产物，也是自然的产物。从古至今，中医学一直将七情内伤等心理活动作为重要的病理因素之一。《灵枢·百病始生》言：“喜怒不节则伤脏，脏伤则病。”因此，在千年的传统医疗实践活动中，心理活动在脉象信息中的映射一直为历代医者关注的重点。

心理活动在传统医疗活动中的重要性促生了寿氏心理脉学。寿氏心理脉学创始人寿小云，医学教授，毕业于北京中医药大学，先后在北京中医药大学东直门医院和国家药品监督管理局药品审评中心工作，是王氏脉学后裔王金皋的唯一传人。寿小云长期从事中医脉象基础理论和临床应用研究，对疾病脉诊和心理脉诊有深刻的认识和体会，并在挖掘传统中医脉学理论和融合各民族脉法基础上，把中医脉诊运用到心理学研究领域，形成了中医心理脉学理论。

中医心理脉学理论的核心是心理脉象，具备 2 个主要特点。首先，心理状态具有一定的持续性并具备完整的结构，强调振动觉特征在心理脉象体系中的应用。其次，心理脉学认为脉管周围组织对心理成分的诊断有重要意义。借助频谱分析的方法发现脉搏的频率及频域特征与脉象的诊断有相关性，寿小云在《寿氏心理脉学与临床》一书中总结出了不同心理活动在 28 种脉象中的映射关系，以及不同情绪交错产生的复杂心理脉象之间的鉴别特征。

与寿氏心理脉学同期产生的齐鲁脉学体系的重要分支——系统辨证脉学，同样意识到了心理活动在维持人体生命活动正常运行中的重要性。系统辨证脉学创始人齐向华通过多年的临床实践总结出了“中医心理紊乱状态”辨证论治体系，并将心理紊乱的因素与脉象进行了创造性融合，形成了独特的以“系统辨证脉学”为基础的辨证体系，在临床活动中反复实践并取得了良好的验证（详见第三章）。

（二）借助现代科学技术进行脉学的量化研究

在两千多年的传统医学实践中，脉诊技术的准确性及有效性得到了充分验证，但是，作为一个非可视化的诊断手段，其客观性存在的问题引发了现代医学与传统医学激烈的争论。因此，为了使中医更好地服务于人类生命健康事业，我国学者自 20 世纪 50 年代初，开始将脉搏描记器用于中医脉象的研究，试图把蒙着“神秘面纱”的脉诊技术用客观可视化的媒介呈现在大众面前。系统辨证脉学创始人齐向华，受到现代科学与传统医学的熏陶，萌发了创造脉诊仪的想法，基于系统辨证脉学的原理创造了高精密智能化脉诊仪、便携式智能化脉诊仪、穿戴式智能脉诊仪 3 种脉诊装置，以及 1 种辅助脉诊振动觉开发装置。

近几十年来，国内外的中医学、现代医学、数理学、生物学、工程学等学科学者运用多种测试技术和方法，研制出多种性能各异的脉诊仪。目前按照测量原理，脉诊仪可以分为光电传感器、超声传感器、压力传感器、磁共振显像等类型。

早期获取数据信息并进行分析的方法较为单一，因而得到的结论十分有限。如章慎磊利用 matlab 进行简单的脉图时域分析发现，心气虚组（冠状动脉供血不足）与正常组相比，其各频带出现显著差异。赵兰平等通过压力传感型脉诊仪量化了“心神失养气虚肝郁证”的脉象信息。王超臣通过新型脉诊仪量化了原发性高血压病理模型的脉诊信息，发现原发性高血压患者的脉弦紧度、脉率、潮波高度远高于正常组，重搏波高度低于正常组。李慧等尝试为 2 型糖尿病患者的脉诊信息进行数据化处理，通过较为单一的因素（脉压、脉力、脉率等）获取脉诊信息特征，发现与健康对照组相比，2 型糖尿病组的脉弦紧度高，脉搏波传导速度显著升高，变异系数低，脉压、脉力、流利度均无显著性差异。

由于通过传感获取的数据量较大，传统单一分析方法会导致结果有效信息丢失，因此在近几年的脉象信息分析过程中，分析手段的选择成为解决脉象模型构建过程中极为重要的影响因素。传统单一的分析方法已无法适用于现代大数据集的处理与分析，因此，人工智能领域的大数据分析手段（模式识别、机器学习等）因其独特的优势被纳入脉诊数据分析。

脉诊的数据分析模式主要分为 2 种，一种是脉象模型的分析与识别，另一种是基于疾病病理脉象的研究。Guo Hongxia 收集了 12 种常见传统中医脉象种类，通过提取脉象的功率谱基本频率、光谱能量比等频域参数，使用概率神经网络对脉象种类进行识别，平均识别率达 93%。Li Wei 收集了中医理论中平脉、滑脉、缓脉和虚脉 4 种典型脉象的数字化脉象信号，提取频域特征参数后，使用支持向量机算法对其进行识别，识别率达 85% 以上。Guo Rui 等采集了 225 名冠心病患者和 117 名健康人的脉象信息，使用希尔伯特 – 黄变换对脉象进行了特征提取，采用随机森林算法训练模型，用以识别冠心病和健康人的脉象，识别正确率达 90%。Zhang Aihua 测试了 30 例包含健康和亚健康状态的脉象样本，提取了功率谱峰值和频率峰值作为特征，使用线性判别分析，结果显示在训练集上的正确率为 86%。

也有针对特殊群体的研究，如妊娠期女性群体，陆鑫借助压力传感采集设备收集妊娠脉的特征，运用小波变换工具进行脉象特征分析，分解 4 层小波，从中排除了 25 ~ 50 Hz 的高频带，提取剩余各层的小波能量及小波熵作为脉象信号的小波域参数，通过进一步机器学习的方法构建了妊娠脉的模型。

二、现代传媒技术对脉学传播的支撑

中华人民共和国成立后，国家政策的扶持与改革为中医药文化发展及知识传播送来了“东风”。《中医药发展战略规划纲要（2016—2030 年）》（简称《纲要》）指出，中医药具有 5 种资源身份，包括卫生资源、经济资源、科技资源、文化资源、生态资源。目前，5 种资源的利用不平衡，文化资源属性利用度低，因此，《纲要》明确指出要“实施中医药健康文化素养提升工程”。

除了对内的战略实施外，伴随着国家“走出去”战略的出台、“一带一路”倡议的实施及中医药文化交流和服务贸易跟进，中医药文化海外传播已经引起更加密切的关注。《中国的中医药》白皮书指出，中医药已经传播至 196 个国家和地区。据世界卫生组织相关统计，有 103 个会员国认可中医针灸的使用。国家中医药管理局与外国政府、地区和组织签订了 86

个中医药领域合作协议，签署国（地区）多分布在“一带一路”沿线。自2015年以来，由国家中医药管理局申请、财政部批准设立的中医药国际合作专项，截至2018年底已立项设立49个“一带一路”中医药海外中心，担负着促进中医药走向世界的重任，是海外中医药医疗、保健、科研、教育、产业、文化“六位一体”发展的有效载体。截至2019年底，全球已有162个国家和地区共建立550所孔子学院，部分孔子学院以传播中医药文化为特色。2019年，第72届世界卫生大会通过了《国际疾病分类第十一次修订本（ICD-11）》，起源于中医药的传统医学章节首次被纳入其中，改变了中医药被排除在国际医学体系之外的成见，标志着中医药与生物医学的融合进一步加大。

（一）非商业行为模式下的脉学文化传播

现代传媒技术的普及为中医药文化传播提供了更好的平台。随着互联网在中国的普及，普通大众自主化传播的自媒体开始出现。视频图文类自媒体门户网站逐渐成为大众获取信息的重要来源，其中，部分自媒体账号开始有意识地涉及脉学相关的内容生产，中医群体开始自觉地构筑脉学文化的互联网传播阵地。结合用户需求，各大平台提供了中医相关的公开课、科普短视频、公众号文章等。除此之外，中国传统医学专家学者齐上阵，以自媒体为阵营，进行中医药文化传播，借助平台实现远程诊疗及科普。

中医界在互联网的普及及平台的支撑下，成立了许多学术组织，如世界中医药学会联合会、中华中医药学会等，每年定期开办学术讲座及学术会议，促进了中医药的传播与交流。其次，中医界意识到了文化互融互通的重要性，因此进行了大量脉学著作的多种语言翻译与传播。虽然早在秦汉时期就有中医对外传播交流的记载，但在当今联网时代的背景下，互联网技术的发展为中医药文化的对外传播起到了加速推动作用，使得脉学的应用范围逐步推广至全球。

（二）媒体商业模式支撑下脉学传播的多样化

在国内经济快速发展的背景下，中医商业化模式步入世界大舞台。经济推动的多平台交互的模式下，中医药文化传播进一步发展。社会上涌现出多种模式的脉学培训，这些培训活动虽是在经济发展下催生出来的，但同时推动了脉学的传播与发展。

结合现代医疗的运营模式，中医的“理、法、方、药”各个方面在商业模式的推动下均获得了较为成功的产业转化，推动经济发展的同时，使得中医蕴含的概念深入人心，深植于公众的潜意识中。中医药产业链长、产业面宽，涵盖第一、二、三产业，吸纳就业能力强，拉动经济增长潜力大，具有生态经济的特点。国家大力发展健康服务业，工业发展水平迈向中高端，拓宽了中医药产业发展领域，有利于推动我国经济结构调整，带动中医药产业加快转型升级，成为促进我国经济中高速发展的新增长点。《纲要》提出“促进中药工业转型升级”任务，推进中药工业数字化、网络化、智能化建设，加强技术集成和工艺创新，提升中药装备制造水平，加速中药生产工艺、流程的标准化、现代化。中医四诊的数字化研究浪潮在指导纲领下应运而生，使得中医四诊的现代化走上飞速发展的道路。其中，脉诊作为传统医学诊疗的重要参考标准，其数字化及智能化诊断获得关注，促使中国的学术界出现了“医工交叉”现象，催生了脉诊仪的发明与改进。

三、现代科学教育培养体系下脉学的传承

2009 年，《国务院关于扶持和促进中医药事业发展的若干意见》指出，在充分认识扶持和促进中医药事业发展的重要性和紧迫性的基础上，要发展中医医疗和预防保健服务、推进中医药继承与创新、加强中医药人才队伍建设、推动中医药走向世界、完善中医药事业发展保障措施等，为我国中医药产业发展提供了指导性意见。2015 年，国务院印发《统筹推进世界一流大学和一流学科建设总体方案》，其总体目标是推动一批高水平大学和学科进入世界一流行列或前列，为中医药学科建设提供了方向与思路。2016 年，《中医药发展战略规划纲要（2016—2030 年）》提出，到 2020 年实现人人基本享有中医服务，到 2030 年中医药服务领域实现全覆

盖，将中医药服务纳入基本医疗保障体系。《“健康中国 2030”规划纲要》提出要把人民健康放在优先发展的战略位置，为中医药产业发展奠定了战略基础。2016 年底，国家颁布我国第一部为振兴和发扬传统中医药而制定的法律——《中华人民共和国中医药法》，为中医药发展提供了法律保障，从财政预算、规范发展、医保支持、产业建设、简政放权等多个方面扶持中医药产业发展，为中医药产业发展提供了契机。脉诊作为中医四诊内容之一，在国家政策的扶持下，其现代化也逐步走进大众的视野。

在国家政策的扶持及社会需求下，各省市积极开办中医学公办教育，经过多年发展，根据统计发现，2008—2017 年全国中医类院校招生数量，其中包含博士研究生数量，硕士研究生数量，普通本科、专科生数量，成人本科、专科生数量，网络本科、专科生数量。其中，全国中医类院校博士研究生，硕士研究生，网络本科、专科生这 3 个类别的招生数量比较稳定，每年增长幅度基本保持不变，10 年走势基本相同。但是，成人本科、专科生和普通本科、专科生这 2 个类别的招生数量比较迅速，均在 2013 年增长幅度最大，10 年招生数量呈上升走势。通过科班培养模式，以科班教材为依托进行脉学的教育及传授，使脉学在年轻群体中广泛传播。

师承是另一医学培养模式。师承作为自先秦开始的医学传承模式，具有很强的封闭性和保密性，强调“仁心”“仁术”。中医在师承传播过程中，医家都注重保密、慎传，择徒标准相当严格，要求学医者天资聪颖，同时品质高尚，这在早期的中医师承教育中更为明显。时至今日，医学传播的基本原则依然不变。区别于晚清至中华人民共和国成立前的战乱时代下传统医学凋零的局面，自中华人民共和国成立后，国家继续推行传统师承模式。1956 年 2 月，《健康报》发表了《鼓励中医药带徒弟》的社论。1956 年 4 月，卫生部颁发了《关于开展中医药带徒弟工作的指示》，计划到 1963 年全国各地培养 48 万师带徒学员，基本解决大众对中医药医疗的社会需求。2006 年，卫生部发布了《传统医学师承和确有专长人员医师资格考核考试办法》，对中医药师承进行了充分的肯定，并对师承人员、指导老师及学习过程提出了明确的要求，通过进行陆续的更新与补充，现已具备较为完善的试行案。师承制度的完善使民间多样化的脉诊技艺、脉诊理念，以及脉诊的方式都得到了有效传承且实现了资源共享，促使更多人了解脉学并传播脉学。

在大环境稳定的基础上，基于政策的扶持，脉学的传播力度处于稳步提升阶段，这也为脉学未来取得长足的进步打下了坚实的人才储备基础。

第三章

系统辨证脉学的形成与发展

系统辨证脉学起源于齐鲁齐氏一脉，创始人为齐向华，山东中医药大学附属医院神经内二科主任医师。齐向华师承前辈刘惠民及陆永昌，上继传承千年的“扁鹊脉法”，下启“脉学现代化”新道路，博古通今，学贯中西，创新性地将传统中医学、现代认知心理学、现代信息学及物理学等多学科交会，创造性地提出了脉学新体系——系统辨证脉学。

系统辨证脉学继承扁鹊脉法的内涵，在秉持“脉证相应”“脉方相应”“脉针相应”的基础上，创新性地推出“脉－证－治相应”的理论辨证体系，以脉诊为纲领，建立了“脉－证－治－防”相结合，“平脉辨证”、新“脉方（药）相应”“脉针相应”和心理治疗一体化的临床系统治疗模式。在成熟的辨证体系及治疗模式的指导下，系统辨证脉学在临床实践中取得了较好的疗效。齐向华致力于脉诊技术的传承和脉诊人才的培养，经过多年的培育和深耕，形成了“扁鹊脉学诊法”团队。

扁鹊脉学诊法团队注重“未病先防，既病防变”，认为疾病的发展都有顺逆传变的规律，正确预测疾病的发展能够及时阻断疾病的加重或转变。《内经》提出“上工治未病，不治已病，此之谓也”，但未病的预防需要大量规范且优秀的医者共同参与，因此培养“上工”成为中医发展的重中之重。意识到人才培养的必要性，齐向华提出将系统辨证脉学传承理念由注重科班培养转型至科班与基层培养并举，以省级三甲医院医生为核心，形成了辐射周边地市级医院，带动县、乡、镇基层医生的多层次脉诊学术团队。团队多年来聚焦临床及脉诊的现代化研究，中西医融合，古今并举，采用“情境认知，‘知脉－识脉－审脉’三段式阶梯递进式多种教学方法结合”的脉诊教学模式，培养出了数百名博士研究生、硕士研究生，提高脉诊传承的人才层次。其次，借助现在多媒体交互的手段，以线上或线下模式开展脉诊技术培训班，每年培养山东省内外基层医生约150人，已培养出数十名基层名中医，畅通了与基层医生的交流渠道；同时培养大专院校学生、留学生、进修生，为脉诊传承储备大量年轻技术人才。

第一节　基于临床实践构建而成的脉学体系

作为儒家发源地，由齐鲁文化孕育发展起来的系统辨证脉学，以身践行古人遗训“格物致知”，秉持“形而上者谓之道，形而下者谓之器”的观点，理论与实践相结合，协同发展，将二者统一于临床应用中。在此基础上，齐向华创立了5种心理状态的评定量表及对脉诊进行量化。

一、5种心理状态评定量表的奠基

经过多年的临床实践，齐向华发现在社会物质极大丰富的今天，人们因“内伤七情”带来的困扰要远超过外感因素带来的痛苦。因而，他极其注重患者的心理因素，提出“情志为疾病的源头”“以道治心，为治病第一要义”。在查阅大量医学典籍后，齐向华将经典融会贯通，在儒家思想的影响下，其避老庄“避世养身”之道，秉持儒家“积极入世”“修身立命”的态度，结合现代的科学技术，形成了“常模”的概念，认为借助现代数学原理及机械原理，人体中必然存在一个动态的“常模”可以用以概述正常人体的生理功能。而“七情内伤”是导致“常模”被破坏的常见因素，不同的内伤因素会引发不同的中医学表征的变化，这些变量会反映在“四诊”中，而齐向华带领团队对内伤七情引发的生理不适进行纵向剖析，结合现代机制研究，制订了5种心理状态评定量表，并将这些量表进行反复实践后形成了“心理脉”的框架。

基于对临床的大量观察与实践，齐向华发现人心理状态的分类主要集中表现为以下 5 种形式：郁闷不舒状态，惊悸不安状态，烦躁焦虑状态，精神萎靡状态，思虑过度状态。这些心理模型为系统辨证脉学的七情内伤理论模型起到了奠基作用。实践结果发现七情对应的脉象各有不同，如“喜伤脉象”局部以动为主，整体以动、柔、粗、浮、长等为主；“怒伤脉象”局部以动、涩为主，整体以动、数、粗、高、疾等为主；“思伤脉象”局部主要以动、来怠去驶、脉内曲、细、敛、直等为主，整体以短、涩为主；“悲伤脉象”局部以动为主，整体以数、高、驶、怠、短、下为主；“恐伤脉象”局部以细、敛为主，整体以刚、细、敛、动、深、短、直、驶为主；“惊伤脉象”整体以动、数、来驶去驶、疾等为主；“忧伤脉象”整体以动为主。

除却对整体与局部的观察，结合“治未病”思想，齐向华在中医五行生克规律与疾病传变规律的指导下，在七情内伤脉象模型下衍生出了“演化脉象要素”，演化脉象要素的发现可以有效判知疾病的兼证，用以预防疾病的发生发展。

二、脉诊信息的进一步挖掘

经过 5 种心理状态评定量表的临床实践之后，齐向华确定中医病理状态存在一定的模型，因而进一步推测脉诊可能存在一定的模型用于刻画病理模型，也就是脉诊的“常态模型”与“病理模型”，因此转向到脉诊的模型化研究。其认为脉诊的模型化研究是中医未来实现智能化诊疗的关键所在。脉诊是四诊中最重要的参考指标，也是涉及变量最多的诊断指标，涉及“天”“地”“人”三个因素。

齐向华认为脉诊要做到“法则天地”“象似日月”“中通七情”，即“天人合一”的思想。《文子》中言：“古之得道者，静而法天地，动而顺日月，喜怒合四时。”

“法则天地”是指人的生命活动与天地法则息息相关，要了解事物运行的规律。人体的气血阴阳盛衰有其内部发生的自然规律，这个规律与天地之“道”是吻合的。《素问·宣明五气》提出“五脏脉”的特征，“五脉应象，肝脉弦，心脉钩，脾脉代，肺脉毛，肾脉石”，并随天地的运化而发生改变。因而治病时，首要知道自然界运行的规律，重视“天人相应”，因此可根据“因时制宜”“色脉合参”来对疾病进行规范化诊断与治疗。

“象似日月”是指疾病发展的规律是有时间差异的。顺着时间规律，每一种疾病都有其独有的特征与特定的病发时间。《内经》形成了“脉以胃气为本”“脉合四时阴阳”“色脉合参”的诊脉原则，以“诊以平旦”“虚静为保”“诊脉须满五十动”为基本要求。在特殊情况下，时间是可以进行调整的。但是脉象在一定程度上受到“血气”的影响，其在旦夜之间的表现并不是一致的，尤其是在病理情况下。因而提出在基于个体差异上的诊脉需连续性观测脉搏的搏动，连续性观测在一定程度上可预防疾病的发生，这也是脉诊现代化的初衷，便于长期监测患者的寸口脉，对患者的病情与体质有更为全面的认识。

“中通七情”是指在社会物质日益丰富的今天，人的七情六欲必然会受到物质环境的影响。先哲荀子在《荀子·正名》中言：“志轻理而不重物者，无之有也；外重物而不内忧者，无之有也。行离理而不外危者，无之有也；外危而不内恐者，无之有也……故欲养其欲而纵其情，欲养其性而危其形，欲养其乐而攻其心，欲养其名而乱其行，如此者……夫是之谓以己为物役矣。”被物欲支配而产生的七情会损伤人的形体意志，并进一步影响人的行为。正是由于这种现象的普遍化，因此，内伤七情所带来的疾病越来越年轻化，如高血压、高脂血症、慢性肝肾损伤等。可见，患者的心理因素会极大地影响病情的进展。齐向华辨证治疗时注重患者的脉象，更加注意患者的心理状态。他经常采用以情胜情的方式，或是共情的方式对患者进行心理疏导，使患者的病情打开突破口，之后施以适当的针灸及方药，使得治病取得事半功倍的效果。

基于以上，结合前期临床对 5 种心理状态指导下“常模”的认识，齐向华认为不同状态下的脉诊也存在一定的模型，用以刻画常人及患者的

“脉诊模型”，通过量化的脉诊模型对脉诊实行定性定量的研究，可以对患者的证型做出一定的预测，达到“未病先防，既病防变”的目的。

三、五神脉诊

“五神”指的是《内经》中的“神、魂、魄、志、意”。在先秦时期，人们就已经认识到个体的差异性绝非仅由统一的物质即气、血、津液导致，而是由一些具备个人特性的物质决定的。“神、魂、魄、志、意”的概念及应用因此得以衍生与发展。

在先秦时期，诸子百家提出了对于生命本源的认识。在先秦早期的实践活动中，“神”的概念源于对自然的敬畏，因而催生了早期的“祭祀”活动，如先秦典籍中散见的“鬼神”“谷神”等。《说文解字》将“神”解析为“神，天神，引出万物者也”，说明先秦早期“神”是作为一个客体被认识的。但是直到战国中晚期，大量的神的内化思想出现。神的内化现象是通过“精”实现的。《文始真经》中提到“以精无人，故米去壳则精存，以神无我，故鬼凭物则神见”，认为“精”是物质，是与神相通的物质基础，是神的载体。《庄子·知北游》提出“形本生于精，而万物以形相生”，点明“精化形”。其次，《文始真经》言：“精神，水火也……惟精，在天为寒，在地为水，在人为精。神，在天为热，在地为火，在人为神。”后期庄子也点出“今彼神明至精，与彼百化，物已死生方圆”，此时，水火相济，精（形）神合一，则万物化生。结合先秦时期《周易·系辞》中“天降其气，地流其形，上施其道，下行其事，则能成变化矣”的理论，可以推断出可由“气”的变化来判断“神”的变化状况。

神在五神中具备统筹地位，即主要是由于受到先秦到两汉时期“主心论”的影响。如在《素问·灵兰秘典论》中提出：“心者，君主之官也，神明出焉……膀胱者，州都之官，津液藏焉，气化则能出矣。凡此十二官者，不得相失也。故主明则下安，以此养生则寿，殁世不殆，以为天下则大昌，主不明则十二官危，使道闭塞而不通，形乃大伤；以此养生则殃，以为天下者，其宗大危，戒之戒之。”又如《素问·六节脏象论》提出：

"心者，生之本，神之变也。"这些都说明先秦时期，心主神明并统领人的意志行为已获得认可。

现代心理－脉学领域的研究成果也表明，不同神态下的患者的脉象在脉位、脉流速及脉搏的幅度等因素中均有不同的表现，并存在一定的规律。在现代学科的多重因素影响下，扁鹊脉学诊法团队核心成员滕晶受到典籍及团队核心理念的影响，创立了"五神脉诊体系"。五神脉诊体系以"神机"为核心，结合前期系统辨证脉学内涵的中医心理学体系，形成了一套以"五神"为核心论点的"脉－证－症－方"体系。滕晶认为，五神的诊疗是当今社会中实现"形神一体"的关键。在基于全面掌控中药对神、魂、魄、志、意调控功效的基础上，创立了针对五神辨证体系的"诊疗一体化方案"。并且，她结合多年的临床观察，发现五神脉诊体系下也有相对应的病理学特征及行为学的变化规律，因而"中医五神评定量表"应运而生。

第二节　基于系统论形成的脉学理论

区别于现在普遍流行的"还原论"思想，即将中医运用现代的科学技术（基因组学、蛋白组学、代谢组学等）进行定点匹配，以分子生物学角度刻画中医的传统理念，系统辨证脉学首创将系统论应用于传统中医理论体系中，站在系统论的角度刻画传统中医学的体系，以期将系统论内化为中医发展的"源动力"，与现代医学在宏观角度实现"殊途同归"的共赢局面，一举改善中西医结合差，甚至不能兼容的现状，真正将中西医的优势进行互补与并举，实现中医的"趋同化"。

一、以系统论思想贯穿中西医学

中医学体系是基于先秦至两汉的"象思维"及长期医学实践活动形成

的一个系统的体系，这个体系的特点在于整体性。而脉学作为中医学的一部分，同样是“象思维”及古代医学实践下的产物。

谈到“脉学”，就不得不从古人的“象思维”谈起。回溯先秦至两汉典籍的记载及研究，发现脉在古人的“象思维”模式下是作为“江、河、海”等“水道”的“应象”。在先贤的思想典籍中，记载着大量古代先哲的“观水”言论，如儒家、道家、阴阳家等。如《论语·子罕》记载孔子望水而叹，“逝者如斯夫，不舍昼夜”；孟子也曾经临水感叹，“源泉混混，不舍昼夜，盈科而后进，放乎四海，有本者如是，是之取尔”；老子在《道德经》中也提道“上善若水，水利万物而不争”。可见，先哲由于水“象”的多元性而触发的思考也是多元化的。

关于水在医学体系中的“应象”变化过程，由于先秦经典流传过少，多已不可考，其中阴阳家的理论体系可能是最贴近医学理论的言论，零星地散见于先秦至两汉的典籍中。如《管子·水地》：“水者，地之血气，如筋脉之通流者也……集于草木，根得其度，华得其数，实得其量，鸟兽得之，形体肥大，羽毛丰茂，文理明著。万物莫不尽其几、反其常者，水之内度适也。”关于水应象为“血气”这点也在传世医学典籍《内经》中可窥得一二。如《灵枢·海论》言：“黄帝问于岐伯曰：余闻刺法于夫子，夫子之所言，不离于营卫血气。夫十二经脉者，内属于腑脏，外络于肢节，夫子乃合之于四海乎？岐伯答曰：人亦有四海，十二经水。经水者，皆注于海，海有东西南北，命曰四海。”《灵枢·刺节真邪》言：“寒则地冻水冰，人气在中，皮肤致，腠理闭，汗不出，血气强，肉坚涩。当是之时，善行水者不能往冰，善穿地者不能凿冻，善用针者亦不能取四厥。血脉凝结，坚搏不往来者，亦未可即柔。故行水者必待天温冰释，穿地者必待冻解，而水可行，地可穿也。人脉犹是也。治厥者，必先熨调和其经，掌与腋，肘与脚，项与脊，以调之。火气已通，血脉乃行。然后视其病，脉淖泽者刺而平之，坚紧者破而散之，气下乃止。”《灵枢·痈疽》言：“中焦出气如露，上注溪谷，而渗孙脉，津液和调，变化而赤为血。血和则孙脉先满溢，乃注于络脉，络脉皆盈，乃注于经脉。阴阳已张，因息乃行。

行有经纪，周有道理，与天合同，不得休止。切而调之，从虚去实。泻则不足，疾则气减，留则先后。从实去虚，补则有余。血气已调，形气乃持。”由此可见，在“象思维”模式下，中医学中的“血脉”作为“水道”的应象被应用于传统医学理论体系中，从而得以传承。

而脉的波动则是由气的运动产生的，正如万物的生命发源于“大地之气”。《国语·周语·虢文公谏宣王不籍千亩》记载：“古者，太史顺时覛土，阳瘅愤盈，土气震发，农祥晨正，日月底于天庙，土乃脉发。”点明“土气”与农业的关系，气推动农作物的生长，推动农耕文明的发展。《国语·周语·太子晋谏灵王壅谷水》言：“川，气之导也；泽，水之钟也。夫天地成而聚于高，归物于下，疏为川谷以导其气，陂塘汙庳以钟其美。是故聚不阤崩而物有所归，气不沉滞而亦不散越，是以民生有财用而死有所葬。”点明了“气动于大地，导于山川”的道理，这类似于血气－经脉理论，大地同身，水气同气血，周而复始。“水”与“气”在自然界流动，古代先贤将其同身进行应象，产生了后世流传的“血气论”。“血”作为“水”的应象，便具备水的特性，即具备“流体”的现象及规律。受现代科学发展的影响，系统辨证脉学将流体力学及现代医学中的血流动力学理论体系纳入脉学的研究体系中。

上文提到，系统辨证脉学重视人的心理学，提出“治心”以治“血气”的理论。中医七情理论在医学领域中的应用早在先秦时期就散见于各种典籍中，其理论体系构建完成则见于《素问·举痛论》：“余知百病生于气也，怒则气上，喜则气缓，悲则气消，恐则气下，寒则气收，炅则气泄，惊则气乱，劳则气耗，思则气结。”由此可知，七情内伤会引发气机的运行异常，从而导致血的运行异常，气血运行汇聚于“气口”，使得“气血”的变化映射至“脉”的变化。

因此，基于以上理论体系构建了以传统理论为基石的系统辨证脉学，其脉诊辨证体系核心为：神机为主，脏腑为使，气血津液为用，经脉为道，全于皮肉、筋脉、骨髓。

二、以系统论的思想践行“中医为体，西医为用”

在建立了一套标准化的脉学体系及辨证纲领后，齐向华制订了新的目标，其认为中医临床分为两个模块，一是中医信息采集，二是建立在信息基础上的逻辑分析，没有信息基础的思辨，大部分是靠猜测。通过大量的实践观察，齐向华认为，中医的科学化、精准化之路应当避开杂乱的信息，将重点放置于对“象”的研究。其认为传统医学的发展来自先秦对于自然的“悟道”及对“道”的加工与实践，因而，目前重点应将中医的现代化体系研究核心转入研究“象”在人体的“映射”，即中医理论表征体系。中医由“象”医学转化为客观科学的“表征医学”，需要将现代医学的“长板优势”纳入中医学的理论体系下，完成中西医融合汇通。

结合临床经验，遍阅古今书籍，齐向华带领团队由病脉入手，探究人体系统的连锁反应、联系性及人机工程，从中医理论入手，借助现代医学的诊疗体系，试图从表征角度还原疾病的病理现象，并将其精准定位到系统辨证脉学，从而达到中医理论体系内部的趋同化。

首先进行的是执行“思外揣内”，根据“有诸内，必形诸外”的理论，齐向华带领团队成员聚焦经络、手诊、面诊、舌诊及行为学等经过望诊和触诊可以获取的生物信息，并将其与系统辨证脉学体系进行关联，运用大数据分析的方式得出不同疾病相关的表观特征，并将这些特征进一步应用于临床诊断。如李春林构建手诊辨证体系，由手部的纹理、色泽、形态特征表征内部发生的疾病，结合系统辨证脉学形成了病理信息在手部生物信息与系统辨证脉学关联体系的映射，构建了病理信息在手诊领域的表征，并将临床经验与理念汇总至《观手知内——中医手诊辨证》一书中。

其次，齐向华带领团队在中医表征体系理念指导下构建面诊相关信息，以情志为纲领，试图解析情志疾病（抑郁、焦虑等）在面部生物信息的映射。扁鹊脉学诊法团队成员借助计算机图像识别的手段构建出了以面部比例（三庭五眼、五官纹理、肌肉纹理等）为核心的情志疾病面部信息的客观化反映及表观特征。除此，团队还纳入了康复医学的治疗体系，将康复医学理论，如步态分析、姿势评估等，应用于中医的望诊体系中，使得中医望诊体系在人体的肌肉－神经关联领域里得到了验证。

经络可沟通人体内外，联系脏腑，运行气血，无论内伤还是外感，经络都最快对人体内部环境产生反应。针灸发源于齐鲁大地，在早期的医学典籍记载中，自扁鹊开始，至淳于意，再至两汉时期《灵枢》的针灸辨证体系，其中达成一种共识，这种共识成为针灸辨证论治的底层逻辑体系，即外感疾病的病理传变发展过程是由皮毛、经脉、肌肉至骨髓，是一种由表及里的思想。后脏腑理论与经脉理论结合，演变成皮毛、经脉、脏腑。

《素问·刺要论》言："病有浮沉，刺有浅深，各至其理，无过其道，过之则内伤，不及则生外壅，壅则邪从之。浅深不得，反为大贼，内动五脏，后生大病。故曰：病有在毫毛腠理者，有在皮肤者，有在肌肉者，有在脉者，有在筋者，有在骨者，有在髓者。"《素问·缪刺论》言："夫邪之客于形也，必先舍于皮毛；留而不去，入舍于孙脉；留而不去，入舍于络脉；留而不去，入舍于经脉；内连五脏，散于肠胃，阴阳俱感，五脏乃伤。此邪之从皮毛而入，极于五脏之次也，如此则治其经焉。今邪客于皮毛，入舍于孙络，留而不去，闭塞不通，不得入于经，流溢于大络，而生奇病也。"

以上两种体系均为针灸的辨证体系，这种疾病的传变理论为中医学天人相应理论开辟了入口，因而，扁鹊脉学诊法团队吸收目前的筋膜理论、皮穿支、神经学等理论并将其纳入中医体系，试图从患者的表征解析人体内部的病理变化及传变过程。在理论指导下，团队经过大量临床实践形成了"脉诊－疾病－穴位"的"脉针相应"治疗体系，为中医表征体系的研究打开了大门，为中医理论表征体系的发展奠基。

在辨证体系的指导下，系统辨证脉学的理论实践成果呈现出多元化，这些多元化丰富了医学体系的内涵，为实现"中医为体，西医为用"的中西医汇通目标起到了推动作用。

第二篇

流派传承及学术思想

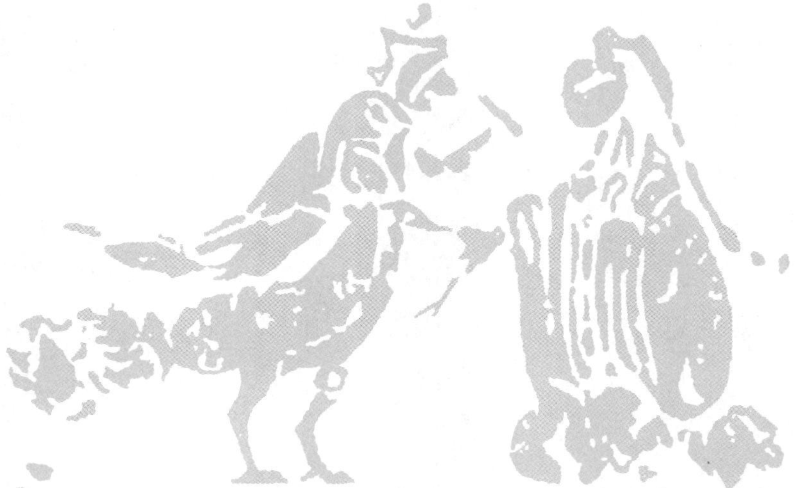

扁鹊（秦越人）创立了“望闻问切”四诊法，奠定了中医理论体系中的脉学基础，并在历代传承中形成了独特的脉学文化体系。扁鹊脉学诊法发源于齐鲁大地，千百年来，齐鲁医家的脉学智慧深深影响着中医的发展。齐鲁扁鹊脉学流派传承谱系如下。

第一代：刘惠民（1900—1977）。作为毛泽东的保健中医师，其医术精湛，深入挖掘扁鹊脉法，主张临证四诊合参，尤其倚重脉诊，开创性地提出了研发电子测脉仪（脉诊仪）的方案。

第二代：陆永昌（1917—1998）。为刘惠民之徒，继承扁鹊脉法，“临证必诊脉”，重视脉象与证候的对应关系，重视传统脉诊的技术传承，强调“早宴”“平臂”“布指”的技术要求，形成了能够代表当时齐鲁医派的脉学诊法。

第三代：齐向华（1963—）。师承陆永昌，秉承陆老脉学精髓，将扁鹊脉法与现代科学技术结合，融入现代物理学、信息学、心理学等多学科知识，创新脉诊技术，结合数十年临证经验创建了系统辨证脉学，创立了“脉－证－治－防”一体化辨证体系，是扁鹊脉学诊法最具代表性的传承人。滕晶（1972—），齐向华同门师妹，擅长中医五神脉诊、系统辨证脉针疗法和调气顺势脐针疗法，为齐鲁医派中医学术流派“系统辨证脉学流派”传承工作室负责人，第五批全国优秀中医临床人才，善于运用脉针、脉药相合等多元化方法诊治疾病，开辟了从中医五神辨治精神心理疾病的新思路。

第四代：柳洪胜、闫伟、丁晓、史俍元、许希迎、李春林、陈云、赛艳艳、盖爱永等，师承齐向华；康晨、李甲民、任汉书、陈健，师承滕晶。后代传承人们传承扁鹊脉学诊法，并将其应用于临床实践中，疗效受到群众认可。

第四章

扁鹊脉学流派代表性传承人

第一节 刘惠民：大医言脉，汇通中西

一、生平简介

刘惠民（1900—1977），男，汉族，原名刘成恩，山东省临沂市沂水县黄山铺乡胡家庄人。他自幼酷爱医学，1916年拜伯祖父中医李步鳌为师，辨识药材、随诊临证等，深得真传。20世纪20年代，他在名医张锡纯创办的“立达中医院”学习和工作，2年后考入“上海中医专门学校”。毕业后，回本村继续行医，医术日渐精进。

“九一八事变”后，刘惠民凭借自己所学，积极参加抗日救亡活动，在沂水县西部山区开办“私立沂水中医研究所”及“国医救护班”，自编教材，亲自授课，为国家培养急需的医药人才36人。抗日战争爆发后，刘惠民于1938年参加八路军，任山东人民抗日游击第二支队医务处主任。后因需要被派回地方工作，先后在沂水县许家湖开设药铺，在沂南县城办起“山东大药房”为抗日军民和群众医治伤病。后任山东省卫生总局临沂卫生合作社社长、鲁中南新鲁制药厂经理等职。为适应战争需要，刘惠民尽量将中药汤剂改制为片剂和药丸，并亲自制作模具，教药剂人员制药。至中华人民共和国成立前，他先后制出疟疾灵、金黄散、救急散、救急水、牛黄丸等成品药近百种，为发展根据地和解放区的医药事业作出贡献。

中华人民共和国成立后，刘惠民积极为祖国的中医事业发展贡献力

量。经他倡导、筹备，先后建立了济南中医诊疗所（后改为济南市中医医院）和山东省中医院。1954 年，刘惠民被任命为山东省中医委员会副主任、山东省卫生厅副厅长，当选为山东省第一届人民代表大会代表。1957 年，毛泽东在青岛视察期间患重感冒，多次治疗不愈，经刘惠民诊治后很快痊愈。1957 年，刘惠民随同毛泽东前去苏联，负责毛泽东的保健工作。后又在北京、上海、广州等地，多次为毛泽东、周恩来及其他中央和省市级领导同志治病。1959 年，刘惠民加入中国共产党。此后多次被选为山东省人民代表大会代表、全国人民代表大会代表。历任山东中医学院（现山东中医药大学）院长、山东省立中医院院长、山东省中医药研究所所长、山东中医文献馆馆长等。

刘惠民一生为中医事业作出卓越贡献，并推动了“西学中”教育的开展，推动了中医的发展和进步。

二、研发脉诊仪的构想——脉诊现代化的指针

刘惠民一生著述较多，主要有《伤科学读本》《中西混合解剖生理学概要》《中西药物学概要》《中西诊断学概要》《战地临时医院组织概要》《麻疹和肺炎的防治》《刘惠民医案》等。刘惠民开创性地提出了研发电子测脉仪（脉诊仪）的方案（图 4-1），在脉诊客观化发展领域具有超前意识及真知灼见，为再传弟子齐向华的脉诊科研道路指明了方向。

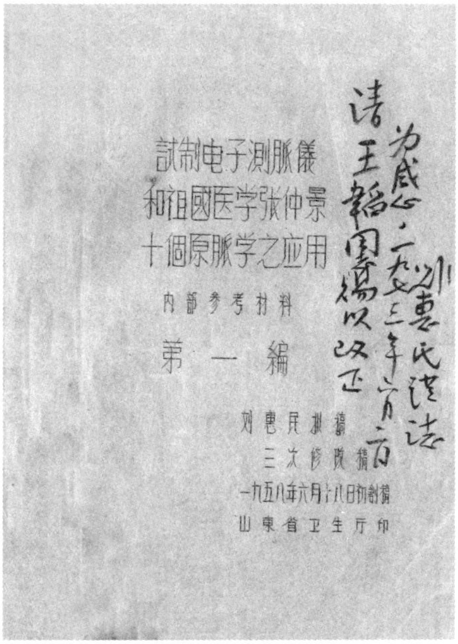

图 4-1 刘惠民做出“研发电子测脉仪（脉诊仪）”的指示

第二节 陆永昌：四诊合参，尤重脉诊

一、生平简介

陆永昌（1917—1998），男，汉族，号盛五，山东省威海市文登区文登营村人。幼年在大连同德药房学徒，其间随王象三、盛兰浴、刘茂芳先生学习中医。1938 年，陆永昌考入了大连西岗汉医公会，被吸收为会员，正式获得行医资格。1949 年，胶东革命老区政府开始筹建早期的医疗卫生机构，陆永昌参加原籍松山区医药部的筹建工作，并在 1950 年年初开业后任中医师。1957 年，陆永昌被莱阳专区卫生局选送到山东省中医进修学校（时位于灵岩寺）学习。1960 年，陆永昌被抽调到建校不久的山东中医学院（现山东中医药大学）担任针灸教员。在 1959 年和 1960 年期间，他与钟岳琦、孙重三等同事合作，编写了大量著作，其中以推拿、针灸和为广大农民服务的实用性书籍最多，对推广针灸推拿技术及解决农村缺医少药难题起到了积极的作用，编纂了《通俗针灸手册》《简易针灸学》等书，书籍大量刊印发行，书中介绍的针灸方法简便有效，受到了广大医生及患者的肯定。

1961 年，陆永昌被安排跟随时任山东省卫生厅副厅长、山东中医学院院长、全国著名老中医刘惠民先生学习。经过 5 年的师承授受，陆永昌尽得其传，成为刘惠民的嫡传弟子之一。山东中医师承班应时而生，刘惠民为指导老师，共有 4 名徒弟，后被山东省中医药界称为刘惠民先生的“四大高徒”。1966 年，陆永昌到山东中医学院附属医院（现山东中医药大学附属医院）工作，历任内科副主任、保健科主任、副院长和名誉院长等职。历任中国人民政治协商会议第四、五、六届山东省委员会委员；山东省科学技术协会第二、三届常务委员，山东省科学技术协会第四届荣誉委员；中华全国中医学会内科委员会委员；中华医学会科学普及委员会委员；山东中医学会第二届理事会副理事长，中华全国中医学会山东分会第三届内科委员会主任委员兼顾问委员会副主任，中华医学会山东分会内科委员会副主任委员；中华全国老年医学会山东分会常务理事；中华全国中西医结合研究会山东分会顾问；山东省卫生高级技术职务评审委员会委员；山东省国际文化交流中心理事等。1991 年，陆永昌被国家卫生部、人事部、国家中医药管理局授予“首批全国老中医药专家学术经验继承工作指导老师”称号，1992 年开始享受国务院政府特殊津贴，1994 年 5 月离职休养。

二、承上启下，秉古示今

陆永昌先生毕生致力于中医临床，尤为擅长中风病、老年病、肾病及胃肠病的辨治，对妇科病治疗及针灸、儿科推拿等也颇有研究。主编《儿科推拿疗法简编》《儿科推拿手册》《简易针灸学》《针灸手册》《针灸经穴挂图》，参编《山东农村常见病手册》《山东中草药手册》《灵枢经语释》等，并参加了卫生部指定古籍《黄帝内经素问校释》《针灸甲乙经校释》等的审稿及定稿工作。先后发表学术论文 20 余篇，在《中医杂志》发表的《老年便秘证治》《泄泻证治》《病毒性心肌炎证治》等专题论述，且被译成日文，发行国外。

从医最后 10 余年，陆永昌致力于中风病的中医药防治研究，成绩卓著。1983 年 7 月，他作为山东中医学院附属医院（现山东中医药大学附属医院）学术带头人参加在烟台成立的中华全国中医学会（现中华中医药学会）内科学会全国中风病科研协作组，首次提出以“中风病”作为脑血管疾病所致卒中的中医病名，以区分于其他中风，得到与会专家认同。他作为协作组山东分组负责人参与制定了《中风病中医诊断、疗效评定标准》，经过全国试用观察及修订，1987 年在全国中医急症工作会议上通过专家论证，经国家中医药管理局批转全国应用。从此，“中风病”成为脑卒中的中医诊断专用名词，为中医诊断的科学化和规范化研究作出贡献。

1985 年后，他在山东中医学院附属医院（现山东中医药大学附属医院）急诊科开展了中风病研究，先后参加了全国中风病协作组的卫生部课题“七五”国家重点科技攻关项目。陆永昌作为主要研究者参加的“中风病中医诊断疗效评定标准”获得1986年度卫生部重大科研成果乙等奖，“清开灵注射液治疗中风病的临床与实验研究”获得1989年度国家中医药管理局科技进步奖二等奖，“清开灵注射液治疗中风病痰热证的临床与实验研究”获得1991年度国家科学技术委员会科技进步奖三等奖；其指导的“中风病中医护理规范及临床研究”获得1990年度国家中医药管理局科技成果进步奖三等奖。1992年，全国中风病协作组扩展为全国脑病急症协作组，陆永昌仍被任命为协作组顾问和山东分组负责人，继续参加了“八五”国家重点科技攻关项目的研究工作。陆永昌严谨、探索、创新的科研精神深深影响了一代又一代青年医师。

陆永昌强调“临证必诊脉”，重视脉象与证候的对应关系。在临证过程中，重视传统脉诊的技术传承，强调“早宴”“平臂”“布指”的技术要求。临证素循“治病必求于本”，根据脉象，四诊合参。他强调辨证论治，注重灵活变通，主张师学古方、古法，重视诵习中医四大经典，讲授和临证均做到典有出处，方有溯源，认为无继承则无以发展；又以“创新不离宗，师古不泥古”自勉，重视四诊合参，强调辨证论治，主张审证求因，“谨守病机，各司其属”。主张临证以理统法、统方而后投药，并极力抨击“一方通治”之弊，力倡知常达变、防微杜渐和把握病机、不失其时，注重实践之中活用定规，“有是证，用是药”，疾病变化万千，当不具成见，不以个人所好而施温补寒凉，要以病机为核心进行施治。正是陆永昌先生重视“四诊”证据，审证求因，以病机为核心指导治疗的临床要则激励了齐向华治病必“言必有物，事必有征”，在继承扁鹊脉学诊法的基础上创立了系统辨证脉学。

第三节　齐向华：创新发展系统辨证脉学

一、学脉经历及创立系统辨证脉学的缘由

齐向华，1963 年出生，山东省济南市济阳人。1984 年，齐向华毕业于山东中医学院（现山东中医药大学）中医系，师承刘惠民大弟子陆永昌先生，继承了传统脉学技法，后精益求精，通学历史名家著作，旁及现代诸家脉法，开创“系统辨证脉学”理论，创建了全新的中医脉学体系。现任山东中医药大学附属医院神经内二科主任医师，二级教授，博士研究生导师。中医脉诊技术“系统辨证脉学”创始人，国家中医药管理局中医脑病学重点学科带头人；国家重点研发计划中医药现代化研究重点专项“基于系统辨证脉学的系列新型智能化脉诊仪研发”负责人；国家卫生健康委员会脑卒中防治工程专家委员会中西医结合专业委员会副主任委员；山东省名中医药专家；山东省科技厅齐向华科技领军人才创新工作室负责人；世界中医药学会联合会脉象研究专业委员会副会长；山东省第五批非物质文化遗产项目“扁鹊脉学诊法”负责人；第七批全国老中医药专家学术经验继承工作指导老师。

齐向华自幼受到中医氛围的熏陶，他常常跑到卫生院里与乡村医生玩耍。卫生院总是弥漫着奇异药香，那里有许多中医大夫，为前来就诊的乡民诊脉、针灸、开方、熬药。齐向华与小伙伴们将药杵捣药作为游戏，或是跟随“赤脚医生”去黄河滩里采药、尝药，再回到卫生院里学习晒药、捣药、熬药。在耳濡目染中，年幼的齐向华操作起来竟然也有模有样，俨然成为一个“小郎中”。

1979 年，齐向华以优异成绩通过高考，毫不犹豫地选择了山东中医学院（现山东中医药大学）作为自己的志愿。在山东中医学院，齐向华打下了坚实的医学基础。毕业后，齐向华被分配至山东省德州市人民医院中医

科。科里的几位老中医凭着多年积累的经验诊脉开方，给了他另外一种医疗模式的启迪。在临证中，齐向华不擅长死记硬背，而是喜欢深入思考，琢磨追问背后的道理。为了进一步解决心中的种种疑问，提高自己的临床技术，向中医文化高峰攀登，1988 年，齐向华重回母校山东中医学院，师从知名中医陆永昌，攻读硕士学位。在研究生学习期间，齐向华从陆永昌先生身上接受了一整套传统中医的知识结构和思维模式，诊疗水平大增。

研究生毕业后，齐向华被分配到山东省中医院急诊科。急诊科的工作有其独特的特点：患者的病情往往急、危、重，需要做出迅速、准确的判断并施以快速、有效的治疗以挽救患者的生命；在急诊科会面对许多急性昏迷、言语不清的危重患者，患者或家属对病情的口述常带有很大的主观性，这很容易误导诊断方向。如何将中医的临床实践与急诊科的工作紧密结合起来，改变以往大家对中医“慢郎中”的印象，中医处方的有效性就成了关键。这给喜欢琢磨问题的齐向华带来了诸多疑问：临床中医师如何直接从患者身体上获得真实准确的疾病信息，减少主观信息的干扰，做出准确的判断？中医学的典籍浩如烟海，经典的方药多达十几万个，在具体诊疗过程中如何恰当地应用？临床中医师获得了临床信息和依据之后，如何运用辨证论治思维，进行方证对应？为什么常常见到临床中医师仍是以辨病治疗为主？即便辨证论治的过程很完整、很准确，对同一个证，为什么不同的医生可能开出疗效完全不同的方药？齐向华不断思索着这些问题，如何准确有效获取患者的疾病信息以进行有效辨证，是极为关键的一步。为此，他不断翻阅古籍，向多位老师请教，先后尝试过腹诊、耳诊、舌诊、眼诊等，最终，他将中医四诊“望闻问切”中的切诊作为自己的主攻方向。

二、开宗立派，建立系统辨证脉学

系统辨证脉学的建立，离不开对传统扁鹊脉学的传承和发展困境的思考。但随着齐向华对传统扁鹊脉学研究的深入，他发现，要想系统掌握传统脉诊方法非常困难。一是古人采用“取象比类”的思维模式，没有现代科学语境，对脉象的描述由于缺乏测量手段和设备，只能用相近的参照物作为尺度或标准，用比喻的方式描述主观感受，缺乏定性、定量的客观标准。这种描述方式比较模糊，而参照物的离散性大，后学者对此的理解和体会也有个人差异，要经过长期摸索实践才能领会，增加了传承的困难。如何将玄之又玄的脉象变得可测量，是齐向华一直思考的问题。

为了改变传统脉象“只可意会不可言传”的传承困境，齐向华将传统脉象理论进行解构，把原来以比拟、譬喻自然事物为主的脉诊转化成可用物理语言定性、定量的脉象特征、指标，并将每一种物理量作为人体健康的信息载体，逐步实现可测定、可抓取。齐向华用现代化和科学化的语言对传统的脉诊进行重构，借鉴物理学、心理学等概念，使用脉象要素对其进行降维。脉象要素是脉搏波中的固有信息，是脉象最基本的构成单元，由单一属性因素构成，可以定性与定量。如《素问·玉机真脏论》将“弦脉”定义为“端直以长，故曰弦”，即弦脉端直而长，指下挺然，如按琴弦。古人仅仅将脉象用文学辞藻进行描述，但“如按琴弦”，没有限定琴弦是静止还是演奏状态，静止状态是单纯感受的形态，而演奏状态则是感受形态加震动，这就造成了歧义，给医家带来了理解和应用困难。从系统辨证脉学的视角对弦脉进行“降维”，即弦脉的血管形态是直的，血管壁的硬度是硬的，脉搏机械波传导距离长，血管内压增大、增强，即脉象要素“刚、直、敛、长、强”。

齐向华认为，脉象是对血液行为、血管特征的刻画。脉象首先是由血液、血管、心脏等构成的一个血液循环的机械过程，这是脉象的物质基础，其又要受到神经系统的调控。人体产生的各种代谢产物、病理产物等也会进入血液，进而影响血液的流动状态、黏稠度、顺畅度等。所以说种种因素影响神经系统和循环系统就会造成脉象的改变。脉搏传达着人体各器官运行状态的信息，其强弱、快慢等细微变化都暗藏着生命密码。通过切诊察看脉象，能发现人体隐含的许多重要信息。

除此之外，在临床中，齐向华经常会感觉到患者脉象中有一个较硬的点频频跳动，经过参考其他医家的成果，不断总结经验、反复思索，他终于明白这个脉象中的“硬点”原来对应着占位性病变的器官或组织，“硬点”手感的不同预示着身体出现结节、脓肿、囊肿等不同性质的占位，结合出现的部位可反映出人体器官组织的病变。这既是现代脉象的新发现，又将脉象要素与人体状态建立了映射关系。通过脉诊能够实现现代医学疾病的定位、定性诊断及预后判断，准确性高，通过脉象给患者提示，及早发现、及早干预，实现了中医“治未病”的功能。

不仅如此，齐向华通过对心理脉象学的研究发现，诊脉可以看清疾病的“前世今生”，可以探究患者的童年境遇、过去的心结，甚至预测疾病的未来走向。人们日常中各种各样的心理情绪会直接影响大脑皮层，进而影响血液的运动，这都会反映在脉象上。现代医学认为，人的心理情绪对人体的功能状态、免疫系统、消化系统都有很重要的影响。齐向华发现，许多疾病在发病前都有过心理因素或心理伤害，心理损害是各种疾病的前端病变过程。因此，如果能提早发现心理损害，并进行干预，及早发现问题，就能预防疾病的产生。心理脉象学更重要的意义在于，许多患者对心理因素并不关注或不在意，或是羞于表达，所以医生如能通过诊脉感知对方的心理特征、性格特征并加以中医心理辅导，就能防患于未然，并能找出真正的病因。而人的心理受个性和体质的影响，齐向华又对患者个性和体质进行评估，深入挖掘和建立了脉诊与治疗相对应的方案。患者的个性不同，心理张力就有差异，人体的生理表现也不同，因此影响了病患的倾向性。

经过不懈努力，齐向华反复比较实验，在传统 28 种脉象的基础上，总结出 25 对涵盖脉搏波和固有物理属性如黏度、温度等多维信息的脉象要素，并将脉象要素与各种器质性和功能性病变的映射关系进行探讨，建立了对疾病的系统诊断临床模式。脉象要素既有对传统经典脉象的重新测度，如血管壁顺应性（刚柔）、脉搏波振幅（高深）、血流速度（疾缓）、脉搏波波长（长短）等，又有现代脉学的新发现，如来去、敛散、荣枯、动静等。这就对脉搏感觉有了本质性认识，形成了系统脉象信息体系，通过脉象要素之间的聚类、组合对个性、心理、疾病等进行一对多、多对多的映射，从而形成对患者个性、心理、病因、病机、疾病等多个维度的诊断和辨证。

在完成脉象要素的提取后，如何建立起对脉象要素和疾病之间的认知思维模式尤为重要。齐向华以系统论为理论指导，研究和探讨了中西医方法论的分野。现代医学遵循还原论思路，以解剖研究为基础，把脉象作为血液循环系统的功能来认识。中医则遵循朴素系统论思路，以功能研究为基础，发现脉的动态变化并非血液循环系统自身的孤立状态，相关系统和整个机体对其发挥调节作用。因此，从脉搏功能状态不仅可以考察血液循环系统自身的变化，而且可以判断引起脉的特定变化的相关系统和整个机体的作用性质和特征，可以通过脉的变化来诊察和辨识病因、病机、病证等复杂系统。

齐向华经过 10 余年坚持不懈地摸索、总结，在继承扁鹊脉学诊法的基础上，融汇中西，博采百家之长，建立了完整的系统辨证脉学。在中医传统脉诊体系基础上，综合系统论思想、生理学、血流动力学、认知心理学、人体全息理论等，运用现代系统科学的理论和方法，从新的视角来探讨和阐明脉的系统特性和规律，回答了经典脉学没有解决的诸多问题，总结出一系列新的概念、观点、理论、方法，形成了完备的临床诊疗体系："形神一体"诊断、疾病过程时空诊断、中西汇通整合诊断等，以及相应的治疗方法，疗效肯定。

三、系统辨证脉学简介

系统辨证脉学流派在继承传统扁鹊脉学思想精华的基础上，经刘惠民、陆永昌发挥，齐向华创新发展，以及滕晶等的不断传承，逐渐形成脉络传承清晰的现代脉学流派。系统辨证脉学是以系统论为方法论，运用中医学、认知心理学、现代信息学和物理学的基本原理，形成的见解独到、容纳多学科、涵盖多层面的全新脉学体系；创新性推出新的"脉－证－治"相应的辨证理论体系，以脉诊为纲领，涵盖多个层面中医诊疗体系，建立了"脉－证－治－防"相结合，"平脉辨证"、新"脉方（药）相应”“脉针相应”和心理治疗一体化的临床系统治疗模式。其促进了脉诊技术规范化及脉诊客观化，改变了以往脉诊“心中易了，指下难明”的局面；建立起了“系统辨证脉学”“情境认知”新型教学模式，将脉诊学习过程规范化、客观化、准确化；基于系统辨证脉学成立的特色病房和门诊，疗效受到患者的认可。通过学术会议等形式打造高层次学术平台，成为脉诊领域行业龙头，开展学术交流，促进脉学国内外传播，积极开展脉诊知识宣讲普及，培养脉诊名医，在中医学界及社会中具有一定影响力。

四、系统辨证脉学取得的成绩

系统辨证脉学流派以扁鹊脉学为学术底色，汲取刘惠民、陆永昌脉学精髓，形成具有独创性的以脉诊为提纲、涵盖多个层面的中医诊疗体系，为患者提供在脉诊指导下的多元化诊疗服务，疗效肯定，受到广大患者的认可。系统辨证脉学流派秉承着扁鹊脉学的魂根，以“脉学技术为纲领，中医系统化治疗为核心”的传承导向，形成了涵盖业训、传承、思辨等方面的脉诊文化。

（一）系统辨证脉学理论体系完备

1. 继承创新，形成全新脉学体系　系统辨证脉学是以系统论为方法论，运用中医学、认知心理学、现代信息学和物理学的基本原理，形成的具有独到见解、容纳多学科、涵盖多层面的全新脉学体系。其创新性推出新的“脉－证－方”相应的辨证理论体系，以脉诊为纲领，建立了“脉－证－治－防”相结合，“平脉辨证”、新“脉方（药）相应”“脉针相应”和心理治疗一体化的临床系统治疗模式。

2. 促进脉诊技术规范化，致力于脉诊客观化　系统辨证脉学流派改变以往脉诊“不可描摹”的弊病，制定形成了《山东省中医临床优势技术操作规范——系统辨证脉学脉诊技术操作规范》。通过对 25 对脉象要素现代物理“指标”的描述和计量，使以往“只可意会，不可言传”的脉象有了客观的衡量标准。在系统辨证脉学教学模式指导下，经过大量、科学的训练能够建立起临床患者认可的具有一致性的脉诊技术。系统辨证脉学脉诊技术具有普适性，便于推广，尤其是在基层医生之中大受认可。

系统辨证脉学流派致力于脉诊客观化的实践体现在依托山东中医药大学附属医院的脉象研究室，山东中医药大学脉学研究中心，山东中医药大学青岛中医科学院脉学研究中心，山东省科技厅齐向华科技领军人才创新工作室等脉学研究平台。致力于新型智能化脉诊仪的研究，促进脉学客观化研究，带动了脉诊科技成果转化。

（二）全方位、多样化的流派传承传播体系

系统辨证脉学流派团队为促进脉学技术的传承与文化的传播，从静态保护与动态宣传方面进行了多层次的努力与探索。

1. 多样化的脉学教学模式促进脉学技术落地　系统辨证脉学流派改变以往师带徒“口授心传”的脉诊教学模式，建立起了“系统辨证脉学”“情境认知”的新型教学模式。将脉诊学习过程规范化、客观化、准确化。团队编写的《系统辨证脉学培训教程》《系统辨证脉学培训教程（英汉对照）》《初涉脉诊四部曲——系统辨证脉学入门图解》立足于临床实践和运用，对脉诊技术做出了全面的论述。并通过团队研发的“脉象特色临床教学系统”将不可言说的脉象可视化，从而创新搭建起脉诊传播与教学的平台。

系统辨证脉学团队开发的“系统辨证脉学基础”“基于系统辨证脉学的特色脉诊技术教学系统”（虚拟仿真）获评山东省首批一流课程，标志着系统辨证脉学的规范化。为山东中医药大学“扁鹊班”量身设置“系统辨证脉学基础”课程，已培养了四届精英“小扁鹊”。为山东中医药大学继续教育学院、山东中医药大学附属医院全国儿科推拿培训基地等开设常态化课程。课程覆盖大专院校及基层卫生院，真正走入基层中医实践当中，充分发挥脉诊简、便、验的实用价值。团队的脉学文化课程及“非遗在身边，脉诊进万家”活动在山东省及济南市非物质文化遗产传承活动中弘扬了脉诊文化，让民众切身体验了脉诊的魅力，增强了民众对中医的认识和信赖。

2. 培育脉诊人才，形成学术人才梯队　赓续刘惠民先生、陆永昌先生的学术思想，建立了以齐向华教授为学术带头人、滕晶教授为中流砥柱的“老中青”脉诊人才学术梯队。学术梯队以省级三甲医院医生为核心，形成了辐射济宁、潍坊、青岛等周边地市级医院，带动县、乡镇基层医院的多层次脉诊学术团队。培养数百名博士研究生、硕士研究生，提高脉诊传承的人才层次；通过线上及线下脉诊技术培训班，每年培养山东省内外基层医生约150人，已培养出数十名基层名中医人才，畅通了与基层医生的交流渠道；培养大专院校学生、留学生、进修生，形成脉诊年轻技术人才储备，使其成为传承系统辨证脉学的幼苗；通过脉诊文化进中小学校园活动，在孩子们心里种下了脉诊的种子；从而形成了年龄结构合理、体制机制完备、保护传承脉络清晰的全民化传承梯队。目前，系统辨证脉学学员多达2 600余人，遍及全国各地，美国、英国、韩国等国家也有他们的身影。有2名马来西亚籍学生，不仅在当地成为名声显赫的“神医”，还在当地大学专门开设了系统辨证脉学培训班，颇受欢迎。

（三）学术体系平台化

系统辨证脉学团队不断优化课程设置，致力于脉诊客观化研究，促进脉诊技术多渠道传播，在现有的人才传承基础上，通过对以系统辨证脉学为核心的中医诊疗技术进行规范化传授、推广，打造以脉诊为核心的示范化中医传承平台。本平台不仅是技术传播的平台，更是学术交流的平台，通过博鳌亚洲论坛、尼山世界文明论坛等高层次会议的精彩展示走向世界，通过脉学学术会议等系列活动带动周边脉学技术交流，形成了活跃、流动的脉学学术氛围，从而促进中医诊疗水平的整体提高。

（四）临床疗效受到人民群众的肯定

2018年8月，基于系统辨证脉学体系成立的山东中医药大学附属医院神经内二科特色病房和门诊，目前已运营5年，科室以系统辨证脉学技术为核心，在此基础上，创新、改良并广泛开展了10余种“脉针相应”“脉推相应”“脉药相应”等中医特色诊治技术，是集医疗、科研、教学于一体的辐射周边、引领全国的中医特色示范病房和门诊，每年服务患者10 000余人，疗效受到患者的认可。科室持续在各地开展“脉象健康指导”

活动及义诊，送脉诊走近千家万户，传播脉诊文化贴近民众，受到群众的广泛肯定和赞誉。

（五）弘扬脉学文化，增强中医自信

脉学文化是中医文化的一张重要名片，脉学的发展是中医药文化发展的缩影，脉学文化的弘扬与传播对促进中医的传承与发展具有重要的现实意义和重大的社会价值。系统辨证脉学团队重视脉学文化保护工作，持续对扁鹊脉学及刘惠民、陆永昌学术思想进行文献挖掘、整理，并留存珍贵的音频、视频资料，梳理出鲜明、清晰的文化脉络并拍摄成宣传片，生动形象地让人们了解脉诊文化。前期团队获批的“扁鹊脉学诊法”是济南市非物质文化遗产保护项目及山东省第五批非物质文化遗产保护项目，团队一直致力于发挥“非遗”力量，通过开展脉诊文化讲座，在新媒体平台展示脉诊文化及中医文化，向大众宣传中医，形式新颖、受众面广。以扁鹊脉学文化为基础，进一步形成的系统辨证脉学让中医脉诊在新时代焕发新的活力。以系统辨证脉学技术的传播带动脉学文化的传播，与北美、欧洲、大洋洲等地区多国进行脉学学术交流，为“一带一路”沿线国家及地区的200余名留学生开展“魅力中医药文化”宣讲活动。加快形成脉学文化品牌效应，向全国、世界推广中医文化。

（六）打造高层次学术平台，引领脉诊成为行业龙头

系统辨证脉学经过不断传承与发展，开展广泛的学术交流与科研合作，加速了脉学的创新发展，在理论、技术、管理等方面形成国内、国际规范和标准，以此为基点，进一步形成一批新理论、新技术、新方法，以齐向华教授为首席科学家承担的国家级重点研发计划、中医药现代化研究重点专项为契机，做成集产品研发、科技创新、信息交流、科技成果转化和人才培训等多项职能为一体的综合性产业科研和推广平台，成为引领山东省乃至全国脉学发展的行业龙头。成立了山东中医药学会脉学专业委员会、山东中医药大学脉学研究中心、青岛中医药科学院脉学研究中心及齐向华科技领军人才创新工作室等脉学研究基地，打造了脉学交流的实体空间，将系统辨证脉学作为特色技术引入海南省博鳌超级中医院，同时注重

辐射山东省地级市，如在潍坊、济宁等地成立脉学专业委员会，不断继承和发扬扁鹊脉学，全方位、多样化地对以扁鹊脉学文化为基础进一步形成的系统辨证脉学进行传承保护，成功申报一系列保护传承项目，“扁鹊脉学诊法”被列入山东省第五批非物质文化遗产项目，“系统辨证脉学”不仅被山东省卫健委批准建立传承工作室，而且以“系统辨证脉学”技术为核心的山东省非物质文化遗产研究基地落地山东中医药大学，以系统辨证脉学为理论指导的系统辨证脉学脉诊技术、系统辨证脉针疗法还被评为山东省中医药特色疗法。在打造国内脉学交流平台的同时，将系统辨证脉学推向国际，山东中医药大学附属医院作为世界中医药学会联合会脉象研究专业委员会秘书处挂靠单位，多次主持承办世界级脉象学术交流会，在世界范围内产生广泛影响，中医脉诊在新时代焕发出蓬勃创新力。

（七）多次开展学术交流，促进脉学国内外传播

开展国内外学术交流，成为脉学文化跨越省内外，走出国门，走向世界的“催化剂”。系统辨证脉学团队骨干成员积极参加中医药传统文化活动如第十届“杏林寻宝”活动等，推广系统辨证脉学文化与技法的同时，多次受邀参加重要脉学学术会议，如博鳌亚洲论坛全球健康论坛大会等，在国内顶级院校如中国科学院、北京大学等开展“系统辨证脉学”系列讲座，与国内知名专家如中国科学院郭雷院士，北京大学黄如院士、佘振苏教授，香港中文大学梁挺雄教授等进行了深入交流，形成“科学家智力集团效应”，不同领域专家智力的相互“碰撞”，从而产生“额外的”科学新成果，实现了脉学在国内的广泛传播。

同时，团队成员应邀到美国、英国、新西兰、匈牙利、澳大利亚、马来西亚等多国进行脉学学术交流；随山东省政府考察团到白俄罗斯传播中医知识和中医脉诊，参加签署培训和医疗养生备忘录；与澳大利亚墨尔本中医药中心共建脉学研究所，培养英国、澳大利亚等高水平脉诊人才10余名；为来自30多个“一带一路”国家及地区的200余名留学生开展“魅力中医药文化”宣讲活动，推动了中医药脉学文化走向世界。

（八）积极开展宣讲普及活动，培养基层脉诊名医

基于系统辨证脉学，积极开展宣讲普及教育，广泛开展多种中医特色诊治技术，建设集医疗、科研、教学于一体的辐射基层、引领全国的中医特色示范基地。通过举办脉学培训班、为国家及省级五级师承培训班和小儿推拿培训班开设常规化课程、参与医联体合作工作等形式，培养了数十名基层脉诊名医，扩大了脉诊在基层的影响，提高了基层医疗水平，为民众提供了“简、便、验、廉”的医疗保健服务，从而惠及更多基层民众。

（九）社会影响力

《中国中医药报》《当代健康报》《齐鲁晚报》等多家媒体多次报道系统辨证脉学，评论其将中医脉学发展推向新高峰，齐向华教授被评价为中医脉学的领舞者，并荣获“中华医药贡献奖”。日本东洋学术出版社《中医临床》杂志连续刊登报道扁鹊脉学诊法学术流派脉学相关文章数篇。团队通过明心脉学网、微信群、视频号、直播间等多种形式构建了国际化学术交流的网络平台，与国内外从事及热爱中医事业的专家学者、中医爱好者展开了广泛的学术交流探讨。系统辨证脉学流派现已成为国内外具有学术影响力和群众认可度的脉学流派。

第四节　滕晶：以脉知“神”，平脉用针

滕晶，教授，主任医师，博士研究生导师，博士后合作导师。山东中医大学附属医院神经内二科主任，山东省名中医药专家，齐鲁医派中医学术流派“系统辨证脉学流派”传承工作室负责人，第五批全国中医临床优秀人才，齐向华等多位全国知名教授担任其指导老师。现任齐鲁扁鹊脉诊联盟秘书长；山东中医药学会脉学专业委员会主任委员；山东省卒中学会中西医结合分会主任委员；世界中医药学会联合会脉象研究专业委员会副会长兼秘书长；国家卫生健康委脑卒中防治工程专家委员会中西医结合专

业委员会常务委员等。长期致力于情感障碍性疾病和睡眠障碍、神经系统变性疾病等的研究，在系统辨证脉学基础上建立了“中医五神脉诊”，促进了脉学的发展，主编出版了《初涉脉诊四部曲——系统辨证脉学入门图解》《脉学心悟——名中医辨脉证治经验集》《中医五神辨治学——中医五神理论体系的重构与实践》《辨神回春——中医五神辨治临证实录》等10余部著作。

在攻读博士学位期间，滕晶成为齐向华的同门师妹，二人在传承其导师学术思想的同时，都对脉诊有着浓厚的兴趣。2005年，滕晶前往北京中医药大学，在博士后流动站期间，她不仅加深了对脑病学科研的认识，还对相关学科进行了广泛涉猎。2007年，她返回了山东省中医院脑病科工作，当时齐向华系统辨证脉学正在逐渐形成体系，在跟随齐向华门诊学习的过程中，滕晶的脉诊技术也有了极大提高。2009年，山东中医药学会脉学研究专业委员会成立，齐向华当选为首届主任委员，滕晶作为委员会秘书辅助齐向华开展工作。山东中医药学会脉学研究专业委员会的成立，一是标志着扁鹊脉学诊法技术的传承和发展已受到业内认可，二是树立了山东脉诊技术在全国范围内的影响力。2012年，《系统辨证脉学》一书完成，标志着系统辨证脉学体系的形成，滕晶成为团队的中坚力量。2019年，在山东中医药学会第三届脉学专业委员会成立大会上，齐向华任期已满，将主任委员的大旗传递给了滕晶，滕晶担当起了“传承扁鹊脉诊技术，发扬中医脉诊”的重任。

在团队对心理紊乱状态进行深入研究的同时，滕晶发现心理状态背后是以“五神”为基础的，“五神”异常产生了心理紊乱状态。经过多年深入研究，挖掘中医五神理论，滕晶创立了中医五神测评技术。该技术是客观地评定人体性格、认知本源、思维等基础性因素，阐释疾病发生根源的特色理论和诊断评定技术，是对传统五神理论的全新解读。在熟练掌握系统辨证脉学的基础上，滕晶建立了“中医五神脉诊”，通过对脉象的诊察，可追溯人体神、魂、魄、意、志五个身心疾病的本源性病因，从最基础层面研判患者个性及睡眠障碍、痴呆、抑郁障碍、焦虑症等精神心理行为性疾病相关的“神”紊乱状态；通过彻底解除造成疾病的基础性因素，卡住疾病的源头，可以大幅度提高临床疗效或实现“治未病”，并可指导干预后天养生调护、社会交际、就业等，具有预见性特色，借鉴价值极高；并建构起适用于精神心理性疾病的系列辨治体系与诊疗新模式。

为擦亮“扁鹊脉诊鼻祖”招牌，扩大扁鹊脉学诊法的影响力，2022年，在山东省卫生健康委员会和山东中医药学会的倡导和支持下，成立了扁鹊脉诊联盟，滕晶任联盟秘书长。她在推广扁鹊脉学诊法、扁鹊脉诊文化方面做了大量的工作，除了积极参与义诊活动外，也在博鳌亚洲论坛健康产业国际论坛等高端会议上做了脉诊技术展示。

在治疗方法上，滕晶将脉诊与针灸进行了完美衔接，创立了“系统辨证脉针疗法”，并入选了首批山东省中医药特色疗法项目。“系统辨证脉针疗法”以“和血气，调志意”为理念，基于系统辨证脉学诊脉，通过“三步系统定治法”确定针刺方案。其针依脉立，以脉调针，将脉诊与针法完美结合，客观精准地调节脏腑经络、气血循行，以恢复机体形与神俱的健康状态。“系统辨证脉针疗法”在2021年入选了山东省中医药特色疗法项目，滕晶积极推广了这一特色疗法，2023年8月，在济南举办了第一期“系统辨证脉针疗法”培训班，深受广大学员的好评。

2022年，齐鲁医派中医学术流派“系统辨证脉学流派”传承工作室获批。作为工作室负责人，滕晶已在省内15家地市级医疗单位设立“系统辨证脉学”传承工作站。“系统辨证脉学”传承工作站已经成为传承扁鹊脉学诊法的重要据点，极大地提高了地市级中医医生的诊疗能力，促进了脉诊技术的双向流动和传播。

滕晶将肩负传承扁鹊脉学诊法的使命，以系统辨证脉学为核心，形成特色中医诊疗技术体系，扩大扁鹊脉诊技术的影响力，不断传承和发扬中医技术，造福广大百姓。

第五章

扁鹊脉学流派后代主要传承人

一、闫伟：系统辨证脉学特色门诊的实践者

闫伟，博士，山东中医药大学附属医院神经内二科副主任医师，第七批全国名老中医药专家齐向华教授学术继承人，“系统辨证脉学流派”传承工作室主要成员，世界中医药学会联合会脉象研究专业委员会理事，山东中医药学会脉学专业委员会委员兼秘书，山东中西医结合学会心身医学专业委员会委员，山东省卒中学会中西医结合分会委员，山东中西医结合学会临床心理专业委员会委员，山东省老年医学会帕金森及运动障碍疾病委员会委员。

2014年，闫伟跟随齐向华攻读中医内科博士学位，学习系统辨证脉学。她从事中医内科专业多年，主攻中医脑病和脉学，临床善于应用以系统辨证脉学为核心的中医“脉－证－治－防”一体化诊疗体系诊治疾病，舌脉合参、脉针相应、脉药结合整体论治中风病、眩晕、失眠、头痛、面瘫等疾病及亚健康状态的整体调治。参与国家级、省部级课题多项，发表核心期刊论文多篇，参编《脉学心悟——名中医辨脉证治经验集》等著作。

闫伟给患者看病特别注重两点：一为看舌，一为把脉。舌象可以看出患者气血的盛衰、津液的盈亏及脏腑的虚实；脉象可以为医生分辨疾病原因、推断疾病变化、识别病情真假、判断疾病预后提供依据。

舌诊、脉诊是中医四诊中的重要诊断技术，也是在继承经典基础上的特色创新技术，舌脉合参可以为医生获得更加充分的诊断依据，靶向治疗，切断病源，这也正是中医所讲的治病求本。

“系统辨证脉学特色门诊”开展了系统辨证脉学一体化服务包，为患者提供系统辨证脉学指导下的中药汤剂、针灸、推拿、熏蒸、养生指导等服务。除了中药内服及针灸，根据患者的不同情况，施以综合治疗：对于晕针的患者，采取中药内服加疏通等方式对其治疗；抵触内服中药的患者，采取外治的方式，如针灸、刮痧、熏蒸等。闫伟认为，科室外治法最大的特色在于平脉进针，脉针相应。一边把脉，一边针灸，患者的气机状态和气血流通状态会即刻获得改善，取得显著效果。同时可以从脉象上评定穴位是否准确、效果是否明显，疗效更确切。

中医药学是中华民族几千年的健康养生理念及实践经验的结晶，是中国古代文化的瑰宝。“系统辨证脉学特色门诊”是中医学传承的阵地，闫伟认为，作为中医药传承人，既要传承精华，也要守正创新，不断提升自己的诊疗水平，优化治疗方案，为更多患者疗愈病痛。

二、丁晓：青年“网红”中医是怎样练成的

丁晓，博士，山东中医药大学附属医院神经内二科主治医师，齐向华教授弟子。兼任山东中医药学会脉学专业委员会委员，中华中医药学会心身医学分会委员，山东中西医结合学会临床心理学专业委员会委员，山东中西医结合学会眩晕病专业委员会委员，世界中医药学会联合会脉象研究专业委员会常务委员，山东省卒中学会中西医结合分会常务委员兼秘书。

丁晓 2006 年通过选拔进入山东中医药大学第一批传统中医班，其后跟随齐向华开始硕士和博士研究生阶段的学习。在跟随齐向华学习期间，丁晓刻苦练习脉诊技术。为了积累经验、磨炼技术，丁晓曾经进入校园、银行等企事业单位，为数千人诊脉，通过对比、总结极大地提高了其诊脉手感，为以后独立进入临床打下了坚实的基础。

丁晓对“系统辨证脉学”的理解是：系统辨证脉学核心点是找被诊者身上最重要的特征，找到脉象要素，利用中医学原理，就可以感受到人的体质和个性特征，能把疾病的过程了解清楚。这项脉诊技术可以让医生看到疾病的源头，看到患者的童年境遇、人生经历、过去的心结等对疾病形

成的影响。

丁晓临证诊疗在遵循中西医汇通原则的基础上，坚持中医特色诊疗技术的创新与应用，在脑血管病、心身疾病、原发性头痛、眩晕病、慢性疲劳综合征等的诊疗和“未病”调理、慢病防治领域，形成了系统而稳定的辨治经验，临床疗效显著。在系统辨证脉学的指导下，她运用中药联合针灸等治疗疾病，效果受到广大患者的认可，是小有名气的“网红”青年中医。

系统辨证脉学最大的优势在于可以快速明确地诊断疾病，在此基础上提供靶向精准化治疗，“有是脉”即“有是方”“有是药”，这能减少误诊，提高临床效果，更好地服务患者。然而，在推广系统辨证脉学的过程中，丁晓却发现了一个普遍存在的现象，有些学生虽然已经掌握了系统辨证脉学的理论知识和临床操作方法，但在选择中药、方剂、针灸、推拿、心理治疗等治疗方案的时候，却没有办法与采集到的脉象特征进行对接，继而影响到治疗效果。于是，丁晓开始研究如何在系统辨证脉学领域运用客观征象来指导用药和治疗。系统辨证脉学所提取的脉象特征与疾病的病因、病位、证候、病机之间都有明确的指示关系，而古代方剂的配伍组成中具有君、臣、佐、使的内部结构，这些结构也是按照疾病证候的不同层次来设计的，脉象所体现出的疾病的整体性和层次性在每一个方剂中都能够找到相对应的治疗，以达到针对病机进行治疗，纠正机体平衡失调的作用。

通过对多年临床经验的总结，丁晓出版了《抓主脉巧临症——方剂“脉－证－治”实战图解》一书，将临床的常用方剂用最核心的系统辨证脉象特征表达了出来。同时，为了实现“情景式学习”，她还将脉图、病机－脉象－治疗图清晰地呈现在书稿中。为了便于增进读者对方剂的认识，书中还给出了脉案、文献综述等，力求简明、清晰、一目了然地为读者提供学习系统辨证脉学的途径。这样就将方剂纳入了系统辨证脉学“脉－证－治”相应的诊疗体系中。根据整体脉象特征选定治疗原则，根据病机层次细化治疗方法，依据治疗方法进行方剂药物配伍的调整，依据脉象要素进行个别药物加减。将系统辨证脉学与方剂治疗紧密贴合，这是对系统辨证脉学体系的又一次发展。

三、李春林：脉手合参，观手以知内

李春林，山东中医药大学附属医院神经内二科副主任医师，硕士研究生导师，硕士、博士研究生期间师从齐向华教授。李春林在熟练运用系统辨证脉学的基础上，形成了“观手知内手诊法”，丰富了扁鹊脉学流派的学术体系。

目前，临床中医手诊方式更多的是观察手的形状及指甲表现等，手掌所示的信息（如掌纹、色泽等）被部分医师所忽略，运用手诊辅助中医辨证论治则更加困难。李春林编写的《观手知内——中医手诊辨证》对以上不足进行了填补，书中精选了不同类型的手诊病例，均来自李春林多年临床实践中累积的典型病案，从手诊的信息，到依据手诊信息指定的治疗原则及治疗方法，包含中药方剂和针灸方法，立法方药针一一对应，图文并茂，临床参考价值极高。

2017 年 2 月，李春林抓住省派菏泽市鄄城县彭楼镇舜城村第一书记的机会，在推动系统辨证脉学传播和推广的同时，带动当地中医药产业发展和中医人才建设再上新台阶。

为解决舜城村村民种植中药材品种单一、缺乏专业的技术支持等问题，提升村民种植技术和经营能力，李春林邀请山东中医药大学及山东省知名专家学者，联合鄄城县中药材产业园管委会，举办了系列讲座，实地讲解指导群众种植中药材过程中遇到的难题，解决种植困难。而且，他积极协调村中医药产业园与山东中医药大学达成长期帮扶协议，山东中医药大学将定期选派专家教授前来宣讲、现场指导，为脱贫提供源源不绝的技术力量。同时，李春林积极协调选派医院组织大规模的专家团队、“三下乡”医疗服务队到舜城村义诊，为村民健康查体 1 000 余人次，诊病 1 000 余人次，发放健康手册 600 余份，为贫困户建立健康档案 375 份，发放医用设备、中药自制剂若干，并协调山东省中医院与彭楼镇卫生院签订了对口

帮扶协议。

为不断提高帮扶村及周边乡镇医师诊病治病的能力及当地医疗保障水平，李春林积极组织村里及乡镇医师免费参加“系统辨证脉学”等培训班，并经常结合自己在诊病中遇到的疑难杂症，为乡镇医师们进行讲解，强化培训指导，助力技术扶贫，为乡镇人才振兴建设添砖加瓦，切实做好医疗下乡扶贫工作。

针对村内医疗资源匮乏、村民们“小病拖，大病扛”的情况，特别是贫困户“因病致贫，因病返贫”的严重现象，李春林将走访与诊疗相结合，每次入户走访，都随身携带常用的针灸针，随时为病痛患者现场诊疗，尤其是对行动不便、常年生病卧床不起的村民，“足不出户”，坐在家里、躺在床上，就享受到了优质的医疗服务，既解除了患者病痛，又拉近了与群众的距离，增进了感情，为驻村扶贫工作打下了坚实基础。

为更好地服务周边百姓就诊，在彭楼镇党委政府的大力支持下，李春林从驻村第二个月开始，每周三在镇卫生院进行“第一书记义诊”，为周边村民诊断治疗，宣传先进的中医理念。凡是贫困户一律免收诊断费，能针灸治疗好的坚决不开药，能用中医小药方治疗的坚决不开名贵药，切实为百姓着想，大大降低了患者的医疗费用，提升了当地医疗保障服务水平。

义诊活动得到了附近村民及周边乡镇居民的一致认可，就诊患者络绎不绝，每周三清晨时分，诊室前就排起长长的队伍，每次诊疗达 50 人，使用针灸针 300 余根。随着义诊的开展，前来就诊的患者越来越多，李春林又每周额外挤出半天时间，在山东省中药材产业园内的中医药电商产业园开设诊室进行义诊，目前，已累计诊治患者 6 000 余人次，他被百姓们亲切地称为“中医书记”。

2019 年 3 月挂职结束后，李春林与原帮扶村建立了常态化帮扶机制，坚持用自身医学专长开展志愿扶贫，定期到基层开展义诊活动，累计义诊 2 000 余人次、免费授课 6 次。新型冠状病毒感染疫情发生后，针对群众出门看病不方便的问题，李春林采取网络、电话等方式开展义诊 60 余次，协调企业为 3 个镇卫生院捐赠 60 000 余元药物。

李春林运用系统辨证脉学为村民解决诊病困难，同时在当地支持培养了数名系统辨证脉学中医人才，切实提高了当地医疗技术和水平，扩大了扁鹊脉学流派的影响力。

四、史佷元：脉象“画手”，知疾病的“前世今生”

史佷元，博士，青岛市海慈医疗集团治未病科主治医师，师从齐向华教授。她擅长利用脉诊探察患者的体质和个性，对患者进行体质调节和心理疏导，从脉象诊察疾病，并能运用中药和非药物疗法进行辨证治疗和养生保健理疗；尤其擅长慢性疲劳综合征、亚健康体质调节，以及中医内科杂症如失眠、抑郁、焦虑及消化系统疾病、妇科疾病等的治疗。

安静，向来是史佷元诊室的一大特点。为了避免患者带有主观色彩的描述影响医生的判断，来史佷元诊室就诊的患者无须主动诉说自己的病情。史佷元通过脉象就能将患者的症状和病情一一道出，找到疾病的根源。而史佷元有自己特殊的诊脉方式，那就是通过图画将脉象表现出来。在诊脉时，她会先在纸上画下左右手的脉象图，后通过指尖上的不同感觉，体会总结各种脉象特征，同时在图上用她自己特定的符号表示出来，何处有凸起，何处凹下去，哪个器官有问题，哪里出现阳性点，均被标注于独有的脉象图上。史佷元独特的“画脉图”诊脉方法，将手指下的感觉转化为可视的“脉图”，更为形象、直观，又可以留存宝贵的案例资料，且能够较为完整地反映患者的整体状况，有的放矢，收获了很好的疗效。

一个人过往的经历和信息能够被记录在脉象中。因此，每一次把脉不仅仅是看病，更是看人。史佷元通过 3 根手指读取脉象信息，她甚至比患者本人更了解他自己。通过脉象，史佷元能够得到患者病情信息，当她摸到情志伤的脉象时，她会用倾听与沟通的方法尽量帮患者解开心结。因此，来史佷元门诊就诊的患者不仅身体的疾病可以得到治愈，心灵的损伤也能够得到抚慰。

2020 年，史佷元代表青岛海慈医疗集团前往贵州安顺市中医院进行脱贫攻坚帮扶工作。当时她的孩子才6个月，尚在哺乳期。为了能够在脱贫攻坚收官期参与这一伟大事业，为安顺人民解除病痛，史佷元带上父母，抱起6个月的孩子，义无反顾地驱车跨越2 000多公里，踏上了东西部健康扶贫协作之路。初来安顺，因水土不服，家人出现不同程度的腹泻，父母出现了高原反应，孩子腹泻2个月，出现了贫血症状，由于高强度工作、科室发展压力和哺乳不及时，她患了急性乳腺炎，体温39℃仍坚持工作，为方便工作，她提前结束了母乳喂养……所有困难她咬紧牙关逐一克服。

万事开头难，针对安顺多雨潮湿、气温偏低的气候特点，以及当地人关节疼痛、胃肠疾病等高发的情况，她组织开展了隔药灸脐法治疗，治疗材料不够，就先自费购买开展；患者不认可，就先免费治疗；医护不会操作，就手把手教。在史佷元的带教下，数名科室人员已能独立掌握和操作此项技术，治疗了几百名患者，效果明确。在此基础上，她指导医护人员开展了麦粒灸、耳穴、经络穴位诊断、穴位贴敷、放血疗法等十几种技术，开展了崩漏、痛经、头痛、消化系统疾病等的特色治疗，丰富了治未病手段，拓展了治未病诊疗领域。科室的门诊量逐步增大，患者的认可度逐步提升，科室呈现出良性发展的态势。仅仅3个月，科室就发生了翻天覆地的变化，走上了规范化发展的道路。

针对大家对脉诊的学习需求，她受邀对安顺卫生系统进行了“系统辨证脉学的学习和临床应用”的学术讲座，培训124人次，与安顺同行深入交流探讨，将自己掌握的特色中医技术毫无保留地传授给大家。2020年11月，史佷元的帮扶期即将届满，考虑到科室发展的紧迫性、工作的延续性和人才培养的长期性，她又主动申请延期半年，继续为安顺市中医院治未病科发展添砖加瓦。为表彰史佷元为贵州脱贫攻坚事业发展作出的贡献，贵州省人民政府授予史佷元贵州省“2016—2020年援黔医疗卫生对口帮扶工作特殊贡献个人”、安顺市“五一劳动奖章”荣誉称号。史佷元为脱贫攻坚事业的发展作出了应有贡献的同时，为贵州人民带去了系统辨证脉学技术，带动了当地中医技术水平的提高，为人民健康保驾护航。

五、陈云：系统科学思维引领下的中医道路，建设中医整体工作室

陈云，博士，山东中医药大学第二附属医院中医整体诊疗工作室负责人，博士后期间跟随齐向华教授学习，擅长以脉诊指导整体性、综合性、系统性疾病及亚健康问题的诊断与治疗，以脉诊对病患进行健康状况评估及疾病预估。

2017 年，陈云在系统中医学原理指导下创立了中医整体诊疗模式，开创了山东省乃至全国首家系统中医整体工作室。2020 年，山东中医药大学第二附属医院在昌乐县人民医院、昌乐县五图卫生院建立了工作站，通过复制这一模式，并在昌乐县人民医院建立“陈云博士工作站”，促进了当地中医力量的培养及团队建设，使得卫生院的中医诊疗项目经久不衰，受到了当地患者的一致好评，这也是推广中医整体诊疗模式的一次重要实践。此举不但有效带动了当地中医卫生事业的发展，而且使得患者通过医保联网，上下双向诊疗，实现了医联体双方及患者三赢。

2021 年 10 月底，陈云受山东中医药大学国际交流合作处委派，为巴西中医学院建校 20 周年校庆进行了学术讲座。10 余年来，她经常为海内外中医从业者及爱好者进行专业学术讲座，以临床中针灸治疗后身体的各种气动现象来说明和证实中医“气”的概念及“升降出入”等气机变化的理论内涵，以别开生面的方式让海外中医爱好者“眼见”中医的神奇“为实”。在英文语境下提高了中医在国际社会的认知度、理解度、接受度，促进中医药文化在海外传播。

2022 年 7 月 10 日，受世界传统医学论坛及国内齐鲁扁鹊脉诊联盟青年论坛邀请，陈云进行了一场国内外共享的线上学术讲座，讲座题目为《系统中医学功能性原理的理论及临床实践》。系统中医学是陈云近几年的主要研究方向，系统中医思维对处理临床多系统、多因素、多病机相关的复杂性疾病具有非常重要的作用，系统中医学原理是指导中医临床实践，也是“说清楚、讲明白”中医药疗效的重要武器。陈云深入浅出地讲解了功能性疾病的发病机制，强调了中医辨证论治体系和系统辨证脉诊技

术在处理人体结构与功能的复杂性难题上的积极作用。最后通过一系列真实生动的病例，更好地诠释了系统中医学功能性原理的理论在临床实践中的独到之处，受到了国内外同仁的高度评价。

2023 年 5 月 2 日—5 日，以“尼山传千载 岱海连世界——全球文明倡议的生动故事”为主题的 2023 年维也纳联合国中文日系列活动在维也纳国际中心盛大开幕。作为山东派出的专家之一，陈云选择最能代表中医文化特点的“中庸之医”“天人相应”“整体观念”“辨证论治”“四诊合参”“中药方剂”“中医特色疗法”“中医养生功法”“儒医文化”“中医的世界影响力”等 14 个词条，进行了中医解释及现代系统科学解读并进行了英文翻译，作为开幕式中医主展区的展示内容。2023 年 5 月 3 日，陈云向联合国使团及大使馆工作人员约 50 余人进行了《浅谈中医药学及其原理》的英文讲座，讲座时长 1.5 小时。聚焦“守正创新，用现代科学解读中医药学原理”，向世界讲述了传统中医药的理论精华，并用现代系统科学“说清楚、讲明白”中医药学原理，推动传统中医药的国际传播。讲座中分享了中医系统整体观的含义及对临床整体诊疗模式的决定性影响，解读了辨证论治、四诊合参的临床价值，讲授了中医通过内服、外治相结合实现多系统、多途径、多靶点综合调节以达到“调和致中”的原理。本次讲座特别分享了系统辨证脉学脉诊技术，引起了众多中外嘉宾的极大兴趣。

通过对中医整体工作室的建设及系统中医学理论的传播，陈云在促进中医现代化和中医技术、文化在全世界的传播做出了探索和不懈努力。

六、赛艳艳：扎根基层，传承技术

赛艳艳，硕士，山东中医药大学附属医院大学城医院主治医师。赛艳艳于山东中医药大学读研期间，遇到了齐向华教授这位明师。当时刚入齐门，对中医没有整体的认知，非常迷茫，对自己能否成为一名好中医心中没有底气。齐向华教授常说“师父领进门，修行在个人”“不要局限于课本，一定要广泛涉猎中医古籍”。在齐向华教授的带动下，赛艳艳走上了学习医书的道路。按照齐向华教授给予的研究课题，她最初接触的是思虑过度引起的睡眠障碍。在齐向华教授的提示和指点下，她朦胧认识到了中医的神秘和渊博，也种下了要下基层才是真中医的种子。

2008年，赛艳艳毕业后来到长清工作，最初在中医门诊上遇到的是长清第一代名医孟令延、孟令伟兄弟的两位弟子。她看着老大夫们处方、开药，而他们并不藏私，总是悉心指导。赛艳艳跟随两位老中医在抓症状、抄方、背方、用药、用量等琐碎细节上反复打磨；而她对号脉的感觉，是“轻刀刮竹”，是“如盘走珠”，是“如丝在经”，是“权衡以平”，很唯美也很模糊。2012年，随着进入肿瘤专科病房工作，赛艳艳又接触了形形色色的肿瘤患者。对此，赛艳艳产生了很多疑惑，有的患者明明是肿瘤，为什么脉象滑实有力？有些肿瘤晚期患者，本以为脉象会很细涩，为什么摸起来很洪大？要怎样去处方用药？2016年8月，赛艳艳参加了系统辨证脉学学术会议，此时，系统辨证脉学的整个脉法体系已经大成，齐向华教授和滕晶教授倾囊相授，为她打开了一扇新的窗户。同年11月，在德州举行的脉学专业委员会第五届学术研讨会议上，她首次结合自己的经历，对老师的脉法进行了粗浅的阐述，至此，系统辨证脉法深深扎根在她的内心。赛艳艳的诊疗水平飞速提高，此后2年，由于诊断准确，疗效佳，患者们口口相传，到病房找赛艳艳号脉、开药的患者逐渐增多。2018年，由于当时其管床的很多患者病重不治，有的患者只有20多岁便离开人世。这些触动，使赛艳艳萌生了重新跟随齐向华教授进修脉学，进一步提升自己诊疗水平的强烈念头。在山东省中医院进修期间，她参加了多期系统辨证脉学普及班，在反复学习、临床诊疗、跟师领悟过程中，她的诊疗水平有了飞跃式提高。当时，赛艳艳还去母婴店、公司等各种场所，为不同职业人员诊脉；有时下乡义诊，为村民诊脉开方，获得了一致好评。她还跟随老师进学校、进课堂，为尚在中医认知路上的师弟、师妹们种下中医脉诊求知的种子。

2019年，赛艳艳回到长清区人民医院，申请开设了中医特色脉法门诊，将所学所用一一实践于临床。2020年，赛艳艳新成立的诊室在原有基础上又完善了多项诊疗适宜技术，包括针刺、药摩、贴敷、刮擦、棍棒、音乐等，极大地丰富了治疗手段，提高了临床效果。2022年年初，医院整体搬迁到山东中医药大学附属医院大学城院区，赛艳艳的医疗水平得到认可，患者口口相传而来，几乎过段时间就有一批新面孔前来。医学的道路永无止境，怀着一颗热忱的心，赛艳艳扎根基层，在为广大群众解除病痛的同时，不断精进、传承中医技术，为群众送去更好的医疗服务。

七、盖爱永：热爱脉诊的基层名中医

盖爱永，副主任医师，山东省基层名中医药专家，邹平市长山镇卫生院基层中医。医学之要，贵于切脉。盖爱永从小受中医文化熏陶，从业后更是多年深耕脉诊领域。在盖爱永诊室的墙上始终挂着两张自己与两位恩师的合影，一张是与全国知名老中医、邹平市中医院原院长李明忠，另一张则是与“系统辨证脉学”创始人山东省中医院齐向华教授。饮水思源，造福患者得益于所学，而所学来源于好老师。

“做人做事要养德，行医救人更养德。”因父辈的教诲，盖爱永在初中毕业时选择了读卫校。然而，他毕业后真正执业时才发现，在所学和乡亲所需之间，似乎总有一道鸿沟难以跨越。而面对百姓求医问药时的焦急，盖爱永愈发希望自己有朝一日也能“一根银针走天下，一剂药方治百病”。

后来，盖爱永重新踏入学校学习中医，并于1999年到邹平市中医院进修，师从时任院长李明忠老中医，开启了他的中医进阶之路。在此期间的学习和实践中，他逐渐发现，要想系统掌握传统脉诊方法非常困难，需要长期摸索实践才能领会，而如果诊脉准确，则可以为患者省去很多检查费用和时间。

生涩玄奥的传统中医学知识不好理解，盖爱永逐渐萌生了“要是玄之又玄的脉象能变得实实在在可测量，有一种准确、生动的比喻就好了”这个想法。2008年，盖爱永在山东省中医院进修时得知齐向华教授是脉学大家，便主动求学。盖爱永的好学好问、善于思考，更使齐向华教授对其慷慨相授，齐向华将盖爱永收为师承弟子。此次学习脉诊的经历也是盖爱永的蜕变之旅。

进修1年，系统辨证脉学诊法体系这一新的思维模式，使盖爱永不但对传统脉诊有了新的认识，更对整个中医体系有了进一步的理解。回到单位上班后，他便立即将所学应用于接诊实践；为了深入学习系统辨证脉学诊法，盖爱永利用休班及节假日前来济南学习，数十次参加系统辨证脉学培训班。他克服酷暑严寒，坚持跟老师门诊，使自己更全面地体会和掌握系统辨证脉学体系的思想内涵。他逐渐在临证应用脉诊时得心应手，可根据采集到的患者的脉象信息，综合推理与分析患者的生理及病情等，节约了患者的就诊时间及非必要的检查费用。

曾有一名68岁的女性患者因胸闷气短前来就诊，自述端坐有胸闷感，稍微活动胸闷气短更甚，舌质暗红、苔薄；心电图显示心动过缓。根据脉诊，盖爱永判断患者自年轻时性情刚强、性急心烦，而且易生闷气，易患高脂血症、高血压，日久导致气机郁闭、心阳不振，遂开出了疏肝解郁、理气活血的方子，患者服用后效果良好。他还曾接诊一名8岁小女孩，因口臭来诊。据脉象综合分析，该患儿平时脾气大、执拗，口臭乃积食所致，给予保和丸加疏肝理气之剂进行调理。

盖爱永凭借掌握的系统辨证脉学脉诊技术，充分挖掘疾病背后的根源。近几年来把中医病症以神志、气化、形质三病归类，以患者心理紊乱状态为切入点，全面评定人体的生理及病因、病理、心理性疾病等。目前，他平均每天接诊数十人，邹平市及周边淄博市、济南市患者纷纷慕名而来。为此，盖爱永还建了一个300余人的患者微信群，以便随时为他们答疑解惑。

盖爱永被评选为山东省基层名中医。“将中医发扬光大，让世间少些疾苦”是盖爱永一直以来的追求，盖爱永也像父亲当年一样鼓励儿子学习了中医。如今，盖爱永的儿子已经大学毕业，并跟着盖爱永在门诊实习锻炼，力求在传承上既不断层也不断代。

为了更好地传播中医脉诊技术，致力于让更多基层中医人学习实用的脉诊技术。2022年7月，盖爱永以一名基层中医的身份，在齐向华教授大力支持下，组建了“齐鲁扁鹊脉诊基层中医联盟”并设置微信群，吸纳了山东、天津、云南、青海、浙江、河北、福建等省市的励志于脉诊学习的基层中医近百名。请山东省中医院齐向华教授、滕晶教授做技术指导，在微信群平台以线上形式讨论病例、切磋脉诊技艺的同时积极开展线下交流。2022 年 8 月 27 日—28 日，盖爱永组织基层中医 40 余人参加了在山东省济南市舜耕山庄举办的第七届中国非物质文化遗产博览会，并展示了齐鲁扁鹊脉学诊法特色技术。基层中医扎实高超的脉诊技术受到广大体验群众的赞誉，展示桌前待诊体验者摩肩接踵，引起了大众日报社记者的关注并进行了跟踪报道。2022 年 8 月 27 日，成功举办了首届齐鲁扁鹊脉诊基层中医联盟线下技术研讨会。

盖爱永将始终利用“齐鲁扁鹊脉诊基层中医联盟”这个平台，加强与基层中医从业人员之间的学习交流，争取打造一批基层中医精英，让系统辨证脉学诊法广泛应用于基层，让更多基层群众受益。

第三篇

特色理论与技术

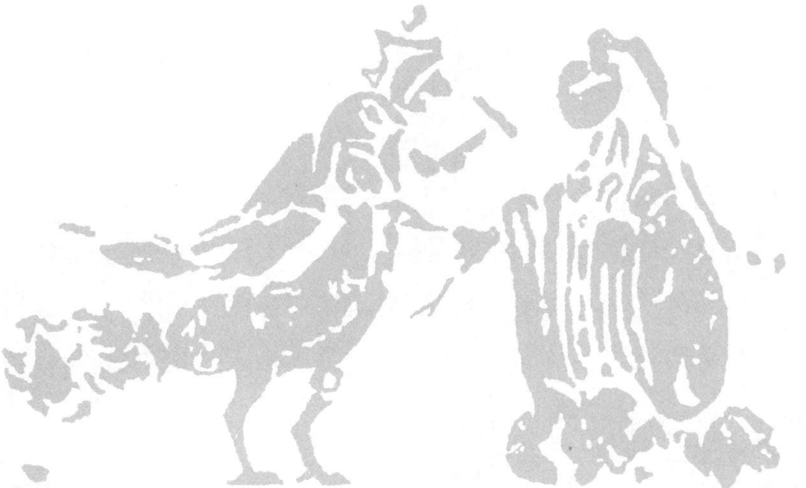

第六章

系统辨证脉学的理论基础

第一节　中医系统论

一、系统观

“系统的定义可以确定为处于一定的相互关系中，并与环境发生关系的各组成部分（要素）的总体（集）。”系统由多个要素组成，要素之间有一定联系。系统以整体的形式发挥作用，与系统外部或内部发生联系。系统观是指以系统的观点认识世界，系统是物质的普遍存在形式，通过系统和要素、结构与功能等范畴揭示系统的运作形式。系统具有整体性、关联性、层次性、开放性、动态性、自组织性等特征。

系统科学产生于20世纪的现代科学革命中，以世界的复杂性为研究对象，研究和揭示了世界的复杂特性和规律（系统特性和规律），总结为系统论、信息论、控制论、耗散结构理论、协同学、超循环理论、系统工程学等。1980年，由中国科学家钱学森倡导，把这些理论统一起来形成系统科学（也称为复杂性科学）。

二、中医系统论

人体是一个复杂巨系统，人的生命运动及其健康与疾病，是摆在科学面前最复杂的难题。现代医学在“还原论”“机械论”的指导下，在“静止”的条件下，对人体组织结构进行无限的再分，忽视了对生命活动的整体认识，已经遭遇了发展瓶颈。系统中医学是建立在传统中医学基础上，对中国传统文化思想下几千年来对复杂人体的生命运动及健康与疾病的认识和总结，结合现代系统科学的研究方法下形成的新兴学科。

中医系统论是运用系统中医学来研究人生命运动、健康及疾病的复杂性规律的理论。中医系统论的 6 条基本原理是元整体原理、非加和原理、有机性原理、功能性原理、有序性原理、自主性原理。

第一，元整体原理。人是元整体，整体是本原的，各部分由混沌未分的原始整体分化而来，整体产生和决定部分；局部性异常（病变）是整体异常的表现或产物，而不是相反；局部性病变需放到整体中认识和对待。中医认识并掌握了这种规律，重点有二：一是认定人是“天”（宇宙）分化出的子系统，认识了生气通天、天人相应、五运六气等；二是认定人的个体是元整体，整体分化出部分，没有离开整体而独立存在的部分，病变首先发生于“人”，局部性病变要放到整体背景中对待。

第二，非加和原理。人的整体不等于部分之和，整体有不能用各部分或其相加和来解释的“系统质”（整体的属性、功能、行为）。“人”的本质在于系统质，如生生之气、精气神。“人”的病变是系统质异常，不能分解和归结为各部分的病变，辨证论治的“证”就是各具特征的系统质异常。

第三，有机性原理。非加和的根源在于相互作用（系统与环境、系统与要素、要素与要素之间），相互作用产生和维持系统质。影响人健康与疾病的要素不仅有物质实体，更有相互作用关系，后者更复杂和基本，实体要素不过是“关系网”上的纽结。形神、正邪、阴阳、气的升降出入等都是影响人生命运动的基本关系，其失调即为病机，失调的效应表现为病证。

第四，功能性原理。人的本质在生命运动，不在形态结构。人健康与疾病的本质是生命运动正常与否，其病变主要是“病机－病证－病候”。在结构与功能的关系上，从“气化”看人是“耗散结构”，结构是生命运动的“过程流”，大部分不具备解剖形态，如经络、五脏、六经等；有解剖形态的结构同样是气化产物，“气化”机制与过程产生和决定结构，故“大凡形质之失宜，莫不由气行之失序”。

第五，有序性原理。健康的本质不仅是稳定，更是有序，是有序稳定（阴平阳秘）；病变不仅是失稳，更是失序，是失序而失稳（阴阳失调）。“生命以负熵为食”，失序为“熵病”，包括热熵病（内热、上火等）与广义病（生物钟失调、基因畸变等）。

第六，自主性原理。人是自组织系统，自组织是人生命运动的本质特性。自组织机制和过程对于系统内外条件的变化和扰动（营养的、干扰的、致病的、治疗的等）都自主地进行组织，然后做出反应和效应（营养、发病、愈病等），使生命运动呈现“不倒翁”特性。自组织是健康、发病、愈病的枢机，健康与疾病都是系统自组织的自主调理效应，依靠、调动、发挥人的自组织机制进行自主调理是防治学的第一原理。

三、中医系统论指导下的系统辨证脉学

系统辨证脉学以中医系统论为基石。脉象系统是人体系统的一个缩影，对人体的生命过程和疾病、健康与否做出映射。因此，脉象系统反映的事物具有复杂性，自身也具备复杂性的特征。古人通过文字记载辅以图示的方法来描述脉象有一定的局限性：一是文字描摹难以达到客观、定量、定性的标准，“一千个观众眼中有一千个哈姆雷特”，造成了对脉象的体会个体性强而难以“批量化”统一的局面，因此给中医技术的传承带来了一定的阻碍；二是古医籍对复杂脉象系统进行了局部关系的概括，但在当今现代物理学、信息学、系统科学发展及现代医学主导的大背景下，以及现代脉象学家结合现代科学对脉象的新阐释，单靠以往文字描述已经不能适应中医发展的需要。“系统辨证脉学”便应运而生。

系统辨证脉学总结了 25 对脉象要素，通过对脉象要素的提取和有机组合，从而形成脉象系统。对脉象系统的分析能够对人的体质、个性、气、血、脏腑、器官功能等生理整体状态与不同生理子系统状态进行说明；也可对患者不良心理及生活经历、外在环境影响、发病诱因、疾病发

生发展的机制、局部病变部位和性质、症状、病机演化、疾病发展趋势及预后等疾病过程，从整体病机到不同子系统证候进行说明。系统辨证脉学遵循系统中医学元整体原理，认为人体是一个整体，分化出各个系统、脏腑、组织等。人要与外界不断进行信息、物质、能量的交换，并做出各种反馈，系统辨证脉学能够获得这种反馈带来的结果。同时强调人的功能性，强调脉象要素对人的功能性的反映，尤其是在心理紊乱状态及五神脉诊系统方面尤为能体现扁鹊脉学诊法团队的学术特色。系统辨证脉学从脉象要素和整体脉象之间不同的脉象层次来认识脉象系统。疾病过程中的各层级关系构成了疾病过程的纵向网络，脉象系统的层次能够反映不同的疾病层次，如病因层次、病位层次、病机层次、病机演变层次或西医疾病层次等。通过脉象系统中各脉象层次与要素所呈现脉象特征的活跃程度，可推断疾病过程中的时序性。机体新近发生的变化在脉象系统中表现出最为活跃的特征，且随着时间推移活跃程度逐渐降低。在系统辨证脉学指导下的治疗目的是恢复人自主的调节能力，从而恢复稳态。

第二节　疾病过程论

一、疾病过程论的定义

世间万物处于不断运动中。一棵树自然轮回历经了从春至冬，从抽枝发芽到枝繁叶茂再到枯叶凋零的变化，一年又一年周而复始。当我们发现本应是绿叶满枝的阶段却出现了黄叶、干枯的现象时，有生活经验的人就会知道，树叶“病了”，症结却不一定在长树叶的树枝上，可能早在上个秋天有虫卵“潜伏”在根系中。因此，去除树枝无异于“头痛医头，脚痛医脚”，将问题暂时掩盖起来，只有寻找真正使树叶枯黄的原因才能从根本上解决问题。现代医学的思维方式是，将树叶摘下来做化验，给树枝照影像检查，然后处方，这本质还是基于还原论、机械论的思维方式。而中医学的思维方式则是根据树叶、树枝表现的各种特征（即“象”），结合中医学的基本原理来推理判断发生问题的部位、致病原因等，这是一种整体、系统的思维方法。因此，要认识树木的自然生长变化和病理状态，必须用一种动态、整体的眼光去看。

中医学对人体及疾病的认识也从动态角度出发，强调“恒动观”和“变化”的重要性。可以说，中医学对人体的观察是基于“活”的人，而不是尸体医学。当这种动态变化一旦停止则意味着生命结束。这种动态变化是新旧更迭，阴阳处于动态平衡之中。一旦阴阳动态平衡失调，就会呈现出病理状态。因此，对于疾病的认识也不能是静止的，疾病是时间序列叠加在空间序列之上的，是变化的过程，是环环相扣的。中医治疗疾病的目的是恢复人体的自动纠偏能力，恢复阴阳平衡。人体不是机器，不能用“换零件”的思维来“维修”人体，而是要以动态的、全局的观点来看待。基于以上认识，齐向华提出了“疾病过程论”的观点。

因此，“疾病过程”体现在疾病的演变以时间为序列，包含疾病信息、状态、现象及其变化。早在“父精母血”的胎儿孕育阶段，人一生的底色早已注定，包括体质、个性等“基础数据”，这是出生为人后面对世界做出应对决策的底层架构。当生命形成后，身边的世界不断给予刺激，个体内环境做出反馈和调节，二者信息、物质交流的过程引领着个体的塑造，形成了“千人千面”的多彩世界。不同的体质、个性，面对不同的境遇产生不同的心理状态，身体的各个系统也做出不同的调节。例如，在数万年以前的原始社会，被野兽追逐造成了人类的恐惧，对拥有充足的食物以果腹与暖和的衣服以蔽体的渴望造就了人类的欲望。对恐惧和欲望反应调节成了刻录在人类 DNA 里的本能。直至今日，我们面对令人恐惧的事物时可能不再选择逃跑，但肾上腺素仍然急速分泌，全身的血液重新分布、骨骼肌迅速调动。每一次这样的身体应答都会被记录下来，长此以往就会形成病变的基础。这是一种心理紊乱状态的举例。还有更多的情绪，比如愤怒，比如悲伤，也在潜移默化地影响着我们的身体。加之以饮食不节、寒温不调、劳逸失度、日渐衰老、外邪侵袭等原因，身体自我调节的能力逐渐下降，自稳态的平衡遭到破坏，疾病就产生了。因此，疾病不是“一蹴而就”的，而是由一系列因素累积而成的。

中医正是通过不断地探索与临床实践，凭借望、闻、问、切四诊来搜集人体的生理和病理信息，并形成了一套理论和逻辑分析体系，以剖析疾病萌芽、发展、传变及转归各个阶段的主要责任环节，分别采取相应措施来遏制这一过程的进展，达到“未病先防，既病防变”的目的。

二、将疾病过程论运用到疾病分析中

中医对于疾病过程的认识有基于时间序列的，如《灵枢·顺气一日分为四时》提出“百病者，多以旦慧、昼安、夕加、夜甚”，向我们揭示了疾病一昼夜病势起伏的状况，当入夜后阴气转重，人体也是阴盛阳亢的状态，因此无力抗邪，故而出现疾病加重的状态。中医对于疾病过程的认识也有基于空间序列的，包括六经传变、脏腑传变、卫气营血传变、三焦传变等，当然看似是疾病病变重点在不同脏腑组织之间的转移，但也是以时间为基础的。如《伤寒论》中对六经传变规律的探索，揭示了外感病太阳→阳明→少阳→太阴→少阴→厥阴，由表入里、渐次深入发展的传变规律。在温病发展演变中，早在《内经》中就有“伏邪”说；叶天士首创卫气营血辨证，强调机体外感温热邪气，其规律是由表入里，逐渐加重的卫、气、营、血传变过程；吴鞠通强调温病传变具有上焦传中焦、中焦传下焦的由上及下、由浅及深的规律。古代医家通过观察疾病的发生、发展、传变及转归来阐述疾病演变的规律，从而认识和治疗疾病。因此，治疗疾病不只是要治疗“刻下”这一时间节点的疾病状态，更是要知既往、探未来，由既往情况和刻下状态结合中医理论判断疾病的走势，从而截断疾病的发展，将其作为“治未病”的关键。

当具备了形成疾病的基础条件时，处于底层的病因和病机相互影响，发生转变、迭代和衍化，使得疾病如滚雪球般越来越复杂。例如，一个人脾气急躁，容易生气，当不顺心的时候产生愤怒的情绪，肝失疏泄，人体的气机也会随之上逆，血液随着气机上涌，产生头痛。长此以往，人体的循环系统要为此做出适应，血压就会升高，也就是中医所说的肝阳上亢。肝火犯肺产生咳嗽，咳嗽日久影响呼吸功能，肺气又会亏耗。而我们认识疾病的时候往往如管中窥豹，不能运用中医思维建立症状之间的彼此联系。下面就从病因、病机及其衍化、西医疾病的辨识等层面，以“过程论”思维来阐述疾病发生、发展的各个责任环节及环节间的联系规律。

疾病的病因诊断过程主要是从内因和外因两方面对病因进行回溯，其中内因主要包括患者的体质禀赋、饮食行为、性格心性及人生不良境遇等；外因主要包括患病初期周遭的自然、社会环境及化学、物理损伤等。外因是导致疾病发作的“开关”，即“始动病因”，疾病一旦发生，其致病性则自行消失，维持疾病发展的则是机体内已经具备的病机；内因往往是疾病发生及维持发展的关键，称作“持续病因”；二者共同构成了现代医学所讲的“病因网络”，这些致病因素潜伏期长，特异性弱，在多因素交叉联合作用下，可导致机体出现各种复杂多变的症状。

在诸多病因中，医家尤其注重情志因素。情志致病多通过影响机体之气机，导致气逆、气乱、气下、气缓、气上、气消等各种变化，从而影响脏腑功能，干预疾病的发展、传变及转归。如素体情怀郁结，气机不得宣泄，在原有疾病基础上产生气机结滞，或导致气亢逆于上，则出现胸闷、气急、头痛等症，或横逆犯胃，形成胃脘堵塞、胀闷或疼痛等症。另外，疾病的发生与否还与个体的体质密切相关。体质是指人群中的个体在其生长发育过程中所形成的形态、结构、功能和代谢等方面相对稳定的特殊性。个体体质的形成主要由遗传决定，并与后天生长环境有密切关系。不同个体体质对环境变化的自我调节、适应能力，以及对疾病的耐受力、反应强度、免疫水平及恢复能力等各不相同。特殊的体质对某种或某些病因具有易感性，患病之后又影响其病机转变。总而言之，疾病的发生与发展是在个体体质特点的基础上，由多种原因共同作用的结果。

对疾病的病机诊断，疾病过程论认为疾病的病机分为基本病机和衍化病机。病机是指疾病发生、发展、变化和转归的本质特点及基本规律，是导致疾病发生的根本原因，反映疾病的本质属性，是疾病发生、发展变化过程中的关键环节。基本病机是致病因素作用于人体，产生的一系列病理变化背后的机制，是疾病演变发展的主轴。我们的目的是通过临床辨识，求得维持疾病演变发展的主要机制，采取相应的治疗方法，打破这一主轴。然而，疾病处于动态发展过程中，病机并非一成不变，反复迭代会派生出相关的病理改变，产生衍化病机。衍化病机的产生多见于“邪伏”不发或“故邪”。感受外邪，当时不发，伏于体内，产生“伏邪”，移时而发，正如《素问·阴阳应象大论》所云“冬伤于寒，春必病温；春伤于风，夏生飧泄；夏伤于暑，秋必痎疟；秋伤于湿，冬生咳嗽”。或“故邪”如痰湿停滞、恶血瘀积等，伏于体内，再加以新感或饮食、情志失节，形成“因加而发”的过程，如《灵枢·刺节真邪》云“有所结，气归之，卫气留之，不得复反，津液久留，合而为肠瘤，久者数岁乃成”。因此，防治病机衍化是一个重要环节，由此产生了“见肝之病，知肝传脾，当先实脾”等预防治疗策略。有基本病机，有衍化病机，它们之间错杂在一起，构成了疾病的病机网络。

器质性疾病的启动，可能远早于我们的认识。早在可被现代医学手段识别的结构性改变之前，能量、信息的紊乱早已在体内发生了。各种病理因素作用于机体，加之机体正气不足，体质偏弱，平素情怀郁结，疾病由开始的功能层面损伤逐渐发展，形成结局性改变，最终导致现代医学视角下的各种急、慢性疾病，即器质性病变。以慢性乙肝为例，慢性乙肝属于慢性感染性疾病，乙型肝炎具有发病缓慢、隐袭、易复发、易迁延的特点，开始时，机体体质偏弱，禀赋不足，情怀郁结，感受温热毒邪，隐伏血分，加之脾肾双亏、正气不足，湿热瘀毒蕴滞，残存未尽，致脏腑功能失调、虚实夹杂；热毒遏制阳气，邪易深入营血脏腑经络，导致肝脏脉络、结构损伤，形成乙型肝炎。此时的脉象要素特点为，整体脉象要素“弱”表征体质偏弱、正气不足，“郁动”表示情怀郁结，“热”“稠”“浊”表征血分有温热毒邪，右关、尺“沉”“弱”“细”“高不及”表征脾肾双亏，右关肝脏定位处“涩”“凸”表征血瘀肝络。毒久入络，聚久则出现易凝、易亢、易变、易抑，充分表现出了久病多虚、久病多瘀、久病入络、久病入奇的特点。随着病情进展，乙肝合并肝硬化，可见右关肝脏定位处“凸”“涩”“刚”；脉象要素见“寒”表示病情日久，阳气亏耗；见“滑”“稀”表示水液代谢障碍。可以说，西医疾病的发生，已经意味着疾病过程到达了一个较后期的阶段，而我们往往到达这个阶段才去医院就诊。这就凸显了中医治未病理念的重要性。医生和患者希望能够早期识别导致疾病发生和转归的病因和机制，如在上述例子中，如果能在情怀郁结或感受温热毒邪的早期进行干预治疗，可能会截断或延缓病情的发展。系统辨证脉学的优越性就在于能够辅助我们识别造成疾病的前端因素和病机，从而截断疾病进程，符合治未病的理念。

第三节　系统观指导下的脉学理论

一、系统观指导下的脉学原则

遵循系统论的指导，系统辨证脉学认为脉象是一个复杂的系统。脉象系统就像一个窗口，映射出人与自然的关系、人体的自我调节能力、人体的整体功能状态及疾病的系统性。将寸口脉部位的空间实体进行分形用于定位诊断，将指下感觉到的脉象信息分化出 25 对单一属性的脉象要素用于定性诊断。25 对脉象要素分别是浮沉、上下、左右、内外、迟数、结代、曲直、粗细、长短、高深、怠驶、敛散、动静、来去、疾缓、进退、强弱、凸凹、寒热、稀稠、滑涩、枯荣、清浊、厚薄、刚柔。通过两两对立的 25 对脉象要素，建立脉象的恒常观念；通过对脉象要素的提取、组合、联系、分析，建立起对人体生理、心理和疾病过程的认识。

人体作为一个复杂巨系统，需要不断和外界进行信息、物质、能量的交换，人体作为一个自稳态，有自我调节的能力。当自然环境和社会环境给予人体的刺激超越了人体的自我调节能力就会产生疾病。脉象能够体现人与自然的整体性，脉应四时，人体的功能随着自然界季节和气候的变化，在脉象上有所体现，体现了系统论中的整体性原则。例如，在炎热的夏季，脉象会偏“浮”“散”，炎热的温度导致人的阳气向外发散较多。脉象蕴含着人类生存的基本规律，能够反映人的结构和功能情况，反映人的气血阴阳状态，体现了系统论中的功能性原理。脉势能够反映气血的运行状态，“怠”者表示气血推动无力。脉象能体现整体的功能状态，犹如一个全息窗口，根据脏腑定位规律能够诊察相应脏腑的疾病。脉象也能够体现疾病的系统性，反映出疾病的病因、病机、病位、症状、性质和发展趋向等系统特征，以及背后的人的个性、体质、心理状态等诸多情况。可以说，从系统论的角度来认识脉象，可挖掘的脉象信息十分丰富。

二、脉象要素与体质

《灵枢·阴阳二十五人》立足于五行学说，根据人群皮肤颜色、形态特征、生理功能、行为习惯、心理特征、对环境的适应调节能力、对某些疾病的易罹性和倾向性等特征，将人群体质划分为木形、火形、土形、金形、水形等5种基本体质类型。5种体质分型就像是5种基本颜色，通过这5种颜色的调色形成了形形色色的人。当然，每个人会以一种类型为主色调，那么该类型赋予人的种种特征就会影响人的心理、行为、生活和疾病。因此，认识人的体质是认识人体、认识疾病过程的重要环节。

系统辨证脉学总结了上述5种体质的人的脉象特征，形成了体质脉象系统，为临床诊疗提供客观依据。

（一）木形人体质脉象

木形人体质特点为：皮肤苍色，头小，面长，两肩广阔，背部挺直，身体小弱，手足灵活；有才能，好劳心，体力不强，多忧虑，做事勤劳。基本脉象特征为“直”“强”“热”。脉象要素系统辨证：临证诊脉根据“直强而热”的基本特征就可以做出“木形人”的体质判断。在此基础上，根据兼见脉象的不同可以区分不同的体质亚群。如果又表现

“长”“动”“进多退少”“来驶去息”脉象要素者，则为木形人体质偏于“火旺”者；表现“上”“疾”“驶”脉象要素者，则为木形人体质偏于“气盛”者；表现“浮”“刚”“细”脉象要素者，则为木形人体质偏于“血虚”者；表现“枯”“细”脉象要素者，则为木形人体质偏于“阴亏”者；表现“敛”“动”“内曲”脉象要素者，则为木形人中善思劳心之人。

（二）火形人体质脉象

火形人体质特点为：皮肤赤色，脸型瘦尖，头小，手足小，步履稳重，对事物的理解敏捷，走路时肩背摇动，背部肌肉丰满；其性格多气，轻财，缺乏信心，多虑，认识事物清楚，性情急。基本脉象特征为“热”“强”。脉象要素系统辨证：临证诊脉根据“热而强”的特征，可以做出“火形人”的体质判断。根据兼见脉象的不同可以区分不同的体质亚群。如果又表现出“上”“数”“粗”“疾”“动”脉象要素者，则为火形人中的“热盛”者；表现出“进多退少”“长”“来驶去息”脉象要素者，则为火形人体质中“阳热亢盛”者；表现出“稠”“滑”脉象要素者，则为火形人体质中“热蕴生痰”者；表现出“动”“浮”“高”“散”脉象要素者，则为火形人中性格粗犷、谨慎不足之人。

（三）土形人体质脉象

土形人体质特点为：皮肤黄色，面圆，头大，肩背丰厚，腹大，肌肉丰满，全身上下匀称，步履稳重；其内心安定，助人为乐，爱交友。基本脉象特征为“厚”“柔”。脉象要素系统辨证：临证诊脉根据脉象“厚而柔”的特征，即可做出“土形人”的体质判断。在此基础上，根据兼见脉象的差异可以辨别出不同体质的亚群。如果又表现出“滑”脉象要素者，则为土形人体质偏于“湿胜”者；表现出“缓”“进少退多”脉象要素者，则为土形人体质偏于“气郁”者；表现出“散”“静”“粗”“长”脉象要素者，则为心底宽厚、人际关系和谐、思想明晰之人。

（四）金形人体质脉象

金形人体质特点为：皮肤白色，面方正，头小，肩背小，腹小，手足小，足跟坚厚而大，骨轻；为人清白廉洁，性情急躁刚强，做事果断。基本脉象特征为“薄”“细”“弱”。脉象要素系统辨证分析：临证诊脉根据脉象“薄”“细”“敛”“弱”的特征，即可做出“金形人”的体质判断。在此基础上，根据兼见脉象要素的差异可以辨别出不同的体质亚群。如果又表现出“热”“数”“疾”脉象要素者，则为金形人体质偏于“阴虚”者；表现“寒”“迟”“缓”脉象要素者，则为金形人体质偏于阳虚者；表现“浮”“上”“进多退少”“来驶去怠”脉象要素者，则为思维活跃、心思敏感之人；表现“直”“刚”脉象要素者，则为做事认真负责、谨慎思虑之人。

（五）水形人体质脉象

水形人体质特点为：皮肤黑色，面部不光整，头大，颊腮清瘦，两肩狭小，腹大，手足好动，行路时身摇，其禀性无所畏惧，善于欺骗人。基本脉象特征为“厚”“粗”“稠”。脉象要素系统辨证分析：临证诊脉根据脉象“厚粗而稠”，即可做出“水形人”的体质判断。在此基础上，根据兼见脉象要素的差异可以辨别出不同的体质亚群。如果又表现“来怠去”“缓”脉象要素者，则为水形人体质偏于“气虚”者；表现血管壁与周围组织界限“模糊”脉象者，则为水形人体质偏于“痰湿”者。

二、脉象要素与个性

个性也称为人格，是人有别于其他人的特质或特征，是在与环境相互影响的过程中所展现出来独有的、与其他个体不同的情绪反应、行为方式和思维习惯的特征。中医古籍中虽未明确提及“人格”一词，但与其相关的论述甚为详细。如《灵枢·通天》依据人的不同形态、筋骨的强弱、阴阳气血的盛衰，将人格分为太阴之人、少阴之人、太阳之人、少阳之人、阴阳平和之人。因为其态不同，故称为“五态人”。不同的人格特征会表现出不同的行为方式、心理特征、体态特征，也影响对疾病的易感性及治疗。如《灵枢·通天》曰：“少阴之人，多阴少阳，小胃而大肠，六腑不调，其阳明脉小，而太阳脉大，必审调之，其血易脱，其气易败也。太阳之人，多阳而少阴，必谨调之，无脱其阴，而泻其阳。阳重脱者易狂，阴阳皆脱者暴死不知人也。少阳之人，多阳少阴，经小而络大，血在中而气外，实阴而虚阳。独泻其络脉，则强气脱而疾，中气不足，病不起也。”《内经》中对“五态人”的神情、举止、体质及治疗进行了描述，但重点描述了个性和性格。五态人也像五形人一样，在同一个人之中，是以某一态的人格为主而可能合并其他态的人格。

“五态人”的个性特点与五神要素密切相关，五神是元素，构成了五态人日常个性特质系统。可以说个性特质是由五神要素的不同组合变化形成的。对不同人格的人进行区分关乎于选择怎样的治疗方式和疗效，明确五态人格及其背后的五神元素生理及病理改变是治疗的重要靶点，因此，系统辨证脉学总结了不同个性的脉象要素特征。

（一）太阳之人个性脉象

太阳之人的个性特点：事事善于表现自己，习惯说虚妄大话，能力不大却言过其实，好高骛远，行为作风草率，不顾是非，意气用事，过于自信，事败而不知悔改。脉象特征为“浮”“动而上”，因为太阳之人比较随意，不拘谨，意气散发，气血升腾浮散。根据此脉象特征就可以做出“太阳之人”的个性判断。如果兼见“进多退少”“长”“直”“刚”“寸粗尺细”“寸强尺弱”，则为太阳之人个性偏于“心神亢越”者；若兼见“高”“驶”“疾”“来驶去怠”，则为太阳之人个性偏于“神魂不安”者；若兼见“数”，则为太阳之人个性偏于“意志不定”者。

（二）少阳之人个性脉象

少阳之人的个性特点：谨慎，自尊心强，爱慕虚荣，喜欢吹嘘夸大自己，好交际而难以埋头工作。脉象特征为“上”“细”“长”，因为少阳之人时常洋洋自得，而且做事较为谨慎。根据此脉象特征就可以做出“少阳之人”的个性判断。如果兼见“浮”“疾”，则为少阳之人个性偏于“神思过度”者；若兼见“高”“动”，则为少阳之人个性偏于“魂用过度”者；若兼见“动”“敛”“驶”，则为少阳之人个性偏于“魂强魄弱”者。

（三）太阴之人个性脉象

太阴之人的个性特点：贪婪而不仁慈，表面谦虚，阴险，城府较深，喜怒不形于色，不识时务，只知利己，惯于后发制人。脉象特征为“沉下而缓”，因为太阴之人多阴无阳，城府较深，气血下沉。根据此脉象特征就可以做出“太阴之人”的个性判断。如果兼见“深”“敛”，则为太阴之人个性偏于“贪得无厌”者；若兼见“进少退多”“短”，则为太阴之人个性偏于“城府深藏”者；若兼见“内曲”“浊”，则为太阴之人个性偏于“思虑过度”者。

（四）少阴之人个性脉象

少阴之人的个性特点：贪图小利，暗藏贼心，时欲伤害他人，缺乏同理心。脉象特征为“直细而刚”，因为少阴之人以自我为中心，心胸较为狭窄。根据此脉象特征就可以做出“少阴之人”的个性判断。如果兼见“血管壁与周围组织界限清晰”，则为少阴之人个性偏于“自我为中心”者；若兼见“内曲”“敛”，则为少阴之人个性偏于“贪心重”者；若兼见“内曲”“浊”，则为少阴之人个性偏于“思虑过度”者。

（五）阴阳平和之人个性脉象

阴阳平和之人的个性特点：能安静自处，不务名利，心安无惧，寡欲无喜，顺应事物，适应变化，位高而谦恭，以理服人而不以权势压人，行为从容稳重，举止大方，为人和顺，适应变化，态度严肃，品行端正，胸怀坦荡，乐天达观，处事理智，为众人所尊敬。脉象特征为“厚而柔缓”，因为阴阳平和之人心境平和，心理张力较低，气血旺盛和缓。如果兼见“长”“静”，则为阴阳平和之人个性偏于“闲逸之士”者；若兼见“粗”“散”，则为阴阳平和之人个性偏于“心胸宽广”者；若兼见“散”“来怠去怠”，则为阴阳平和之人个性偏于“心理懒散”者。

三、脉象要素与病因

病因是导致疾病发生的原因，又称病邪、病原。病因主要包含六淫、饮食、劳逸、疠气、七情、外伤、药邪、寄生虫、医过、先天因素，可分外感、内伤及不内外因。

系统辨证脉学对于病因系统有着独到的认识。从对疾病发展的作用来看，病因分为始动病因和持续病因。始动病因，是启动疾病发生的最原始原因，致病性短暂，伴随着疾病的发生而消失。如感受寒邪后会入里化热的“少阳经证”，寒邪触动了体内伏藏的其他病邪如热邪的病机，寒邪就是始动病因。持续病因是疾病发生、发展过程中持续作用于机体的致病因素，如个性、体质因素。火形人中“热盛”者，个性急躁，脉象要素表现为“上”“数”“粗”“疾”“动”，容易耳鸣、头痛。从对病因的认知层面来看，病因分为显性病因和潜在病因。显性病因是患者认定的，与疾病发生、发展有紧密联系的致病因素。如患者自述饮食不洁后出现上吐下泻，饮食不洁就是显性病因。潜在病因是早已在机体内存在，但没有直接导致疾病发生的致病因素，其致病结果的发生需要三个条件：一是潜在病因的蓄势性，只有当病因的致病力积攒到一定程度，才能导致疾病的发生；二是潜在病因的时机性，如“冬伤于寒，春必病温”，潜在病因需要等待一定的时机方能发动致病；三是潜在病因的诱因性，需要借助一定的诱因才能体现它的致病性。

（一）外感六淫脉象

外感病因主要以六淫为主，六淫即风、寒、暑、湿、燥、火（热）六种邪气。六淫在正常的情况下称为六气，是自然界的正常现象。但当非其时而有其气，或气候与同期相比出现异常，或太过，或不及，或气候变化过于剧烈，六气则为六淫邪气而致病。如夏秋之交，气温骤降，许多人增加衣物不及时而出现感冒。再者，当人体正气不足不能适应气候变化时，也易于感受外邪而发病。下面就外感六淫的脉象特征做介绍。

1. 感受风邪的脉象特征　大自然中的风是一种常见的自然现象，以春天最为多见，但我们难以描摹风的形状，因为它看不见、摸不到，只能通过感受或观察风中的事物来总结风的特性。唐朝诗人贺知章《咏柳》一诗言“不知细叶谁裁出，二月春风似剪刀”，虽是写柳，但也写出了风向上、轻扬的特点，且在春风的升发下，万物复苏，柳树也抽出了新枝，一派生机勃勃之景。但生活中，我们也常常有吹风后感冒的经历，被风一吹，仿佛毛孔都“张开”了，这时候的风邪就是“不正之风”，是致病原因。中医认为风为阳邪，具有轻扬、升发、向上、向外的特性，鼓动气机趋向上、外。而且风性开泄，善于开泄腠理，肌腠舒缓，故而风邪见“浮柔而缓”的脉象特征。若寸部兼见“凸”则为风邪上扰；整体又表现为“粗”。由于风四时兼有，而其性开泄，风邪作为致病的先导，常常兼夹其他邪气，合而为病。

2. 感受寒邪的脉象特征　我国大部分领土位于北回归线以北，随着太阳直射点逐渐向南回归线移动，西伯利亚的冷空气频频南下，地表的温度逐渐低，从而产生了寒冷的感觉和概念。通过对冬天随处可见的树木凋敝、万物蛰伏、水冰地坼等物象的观察总结出寒的特性为收引、凝滞。当寒冷太过而伤人致病，则为寒邪。寒邪虽多见于冬日，但如果夏季空调温度过低也会造成感受寒邪。寒邪触犯人体，首先耗伤阳气，人体的能量代谢出现异常，寒性收引、凝滞，使气机收敛，气血津液凝结，脉管收缩，管壁张力增高，故而寒邪见“刚敛而寒”的脉象特征。结合患者脉象要素所表现的部位如寸部、关部、尺部、桡侧缘、尺侧缘、浮位、沉位可以做出定性、定位诊断。寒邪致病可以客于肌表，阻遏卫阳，则见脉管壁刚；寒邪亦可以直中入里，伤及脏腑阳气，具体根据不同的脏腑定位做出诊断。

3. 感受湿邪的脉象特征　长夏在中医学中有不同的定义，全国“十一五”规划教材《中医基础理论》将夏至到处暑这段时间定为长夏。在这个时间段内，雨水较多，地气蒸腾，环境湿度较大，故而感受湿邪为病，长夏较多。由于气候潮湿、涉水淋雨、居处潮湿、水中作业等在外部环境中感受湿邪而发病，称为外湿病证。湿邪犹如玻璃上的雾水，又如泥潭中泥泞不堪的泥水，重浊、黏稠、有质、污秽不清，是为阴邪，损伤阳气又难以速去。湿邪留注在脏腑、经络之中，阻遏气机，得阳才化；症状表现为沉重感、黏滞性，分泌物、排泄物秽浊不清；病程缠绵。湿邪为病的脉象特征为“稠滑而短”。湿邪为重浊有质之邪，阻遏中焦，脉管中的黏稠内容物增多，而其性滑利，血液内容物的摩擦力降低，故见稠滑。湿邪最易困遏脾阳，造成中焦气机不利，每次脉搏搏动沿血管壁的传导距离缩短而见脉短。湿浊停留、痰邪积聚，血管壁与周围组织的界限呈不清晰的状态，犹如雾天一般迷蒙。根据兼见的脉象要素及所出现的部位，可以对感受湿邪的不同证候群组进行诊断。兼见“热”，为湿邪蕴积化热；兼见“寒”，为湿邪伤阳，温煦不利。

4. 感受火（热）邪的脉象特征　火热邪气终岁常有，季节中火热较盛，侵犯人体则成为火热邪气，究其二者的不同，热邪较火邪更为弥漫，火邪集中在人体患病部位的局部。火热与寒相对，观察火焰的形态，是向上升腾的；当我们试图用手触及火焰的时候，会有烧灼感，烤火时间久了会感受到口干舌燥；当火借风势的时候就会出现火热鸱张，火焰将很快蔓延吞噬其他地方。因此，火为阳邪，致病为实热证；其性升腾、炎上，多侵犯头面；火热煎熬阴津、迫津外泄；火热容易生风动血、扰动心神。火热邪气的脉象特征为“热动而强”。火热充斥人体，造成机体的能量代谢增加，产热增多，体现在桡动脉血管为一种向外透发的热辐射感，就像我们感受热源一样；热邪鼓动气机、加速血行，向外透邪，体现在脉搏的上升支是一种“躁动”的感觉，在起始段尤为明显，呈现“动”的特征；“强”是一种桡动脉内部压力增大的感觉，是由热邪充斥，郁闭于内，鼓动血行导致的心率增快，心排血量增加。

5. 感受燥邪的脉象特征　秋季之气逐渐开始呈收敛、肃杀、下沉的特征，但此时仍余有夏季的高温而天气明朗、降雨偏少，最易产生燥邪。燥邪的性质干燥，侵入人体容易耗伤津液，尤其肺为娇脏，最易为燥邪所伤，出现干咳痰少等症状。因为脉道中的阴津为燥邪所伤而不足，故而脉象特征为“缺乏荣润滑利”，可以为“涩”，可以为“枯”，当津液耗伤到一定程度的时候脉道失充，会出现“细”的特征。

6. 感受暑邪的脉象特征　暑邪致病具有明显的季节性，多发生在夏至之后，立秋之前，此时高温，常兼高湿。阳热邪气化为暑邪，其性炎热，具有升散、耗散的特点，开泄腠理导致汗出，且耗伤津液，故而暑邪伤气伤津。同气相求，暑邪容易上扰心神、侵犯头目，出现头昏、心悸等症。且此时气候潮湿，暑邪常兼夹湿邪为患。暑邪为夏季火热之邪化生，多表现在右尺脉勃勃而动，躁跃而动，热势阵阵向外透发的辐射感。暑邪又可分阳暑和阴暑，被太阳高温直射而导致的为阳暑，暑季受热而贪凉饮冷的为阴暑。阳暑的脉象特征为“浮散而热”，暑性升散，开泄肌腠，故而脉位偏浮，阳暑直中，迫阳外越，耗散阴津，脉道不敛，而见散。阴暑“刚寒稠滑”，阴暑的成因是在暑邪开泄腠理后，寒湿邪气随之入侵，故而脉象要素兼见寒、湿邪气的脉象特征。

（二）七情内伤脉象特征

七情是指人体对外界环境刺激做出的正常心理活动和情绪体验，分为喜、怒、忧、思、悲、恐、惊七种。七情内伤产生的原因有两类，一是当七情刺激的程度过强或作用时间过久，超过了人体所能承受和调节的水平；二是人体正气不足，脏腑虚损，对外界环境刺激的调节能力下降，就会出现对情志刺激的承受能力下降。《素问·举痛论》曰：“怒则气上，喜则气缓，悲则气消，恐则气下……惊则气乱……思则气结。”可见，七情内伤阻碍气机的正常运行，影响脏腑的正常功能，造成脏腑虚损，尤其是心、肝二脏与情志活动最为密切，情志内伤易于损伤心神，影响肝之疏泄。脏腑气机紊乱，一身之气运行失常，不能正常推动精、血、津液的运行和生成，产生瘀血、痰饮等一系列病理产物。因此，研究七情内伤的脉象特征对临床有重要的指导意义，七情内伤有其特征，即见喜、怒、忧、思、悲、恐、惊相对应的“动”，即有特征性的谐振波。

1. 喜伤脉象　“喜”这一情绪体验是愉悦的、轻松的、快乐的，常常伴随着愿望的实现，紧张情绪的解除。“人逢喜事精神爽”，快乐情绪让人感到精神振奋，全身都轻松，做事情也充满力量。但当喜志过度，反而导致心神激越，心气涣散，神不守舍，如范进中举，就是喜极而狂，“喜”这一情绪过于极端反而危害人的心理和身体。

喜的谐振波主要表现为局部脉势的动跃，这一动跃应当是灵巧的、雀跃的，通常出现在右尺脉或左寸脉，与心的部位相应，此时诊者心理可以感应到欣欣然、愉悦、发散的谐振波。此时的心理张力偏低，脉管壁较为柔和，见“柔”的脉象要素。正常情况下，见到该谐振波表明此人经历了令人振奋的事情，心情愉悦快乐。而当喜过度时，鼓动气机不能收持，心神激越外浮，脉位相应地偏上，脉管扩张，脉搏速度加快，可见“浮”“粗”“驶”，从而做出“喜伤”的诊断。

2. 怒伤脉象　南宋爱国名将岳飞所作的词《满江红》中，首句用“怒发冲冠”描述了中原沦陷后自己的愤怒之情。怒志是由所愿受阻、行为受挫或对现状、他人不满而致的不良情绪体验。可有一时之怒，也有长久怒者；有暴怒、怒不可遏，也有怒而不发、暗自隐忍的怒。在怒的时候，全身的系统都接收到信号，神经、内脏、肌肉等器官组织要做出相应的反应。有的肝火大动，肝气上逆，气升太过，血随气逆；有的发怒不得疏泄，郁积在内，则见肝郁气滞。针对怒志，也有特定的谐振波（动）：长期郁怒者，多见左关谐振波增多，诊脉者体会到一种麻涩郁闷不适的心理体验，如果郁怒日久还可以向其他部位泛化；若是暴怒者，呈一种高频率的谐振波，伴有“数”“粗”“高”“疾”“驶”的要素，这是因为生气争执，情绪激动，交感神经兴奋，心率加快，心排血量增多，呈一种代谢增快的“作战”模式。

长期郁怒不能纾解，肝郁气滞会导致多种病变的产生。气滞血停，往往伴有血瘀，故而见“涩”的要素；肝郁横克不同的脏腑，气机郁滞，会在相应的部位触摸到圆包状“凸”；若气机郁滞化热，会产生“热”的手感；若气机郁滞影响水液代谢，则见“滑”；平素性情急躁，与反复郁怒相互影响，见脉“疾”“上”“动”。

3. 忧伤脉象　当面临的问题无法解决、理不清头绪时出现的顾虑重重，心情低落并伴有自卑的复合情绪体验，称为忧。易于忧愁的人，与个性有关，缺乏安全感，易于思虑，对未来的事情没有信心。伤春悲秋，形容人的个性敏感，常常触景生情，因季节、景物的变化而引起悲伤的情绪，多形容多愁善感。忧和悲常常对举，忧常表示一种对未来的担心和不确定感，如“先天下之忧而忧”；而悲更多是当下，因与亲人、爱人的离别而伤心的情感。忧也与其他的情绪共见，如忧虑，忧愁伴有思虑过度；如忧怨，更是复合了怨恨等不良情绪。总之，忧代表着一种消沉、低落的情绪，因此人也常常伴有气机不舒展，气血闭塞。

忧对应的动，在于脉势的异常，主要表现为左手脉管壁周围组织中伴随着桡动脉的波动出现低频率的震动，给诊者以心情不舒畅的心理感受。忧伤是慢性的负性心理情绪，始终处于低沉的状态之中，气机下沉故见“沉”。或持续关注某人、某事，血管壁向四周扩张受限而见“细”。气机不畅而血行瘀滞，故而脉“涩”。当忧伤过度，耗伤正气和阴津，可见“枯”“细”“弱”。

4. 思伤脉象　思考是人必需的一种精神意识思维活动，在做出决策、付诸行动之前要对情况和具备条件进行判断，“谋定而后动”是一种理性的表现。然而，思伤是对所思问题不解，事情悬而未决，当断而不断，过度冥思苦想，凝神敛志的过程。忧思常常并见。思包含着纠结、反复判断的意味，使气机抟而不散，郁结在内。思为脾志，思伤影响中焦气机斡旋与脾胃运化功能。

思伤的动，表现为脉势的滞涩，在脉搏起伏的过程中见左手脉搏谐振波增多、杂乱，给诊者内心艰涩苦楚的感受、“难”的感觉。当因为不同的事情而思索时，表现也有所不同。①忧愁思虑脉：反复思虑，事情难成，对自信心造成打击，或前事渺茫看不到希望，此时的脉象要素为“来怠去驶”，右手脉搏上升支升起速度缓慢，达到脉搏波动最高点难以持续一定时间而迅速回落到基线，此时诊者体会到一种心里很疲惫，做事缺乏激情的心理体验。②过度关注脉：对某事、某人特别关注、心无旁骛，导致对其他事情丧失兴趣、漠不关心。这种关心导致了脑区优势化兴奋灶的出现，抑制了其他脑区的正常活动，如有一类失眠的患者，过度关注自己的失眠问题，认为自己几天都睡不着，失眠的概念牢牢印在脑海里，导致对睡眠的认知障碍，而实际上经检查是有睡眠的。这时候大脑功能紊乱状态影响了血管运动中枢的调节功能，使左手脉血管壁扩张不利，脉管相对变“细”，对周围组织的震动播散减少，脉管外的组织搏动减弱，给诊者一种“孤零零”“挺然指下”的感觉。当过度关注时间过久或程度很严重时，会出现一种直线纵穿于脉管壁上，同时见“直”“细”。③钟情脉：

表现为贪婪、占有欲、钟情迷恋、萦思惦念，多出现在恋爱期间。在“过度关注脉”特征的基础上，出现左手脉周向扩张后停留时间过短而迅速回缩的“敛紧”特征，给诊者贪婪获得或占有的感受。同时见“直”“敛”。④惦念关注脉：脉向尺侧内曲，多与关注自身、亲人、子女的身体、工作等相关。见“内曲”“细”。⑤志意持定脉：脑中经常不自觉地出现某种思想，甚至是不现实的幻想，表现为强迫思维，多见右关、尺脉的可扩张度减少，显示出“挺直”的特征。

5. 悲伤脉象　当人失去所爱之人或物及所追求的愿望破灭时的情绪体验。急性的悲往往伴随着巨大的打击，超出人的心理承受能力，造成情绪的剧烈变化。慢性的悲往往有难以释怀的事，难以忘怀的人，长久地埋藏在心中，与思念惦记的情感交织在一起。悲为肺志，肺主一身之气，悲伤过度则气消。

悲特定的动多见于右寸脉，少数出现在左寸脉，给诊者悲伤欲哭的感觉。当慢性悲伤时，“悲则气消”，消耗气血，脉搏传导速度减慢而见“怠”，整体三部脉向近心端移位而见“下”，脉搏波缩短而见“短”。当急性悲伤时，心理应激、气血激荡，而见“数”“高”“驶”。

6. 惊伤脉象　有外因触发，突然遭受意料之外的事件而引发的紧张惊骇的情绪体验。惊则气乱，受惊后心神不稳，心无所定，魂魄不依，气机运行紊乱。

惊伤的动，谐振波呈多频率、多振幅性，导致脉象杂乱。暴受惊恐，机体处于应激状态，心率增快而见“数”。心神不定，脉搏上升支和下降支的陡度变大、幅度变小，且在脉搏波达到最高点后持续的时间缩短，迅疾下降，故出现“来驶去驶”之象。应激状态，血流速度加快而见“疾”。

7. 恐伤脉象　惊和恐常常并论，惊为不自知，有明显外因，事出突然而受惊。恐为自知，遇到危险又无力应付而引发的担心害怕，或并没有明显的外界原因，使人们完全处于自发的惧怕不安的情绪体验中。即使是并非亲身经历，只要看到或听到，甚至是脑海里想象的恐怖情景就会引发害怕的情绪体验。《战国策·楚策四》记载了这样一个故事：战国末年，赵国使者魏加劝解楚国春申君不要启用临武君作为抗秦主将的人选时，举了这样一个例子，神射手更羸射雁时不用箭，只要拉动弓弦大雁就会从空中落下，借喻临武君之前抗秦失利，被秦军挫伤锐气，犹如“惊弓之鸟”，不堪再用。惊弓之鸟，比喻受过惊吓或打击的人，遇到类似的情况就会惊慌、害怕。里面包含了由“惊”至“恐”的过程。“恐则气下”，遭遇惊恐，上焦气机闭塞不通，人体气机迫于下焦。

恐特征性的动是在脉搏搏动和传动过程中附着细微的颤动感，犹如人害怕时候的颤抖。当人害怕时，会出现颤抖、躲避的反应，如果能顺利摆脱令人害怕的环境、事物、人，获得安全感，则恐惧的感觉和身体的条件反射会消退。但当令人害怕的因素过于强大，超越了人的自救能力时，身体也会产生保护反应和回避机制，通过身体的木僵和消除记忆来避免身体处于持续的应激反应中，然而，此时慢性应激的心理机制仍然在继续。所以在慢性心理恐惧的人群当中，心理张力高，血管壁也呈现一种高度紧张的“刚”“敛”“细”的状态。如果有特定恐惧的人、事物的话，还可以呈现一种过度关注的“直”。脉势呈“驶”，给人一种惶惶不安的感觉，如受惊的兔子一般。气机不畅，血液运行不利，则见“短”。

（三）饮食不节脉象系统

饮食不节包括与饮食有关的致病因素，过饥过饱、饮食不洁、饮食偏嗜等。结合当前的社会条件来看，物质生活丰富，带来的是热量和营养过剩，加之人不知节制，因此“饮食积滞”和“偏嗜”最为常见。

1. 饮食积滞 《素问·经脉别论》言：“春秋冬夏，四时阴阳，生病起于过用，此为常也。”“生病起于过用”是发病的重要原因，一切超过人体自我调节能力、破坏人身自稳态的原因都会导致疾病，包括外感六淫疠气、七情内伤、过劳过逸等。饮食积滞也是重要原因，包括饮食超量、暴饮暴食、中气不足而强食，都是因超过自身脾胃运化能力，脾胃难以消化而致病。

脾胃功能紊乱，中焦之气的生成与运行障碍，影响一身之气的运行。当气机运行受阻，可见脉沉，以右关为甚。脾胃功能紊乱，影响水谷代谢，水谷精微生湿生痰。痰湿脂浊日久不化，充斥于体内各个脏腑组织，使得血液成分发生改变，有形物质增加，血液的黏滞度增高，见“稠”。血管内容物增多，渗透压增高，水分被转移到血管内部，故血管内的压力增大而见“强”“粗”。当痰浊充斥血液之中，还会形成一种血液中有数条细丝的感觉。

右关出现饮食积滞特征，伴右寸“稠”“上”“滑”，是“脾为生痰之源，肺为贮痰之器”的客观征象；若伴有双尺或右尺的“粗”“下”“滑”，为湿浊不化而下注的特征。水谷精微运化生产变生痰浊，日久会向消渴、肥胖、心脉痹阻等病症转化。食积脉象特征同时出现整体脉象血管壁的“刚”，是血脂高、动脉硬化的现象。若兼见“糖涩”手感是血糖升高的征象。

2. 偏嗜脉象　常见的饮食偏嗜指饮酒过多、过食肥甘厚腻、辛辣炙煿之品。饮酒过度，多于右寸见“沉”“稠”“滑”。食盐过多，右关多见“盐涩”手感，血管壁尺侧与周围组织的界限“模糊”。嗜食肥甘与饮食积滞脉相似，局部脉象要素为右关“沉”“滑”，血管壁尺侧缘与周围组织的界限“模糊”，整体脉象要素为“滑”“短”“稠”，同时伴随桡动脉血流中出现轴向无数“细丝”划过。饮水量少，脉多于左尺呈“枯”象。

（四）劳逸所伤脉象系统

人需要通过劳动工作来实现人生的价值和追求，但人体并不是不知疲倦的“永动机”，需要休养生息与劳动有机结合。纯体力劳动或纯脑力劳动也并不是完美的劳动工作模式，纯体力劳动对身体的气及“筋、脉、肉、皮、骨”五体损伤较大，而纯脑力劳动对“神”消耗极大而往往伴随着身体的过逸，这都属于“形”与“神”不匹配。《素问·宣明五气》言：“久视伤血，久卧伤气，久坐伤肉，久立伤骨，久行伤筋，是谓五劳所伤。”目受血而能视，过度用眼伤血。躺着能够休息，但是躺的时间过长会影响气机的运行和经脉的通畅，造成气机不利和气的耗伤。脾主肌肉，久坐导致脾胃的运化能力下降，无以充养肌肉，而且一般久坐的人脑力劳动偏多，思则伤脾，故而久坐伤肉。人站着的时候依靠骨骼承重支撑，尤其是腰及以下的部位，站立过久损伤骨骼。人行走的时候依靠关节和筋的伸缩来活动、发力，走路时间过长，筋就会产生疲劳而损伤。五劳所伤阐述了造成劳伤的不同原因，进一步发展可以由外及内造成“心劳”“肝劳”“肺劳”“脾劳”“肾劳”。但好逸恶劳、不事生产，不劳动也不运动或长期不动脑造成的过度安逸也会使人机体功能失调，或丧失生活目标等神的异常。因此，劳逸适度是健康人体的保证。

1. 过度劳伤脉象　较长时间从事重体力劳动，形体积劳成疾；或久病、重病愈后体弱，强而劳作，伤及正气，称为过度劳伤或“形劳”。在劳动的过程中，人体气血运行加快，气机运行的趋势是向外发散，因此长期体力劳动人的脉象特征偏“浮”“散”。当过度劳累时，气机外散过多，不能内守脏腑，造成脏腑虚损。《灵枢·经脉》曰“骨为干，脉为营，筋为刚，肉为墙”，劳力所伤也会导致形体的损伤。劳力过度，机体阳气运行趋向于外，气血耗散，故见脉位“浮”。四肢劳作，气血长期运行于外，故见“粗”。气血不足，而见脉“弱”。气机鼓动无力，而见“怠”。若是劳伤严重，伤及阳气，还可见“散”“迟”“缓”。总之，过度劳伤脉象是一种外散的、无力的表现。

2. 房劳过度脉象　肾为先天之本、封藏之本，主生殖，性生活不加以节制，或早婚、产育过多会伤及肾脏。肾失封藏，导致精气溢泄，精血等有形物质亏虚，容易导致早衰。当患者本身易于火旺，欲望过度，气血下行充斥身体下部，精关封藏不利，尺部脉见“粗”“刚”；欲望无穷，死血败精闭阻下焦精窍，产生精瘀、血瘀，则见尺及以下相应部位“凸”“强”。若患者本身偏阳气不足，精气失泄过度，气血不能充盈脉管，见“细”“弱”；房劳伤及肾阴，血液失去阴液濡养，血行艰涩，内容物摩擦力加大而见“涩”。精气不足，疏泄失度，血液内容物不足而见“稀”“下”。故而房劳过度的脉象特征为“稀下而弱”。

3. 劳神过度脉象　长期脑力劳动，用脑过度，或好思虑，神过度消耗而致积劳成疾。神伤会导致“精”“气”的不足。心主神明，脑司元神，受心所主，故而劳伤心神，心气亏虚，无力鼓动血液，故而见脉搏起始段的“怠”，多见于右尺。思虑伤脾，影响气血的生成，脉道充盈不足，而见“弱”“细”。思虑过度，阴血暗耗，为劳神过度、阴血亏虚证，而见“细”“枯”要素。

4. 过度安逸脉象　过度安逸包括体力过逸和脑力过逸。生命在于运动，脑越用越活，过于安逸会导致人体的脏腑经络及精、气、血、津液、神功能失调。气机失于调动，气滞血瘀、痰饮随之而来，首见“怠”“缓”，给诊者一种“懒洋洋”的感觉。如果在此基础上又见“下”，则为过度安逸、气血下陷证。

（五）衰老脉象系统

衰老是生理现象。《素问·上古天真论》中通过对“女子七七、男子八八”的论述，讲述了人体整个“生、长、壮、老、已”的过程。《素问·阴阳应象大论》云：“能知七损八益，则二者可调。不知用此，则早衰之节也。年四十，而阴气自半也，起居衰矣。年五十，体重，耳目不聪明矣。年六十，阴痿，气大衰，九窍不利，下虚上实，涕泣俱出矣。”可见，如果不识调摄，也会出现早衰之证。年老体衰是指机体所存在的正常脏腑组织功能的衰退和气血精微的减少。此处的衰老单指随着年龄增加而发生的机体功能衰退。

老年人元气不足，加之皮下组织减少，血管壁对周围组织的震动传导减少，呈现一种“独独挺然”的感觉，即“脉搏对周围组织撼动减少”，为年老体衰的特征脉象。气血精微亏虚，而见“细”“弱”。根据老人体质不同，阴阳各有偏颇。阳气不足而见“寒”，阴液亏虚而见“枯”“热”。老年人的胃肠道黏膜及肌层萎缩、功能减退，而见脉管壁“薄”。长寿老人的血管壁较一般老人“柔”，且长而有力。

四、脉象要素与病机

病机是疾病发生、发展与变化的机制，通过望闻问切得到关于疾病的信息，运用中医学的相关理论进行分析归纳出对疾病内在本质规律的认识。疾病处于动态的演变之中，病机就是对疾病动态演变规律的概括，因此，对病机的辨识是确立治疗原则所依据的关键。除了消除致病因素，打断疾病的发展也是治疗要把握的重要内容。病机脉象系统揭示的是疾病导致的患者功能失调状态的性质，因此表征疾病发展机制的脉象要素特征较为活跃。

（一）阴阳失调脉象系统

“阴阳”是中国古代哲学中一对重要的概念。《素问·阴阳应象大论》曰：“天地者，万物之上下也；阴阳者，血气之男女也；左右者，阴阳之道路也；水火者，阴阳之征兆也；阴阳者，万物之能始也。”“阴阳”也是对人体生理结构和功能状态的高度概括。当阴阳双方的力量失去平衡和自我调节能力时，疾病就会由此产生，因此，中医认为阴阳失调是重要的病机。阴阳失调脉象系统包括阴阳偏胜脉象、阴阳偏衰脉象、阴阳格拒脉象、阴阳亡失脉象，下面分别进行论述。

1. 阴阳偏胜脉象　正常情况下，阴阳处于此消彼长的动态平衡之中，当这种平衡被打破，就会出现病理现象。通常是由阴阳二者中一方的力量过于亢盛，而另一方力量相对虚弱导致的，分为阳偏盛和阴偏盛两种情况。

（1）阳偏盛脉象：阳偏盛指机体里的阳气病理性亢盛，功能亢奋，反应性增强，热量过剩的病理状态。产生阳偏盛的原因，有感受了阳热邪气，也与患者自身阳热体质有关。其本质是阳盛而阴未虚（或亏虚不甚）的实热病证。

当感受热邪或素体阳热亢盛时，机体代谢增加，产热增多，脉搏透发出热辐射的感觉，“热”的脉象要素是判断阳偏盛的主要特征。热邪炽张，鼓动血液运行加快，心脏搏动加快，产生“驶”“疾”“数”；热邪充斥，鼓动血液运行，血管壁压力增大，血管变粗，可见“粗”“强”。“热”结合“驶”“疾”“数”“强”等，此时阳热炽盛，而阴气未衰，为阳热弛张证。血液在热邪的鼓动之下，激荡前行，故可见“动”。当热邪炽盛，煎熬机体阴津，阴液不足，脉道不充而产生“枯”。“热”结合“动”“数”“枯”等脉象要素者，则为阳热偏胜、伤阴耗液证。热邪可以炼液成痰，出现“滑”的特征。“热”兼见“数”“粗”“滑”为阳热偏胜、灼津成痰证。若患者素体偏阴虚，容易化生内火，或热邪伤津，阴津不足，血行滞涩，化生瘀血，而见“涩”。“热”兼见“细”“涩”为阳热偏胜、瘀血化生证。

（2）阴偏盛脉象：阴偏盛指机体里的阴气病理性亢盛，功能受到抑制，反应性减退，热量耗伤增多的病理状态。产生阴偏盛的原因，有感受了阴寒邪气，也与患者自身寒凉体质有关。其本质是阴盛而阳未虚（或亏虚不甚）的实寒病证。

阴偏盛，阳气受阻，温煦功能减弱，则血液寒凉，故见“寒”。寒性收敛，阳气外出受阻，血管壁呈收缩的状态，而见“敛”。根据“寒敛”可以做出阴偏盛的病机诊断。寒性收引，血管壁受寒拘急而张力增加，见“刚”的脉象特征。血管壁周向扩张不利，血管变细，而见“细”。阴寒困遏阳气，机体代谢减慢，心率降低，而见“迟”。阳气推动不利，脉搏的传导速度减慢，而见“怠”“缓”。“寒敛”结合“刚”“细”“迟”“缓”“怠”要素，则为寒邪盘踞、阳气受损证。阴邪困遏阳气，失于温煦，不能温化水湿变生痰浊，而见“滑”。“寒敛”结合“短”“怠”“滑”要素，则为阴气偏胜、痰湿内生证。阴寒偏盛，困遏阳气，气血不易外出，故见“沉”。“寒敛”结合“细”“迟”“沉”要素，则为阴气偏胜、阳气被遏证。

2. 阴阳偏衰脉象　阴阳偏衰是由阴阳一方的力量不足、减弱而导致的机体功能减退等病理变化，由于阴阳双方互生互用，一方力量减弱，日久会影响另一方的生成，从而导致阴阳两虚。因此，阴阳偏衰脉象包括阳虚脉象、阴虚脉象、阴阳两虚脉象。

（1）阳虚脉象：机体阳气不足时，产热减少，代谢降低，功能减退，反应变慢，一派阳热不足之象，为阳虚的病理变化。由于机体能量代谢降低，产热不足，功能低下，表现为单纯的虚寒证。

阳气不足，相应的脏器功能低下，温煦功能减弱，则见脉的相应部位寒凉，脉势向外的热辐射减少，则见“寒”的脉象特征。阳气不足，对脉管的压力降低，则见“弱”。心阳不足可见左寸寒弱，脾胃阳虚可见右关寒弱，肾阳亏虚可见右尺寒弱。当阳气不足，不能内收，浮越于外则见脉“散”。根据“寒而弱”可做出阳偏虚的诊断。阳气虚弱至极，不能收持内敛，时时欲脱则脉形“粗”“浮”。虚阳时时鼓动，而见“数”。“寒而弱”结合“粗”“浮”“数”，可以诊为虚阳欲脱证。阳气亏虚，无力运化水液，水湿停聚，而见“滑”。“寒而弱”结合“粗”“滑”，则为阳气虚衰、水湿停聚证。

（2）阴虚脉象：当人体内的阴分不足，津血亏损，不能滋润、荣养脏腑、筋脉、官窍、皮肉等组织，即为阴虚证的病理变化，具体表现为干、燥、津亏。阴虚不能制阳，可以表现出阳相对亢盛的功能虚性亢奋的阴虚阳亢证。

阴液不足，脏腑组织失养，而见脉“枯”。根据“枯”即可做出阴虚证的诊断。阴液不足，脉道充盈不利，故见脉“细”。根据不同的部位可以判断阴虚的脏腑：肾阴不足，则见左尺“枯”“细”；胃阴不足，则见右关“枯”“细”；肺阴不足，则见右寸“枯”“细”；肝阴不足，则见左关“枯”“细”。阴津亏虚，血中成分不足，运行不利，有形成分摩擦力加大，见脉“涩”。“枯”结合“涩”为阴虚血瘀证。阴虚无力制阳，阳气偏亢，鼓动血行，心率相对加快，而见“数”。“枯”结合“数”“热”，可诊为阴虚内热证。

（3）阴阳两虚脉象：阴损及阳，阳损及阴，阴或阳的不足可以向阴阳两虚转化。当阴虚和阳虚并存时，即为阴阳两虚的病理变化。阴阳双方在较低下的水平维持了相对的平衡，表现为阳虚的温煦不足、代谢降低和阴虚的滋润、濡养不足共见。

阴液不足，血容量减少，脉道失充而见脉形“细”。津液亏虚，血中津液不足，有形成分摩擦力加大，见脉“涩”。阳气亏虚，失于温煦，脏腑虚寒，见脉“寒”。阳气不足，无力推动血液运行，脉搏的传导速度变慢，脉搏波变短，见脉“缓”“短”。阴阳俱不足，无力充斥脉道，鼓动无力，见脉“弱”。根据“细涩且寒短弱”可诊断为阴阳两虚证。

3. 阴阳格拒脉象　阴阳本是“你中有我”“我中有你”相互交融的关系，当这种关系破坏之后就会出现阴阳格拒。当阴阳一方力量过于强大，而另一方力量极度虚弱，过于强大的一方就会把极度虚弱的一方格拒在外，产生阴阳格拒的病理变化。阴阳格拒的脉象包括：阴盛格阳脉象、阳盛格阴脉象。

（1）阴盛格阳脉象：当阴寒极盛时，独自盘踞壅塞于体内，逼迫阳气浮越于外而相互格拒的一种病理状态，称为阴盛格阳。表现为里真寒而一派热性假象，称为真寒假热证。

阴寒盘踞体内，格拒阳气于外，导致体表阳气浮越，推动血液运行趋于肌表，并在运行中血液激荡，速度加快，可见“浮、粗、长、数、动、疾、高”要素，都为假热征象。寒邪内盛，阳气严重不足，固摄和温煦功能不足，血管内压力不足，则见“寒、弱”。根据以上脉象特征可以做出阴盛格阳的病机诊断。

（2）阳盛格阴脉象：当阳热极盛时，郁遏闭阻于内，将阴气排斥于体外肌肤、四肢的一种病理状态，称为阳盛格阴。表现为里真热而外部一派寒性假象，称为真热假寒证。

阳热郁于内，格拒阴气在外，导致体表阳气内潜，气血运行趋于内部，血液运行趋于缓慢，可见“沉、细、迟、短、涩”要素，都为假寒征象。邪热郁闭于内，盘踞壅塞，初诊脉象不明显，但时间久或用力下压则会感受到脉搏的热穿透力，即“热”的脉象要素。虽然脉象形态纤细，但按压会发现内部压力极大，即“强”的脉象要素。“热、强”都是里真热的表现。根据以上脉象特征可以做出阳盛格阴的病机诊断。

4. 阴阳亡失脉象　当机体阴液或阳气突然大量亡失，就会导致生命垂危的病理状态，包括亡阴和亡阳两类。判断阴阳亡失的脉象对于急危重症的抢救和预后的判断极为重要。阴阳亡失脉象包括亡阳脉象、亡阴脉象。

（1）亡阳脉象：体内阳气突然发生大量脱失，导致全身功能严重衰竭的一种病理状态，称为亡阳。阳气浮越，不能内收，气血奔腾于外，所以脉位较浅而见“浮”。阳气欲脱，而见“散”。阳气虚衰，不能温煦脏腑组织，而见“寒”。根据“浮散而寒”的脉象要素特征可以做出亡阳的诊断。

（2）亡阴脉象：体内阴气、阴液突然发生大量消耗或丢失，血容量减少而致全身功能严重衰竭的病理状态，称为亡阴。阴液亡失，不能敛阳，阳欲散失则见“浮”。阴液不足，孤阳动跃，心率加快而见“数”。阴液亡失，血液中水分减少而见“枯”。血容量减少和血管内压力降低，且处于应激状态而见血管壁张力增高，故见“刚”。根据“浮数而枯刚”的脉象特征可以做出亡阴的诊断。

（二）邪正盛衰脉象系统

“邪”是指邪气，是对致病因素的总称；“正”是指正气，泛指人体的正常生理功能及抵御外邪、促进身体康复的因素。“盛衰”是指双方的力量对比、消长。疾病发生是邪气伤害人体，正气奋起抵御抗击邪气的过程，二者的斗争和力量对比构成了疾病的病变过程。当正气力量强于邪气，能够驱邪外出或战胜邪气则疾病向愈；当正气力量与邪气力量相持，则疾病处于胶着状态，迁延难愈；当正气力量难以抵御邪气，疾病就会加剧、恶化，甚至走向阴阳离决的地步。邪正盛衰，指疾病发生发展过程中致病因素与抗致病因素的消长变化。辨明邪正盛衰，是中医辨证的重要环节。当邪气壅盛而正气不衰时，表现为实证，实证脉象系统包括痰涎壅盛脉象、水湿泛滥脉象、血瘀脉象、火（热）盛脉象、精瘀脉象。当正气力量相对不足时，就会表现虚证为主要矛盾，虚证脉象系统包括气虚脉象、津（液）亏脉象、血虚脉象、精亏脉象。

1. 实证脉象系统

（1）痰涎壅盛脉象：人体内的水液运行系统犹如纵横交织在大地上的川泽、河流、湖泊。水奔流不息，要不断进行交换，使整个系统“活”起来。当水的奔流受到了阻碍，没有新的水流注入或不能流出，就会变成一潭“死水”。或有外来因素导致了水的污染，水的质量直线下降，就会变成“臭水”。在人体中也是一样，人体的水液要在气的推动和调控下通行于水道之中，水液在运行转化之中行使其正常的生理功能。当气的运行失常、病邪阻滞水道等因素影响水液的运化，水液停滞凝结就会产生一系列病理变化，根据水液质地成分的差别可以分为痰、饮、水、湿的不同。水液凝结呈质地较稠厚的为痰饮，痰饮停聚在不同的脏腑、经络、组织之间而引起不同的病理变化。

痰湿阻滞于内，体内的水液成分增加，脉象就会出现滑象。由于水分含量不同，化生的病理物质有质地的不同，在脉象上就会表现出稀稠的不同。若为痰湿交织，湿气弥漫，含水量较多，脉象偏稀。痰湿浸渍，湿邪弥漫，血管壁与周围组织界限变得“模糊不清”。如痰湿阻于肺、上焦或头部，可见寸部稀滑。若为痰浊或老痰，稠厚胶着，脉象为稠；老痰顽固不化，有黏稠的手感，血流内可呈现无数的“细丝”。如痰浊停滞中焦、脾胃，可见关部稠滑。

根据“上、下”“凹、凸”或“刚”的脉象要素，结合“稠滑”或“稀滑”的要素，能够做出痰浊停滞脏腑、经络、组织的定位诊断。痰浊阻滞，也会影响气机的运行，痰阻气滞而见“沉”“短”“涩”。痰浊阻滞，郁而化热，可见“热”的脉象要素。痰湿化热，耗伤阴津，见左尺脉“枯”。痰饮为阴邪，耗伤阳气，故而也可见“寒”。

（2）水湿泛滥脉象：水液要正常地在人体内进行输布和排泄，从食物中获取的水分要经过脾的运化吸收，小肠、大肠的分清别浊，经脾灌溉四旁，上输于肺，布散于全身；化为汗液、粪便中的水分，呼气之气中的水分，以及在肾的气化下形成尿液排出体外。当任何一个环节出现障碍的时候，就会导致水液潴留的发生。水湿泛滥是指体内水液输布、排泄失常所引起的水液停滞、潴留的病理变化。

水湿弥漫是较为常见的病理改变，表现为血液被稀释引起的“稀、滑”；水湿弥漫充斥脉道，影响血管壁与周围组织间的震动，血管壁与周围组织界限“模糊”。当水液停滞严重到形成各种积液，包括胸腔积液、腹腔积液的时候，累及相应脏器的包膜，引起相应脉位血管壁局限性张力增高，如胸腔积液常见寸脉桡侧缘张力增高，腹腔积液可见关尺脉桡侧缘张力增高等。水液停聚于机体的局部器官或组织，在相应的脉象部位出现凸起，见“凸”。水液停滞，阻碍气机运行，则相应部位变“沉”。水湿又常分为阳水和阴水。阳水证多因感受风邪、水湿、疮毒、湿热等外邪所致，肺失宣降通调，脾失健运而成。起病急，病程短，其肿多由头面遍及全身，或上半身肿甚，肿处皮肤绷紧光亮，按之凹陷即起，常兼见烦热口渴，小便赤涩，大便秘结等表、实、热证，故而脉象要素兼见“浮”“热”。阴水多因饮食劳倦、久病体虚等引起脾肾亏虚、气化不利所致。起病缓，病程长，肿多自下肢而起，自下而上渐及全身，或腰以下肿甚。肿处按之凹陷不易恢复，甚则按之如泥，不烦渴，常兼见小便少但不赤涩，大便溏薄，神疲气怯等里、虚、寒证，故而脉象要素兼见“沉”“寒”。

（3）血瘀脉象：血液正常运行在脉道中的保证是气的推动、脉道的通利、血液自身的性质正常，当以上因素受到外邪或内伤等各种因素的阻碍就会产生血液运行迟滞，甚至血液停滞的病理状态。血液的运行又主要受到心、肝等脏腑的调节，这些脏腑的功能异常也会导致血液运行的失常，自身也常常发生血瘀的病变，如心血瘀阻、肝血瘀阻等。“涩”的脉象要素是血瘀的特征表现，是由气滞推动血液运行不利，产生血瘀，进而产生瘀血这一病理产物，血液之中有形之物的摩擦力增大而产生的。气血不通，阻滞于不同的脏腑组织，在相应部位出现凸起，见“凸”；刺激相应的脏腑包膜，见“刚”。根据“涩”出现的不同部位，或表现为某个部位的凸起或刚，可以做出定位诊断。瘀血会演化出系列病机。瘀血影响气的运行，导致血瘀气滞证，阻碍气机向外鼓动，运动趋势倾向于内，故见“沉”；血行不利，脉搏波沿血管壁传导距离和血管内血液的运行距离缩短，故见“短”；血液黏稠度增加，运行缓慢，血液对血管壁的压力变大，故见“强”。瘀血停留于局部化热，则见“热”，化热日久耗伤阴津，而见“枯”。瘀血日久，影响新血的生成，所谓“旧血不去，新血不生”，变为血瘀血虚证，血管内有形物质稀少，而见“稀”。

（4）火（热）盛脉象：火热病邪充斥于机体的病理改变称为火热充盛。火热可以是外感邪气，更多的是内生而来，气郁、血瘀、痰浊等可以化热，脏腑功能的异常也可以化生火热。火性炎上，热性弥漫，常常充斥全身，或表现为三焦局部的显著热象。

火热炽盛，新陈代谢增加，相应的脉位温度上升，故见局部的“热”；火属阳邪，火热亢盛，气血充实导致血管内压力增加，见脉“强”；根据脉象所体现的“热而强”的特征，即可做出火热充盛的病机诊断。火热充盛，相应的脉位血管管径增粗，见相应部位的“粗”；新陈代谢增加，相应脉位血管的谐振波频率增加，脉搏不稳，见“动”；机体代谢旺盛，血液动力增加，血流运行的距离增强，见“长”；血液流动的速度增快，而见“疾”；阳热炽盛，气鼓血涌，脉搏起伏大，波幅增高，见“高”；血液随着热邪鼓动，震荡向前冲，势能猛烈而回返不足，见“进多退少”；新陈代谢加快，心排血量增多，故出现脉搏上升支陡而急，下降支缓而徐的脉象特征，见“来怠去驶”。火邪内伏，阻碍气机运行，逼迫气血运行趋向于体内，脉道不充，脉搏对周围组织震动传导减弱，则桡动脉管径变细，而见“细”；气血郁闭于内，而见“沉”；气血运行受阻，心主血脉功能受到影响，心率变慢，而见“沉”。火热炼液成痰，火盛生痰而见“滑”。火热腐败血肉，热盛肉腐，而见“稠”。火热煎熬阴津，火盛伤阴，而见“枯”“细”。火热煎熬血液，血行瘀滞，故而火热血瘀兼见“涩”。同时可以根据“凸”“刚”“滑”出现在不同的局部或微观位置，进行火邪炽盛的定位诊断。

（5）精瘀脉象：男子精滞精道，排精障碍成为精瘀。败精阻滞经脉，影响气血运行，瘀滞日久化热化火，因此见尺部脉管内压力增强，故而根据“尺脉强”可以做出诊断。如果思想无穷，欲望过度，相火妄动，而见尺部脉“动、热”。郁而化热，可见尺部脉“热”。

2. 虚证脉象系统

（1）气虚脉象：气虚是指一身之气不足及其功能低下的病理状态。气的不足可因生成不足，也可因消耗过多，主要表现为心、肺、脾、肾四脏的脏气亏虚。

气虚推动血液运行无力，血管内压力变小，故见“弱”。气虚不能敛摄，则脉道涣散，见“散”。此“散”的程度要轻于气脱，但当气虚严重到一定程度的时候也会发展为气脱，阳气不能内收，浮越于外，气虚不能统摄脉道，脉道涣散。不同的脏腑气虚定位在相应的脏腑位置。当脏腑功能不足时，相应的部位出现“沉、细”，如心气虚可见左寸脉沉、细。气虚鼓动乏力，脉搏波传导速度变慢而见“怠”；气虚无力推动血液运行，血液振荡前进少，返回多，出现“进少退多”；气虚无力维持心脏急速射血的爆发力，导致脉搏上升支搏动传导减慢，见“来怠去驶”。结合“沉”“细”“怠”“进少退多”“来怠去驶”可以做出气虚推动无力的诊断。气虚无力推动血液运行，产生血瘀，兼见“涩”，为气虚血瘀证。气虚运化水液功能障碍，水液代谢不利，脉道中水分增加而兼见“稀滑”，为气虚生痰证。气虚不养，桡动脉管壁变薄，为“薄”，管壁张力变低，为“柔”，可根据不同部位的“薄”“柔”对相应脏腑气的虚损不足做出定位。

（2）津（液）亏脉象：津液能濡养全身脏腑组织器官，津血同源互化，当体内局部或全身津液减少时，血液中的津液要转移到脉外补充其他组织器官的不足，譬如大地干旱，地下水的水位也随之下降，川河湖海也出现干涸，呈现一种“枯”象。即津液亏损，不能濡润滋养脏腑、组织、形态、官窍，可以出现相关部位的干燥症状。

津（液）亏脉象的特征是“枯而细”。津液亏虚，不能荣润脏腑、组织，相应的脉位变枯，如肺津不足可见右寸脉枯，胃津不足可见右关脉枯等。津液匮乏不能充盈脉道则相应的脉形变细，如右寸脉细则肺津不足，右关脉细则胃津不足。血液中水分减少则血液浓缩导致津亏血瘀证，血液有形成分之间的摩擦力变大，见“涩”。津液亏耗，不能濡润，局部产热增加，出现“热”的脉象要素，则为津亏内热证。

（3）血虚脉象：机体内血液量不足或不能濡养全身的病理状态，称为血虚。骤然大量失血可以造成血虚，慢性阴血亏耗或脏腑功能不足而生血减少也可以造成血虚。前一种状态是急性的血容量不足，后一种状态主要以滋润濡养功能减退为表现。

在传统脉象中，急性失血的脉象为“芤”“革”，在系统辨证脉学诊法中，脉象要素常表现为“浮”“刚”“弱”。急性大量失血之后，阴不敛阳，阳气外脱见“浮”；血容量不足，脉道充盈度不足，见“弱”；机体处于应激状态，血管壁张力增加而见“刚”。慢性失血的脉象特征主要是“稀”“弱”，血液中的有形成分减少，血液质地稀薄而见“稀”；血液容量不足，导致血管内压力降低而见“弱”。血虚不充，脉位趋下而见“沉”。血虚日久，运行不畅，血液有形成分之间的摩擦力增大，可向血瘀转化而见“涩”。故而血虚血瘀证见“稀”“弱”“沉”“涩”脉象要素。

（4）精亏脉象：精是人体内的重要物质，精亏主要是指肾精（先天之精）不足及其功能低下产生的病理变化。肾藏精，因此精亏主要是肾精不足，定位在左右尺脉，常因房劳过度、流产等原因导致。以“稀”“弱”为主要特征。血液中的精微物质减少，血液质地稀薄而见“稀”；精亏则气血化源不足，气血亏虚，脉道不中，脉管压力减小，而见“弱”。肾精不足，累及肾阴不足为主者，左尺脉兼见“枯”；肾精亏虚，累积肾阳不足为主者，则右尺脉兼见“寒”。

（三）气机失调脉象系统

人体正常的生理活动有赖于气的功能正常，气机流畅，保持“一气周流”的状态，当气的升降出入受到阻碍，发生气机失调，就会产生各种病理改变。因此，气机失调脉象系统包括气滞脉象、气逆脉象、气陷脉象、气闭脉象、气脱脉象。

1.气滞脉象　气滞是指气机流通不畅、郁滞不通的病理状态，既可以发生在局部，也可以发生在整体。脉象特征为“沉”“动”“涩”。气机运行不畅，气滞则少动，出入受阻，则见脉位“沉”；气机运行郁滞不畅，不能推动血液流利运行，血管壁搏动时谐振波频率增高且杂乱，血管壁表面有麻涩感而见“动”；气为血之帅，气推动着血、津液、精等物质有序运行，气机郁滞，血行不畅而产生瘀血，血管中内容物流动表面摩擦力增大，而见“涩”，如果“涩”尤为突出，则是气滞血瘀证。

根据气滞脉象要素突出体现的不同脉位，可以进行定位诊断。气滞日久，化火生热，则相应部位的脉象出现灼热辐射感，为气滞化火证，见“热”的脉象要素。气滞不能推动津液正常运行，水液代谢障碍，化痰生液，则见“稠”“滑”脉象要素，为气滞痰瘀证或气滞水停证。

2. 气逆脉象　气机不降反升，或升动太过，气上冲逆或横逆的病理状态。气机郁滞不能下降，日久会产生气机冲逆或横逆的病理状态；或阳气不足，摄纳无力导致气机上逆。脉象特征为“上而粗”。气机上逆不降，气血亢奋于上，脉搏整体搏动向远心端移位而见“上”；气机逆行，带动血液上窜或横犯，相应器官脏腑血流增加，脉管横径变粗而见“粗”。

气机上逆会裹挟血液和痰浊一起窜逆于上，导致人体气血分布不均。当气血上逆于上，壅塞于上部化热生痰，而下部缺少阳气的温煦和阴血的濡养，出现“上热下寒”的证候。特征是寸部“粗、热、强、动”，尺部“细、寒、弱、涩”。根据脉象要素“粗”显现的脉位，可以做出定位诊断，肝气冲逆见左寸粗，肺气逆见右寸粗，肝气犯胃见右关脉粗。气逆不降，郁而生痰则为气逆携痰证，而见“滑”；气逆于上，郁而生热则为气逆夹热证，而见“热”。

3. 气陷脉象　气机上升欠佳，停滞于下，成为气陷。表现为气虚升举无力，清阳之气下陷；或由于性情怠惰，气机不能振奋上行，沉积于下；或由于思慕异性，房劳过度导致气机运行停滞于下；或气机郁滞不能上升，而停积于下部。

脉象特征表现为“下而粗”，与气逆相反，气机陷于下部，气血运动的趋势是降大于升，则脉位向近心端移动；脏腑经脉气血瘀积，则尺脉“粗”。实性气陷时，气血停滞于下部，郁而化热，故而尺部“热”；尺部气血壅塞，血管内压力增强，故而尺部“强”；气血火热郁勃在下，则尺脉搏动动跃不稳，故而尺“动”。根据尺部“粗、热、强、动”与寸部“细、寒、弱”脉象要素之间的对比，可以判断气陷的程度。根据尺部“热”“强”的情况，可以判断气陷的性质为实性或虚性。如果寸“寒”“弱”“细”和整体脉“进多退少”脉象要素突出者，则为气血下沉，上焦气血亏虚证。如果尺部“热”而“滑”脉象要素突出，则为机体下部气血郁滞化热证。

4. 气闭脉象　气机出现出入受阻，闭塞不畅的状态称为气闭。气闭则升降出入障碍，神机不能随气外达而内闭；或气机痹阻产生痰浊、瘀血。

气闭脉象以“沉而强”为特征。气机闭塞，不能外出肌表，故而脉象“沉”；气充斥壅塞于体内，则脉搏内的压力相应变大，而见“强”，但此时的“强”常常被“沉”“细”所掩盖，加大指力或延长脉诊时间能够获得真实的特征。气血运动受阻，脉道失充则“细”；每个脉搏波行进的距离变短，而见“短”。

5. 气脱脉象　气脱是正气不能内守而外逸脱失的危重病理变化。由于邪气猛烈暴伤正气，或长期损耗，正气衰竭，或大汗、大吐、大出血导致气随液脱、气随血脱等。常常变化迅速，危及生命。

气脱的脉象特征为“弱而散”。气脱鼓舞无力，脉压减弱而见“弱”；气机不能内守，血管壁收缩无力而见“散”。阳气不能内守，浮越于外，则见脉位“浮”。阳气脱失至极，无力鼓动外出，则见脉位“沉”。阳气亡失，脏腑功能衰竭，心率变慢见“迟”，气不接续，出现心律失常而见“结、代”。

第四节　系统辨证脉学指导下的辨证施治原则

通过系统辨证脉学技术获取脉象信息，提取出脉象特征，再依据中医方法论进行分析，最终形成指导辨证论治的结论进而指导治疗，这是系统辨证脉学指导下辨证施治的过程。疾病是复杂、多层次、多维度的，具有时间和空间双重属性，疾病是一个过程。系统辨证脉学脉诊技术获得的脉象特征是多层次、多维度的，包括人的个性、体质、心理状态、病因病机、西医疾病等层面。因此，系统辨证脉学对疾病的认识包括时间和空间双重属性，能够较好地还原疾病全貌。在进行脉象要素临证分析时要遵循以下原则。

一、建立脉象的“中和态”标准

人体是一种“自稳态”，正常的人体处在一种动态平衡之中，即“阴阳自和”状态。面对病理刺激，正常的人体具有自我调节的“纠偏”能力，是一种动态调节的状态，犹如一个不倒翁。当这种纠偏能力下降，人体不能抵御病理刺激而出现动态平衡被破坏的“失稳”状态时，机体的各项功能开始脱离“中和”状态，而向两极偏移，就会导致疾病的产生。脉象要素正是偏离“中和”状态，产生偏颇的表示。

《素问·平人气象论》云：“人一呼脉再动，一吸脉亦再动，呼吸定息，脉五动，闰以太息，命曰平人。平人者，不病也。常以不病调病人，医不病，故为病人平息以调之为法。”《内经》从脉搏至数的角度设定了一个健康人的脉象标准，后代医家对平人的脉象多有阐发，但均未有一个确切的定义。我们认为，平脉是一个理想的“中和”状态的脉象，脉象要素显现较少，呈一种浑圆的状态。平脉是我们确定临床脉象特征的参照物之一，也是我们施加治疗时追求的目的之一。

二、脉象与疾病相应

（一）脉象层次与疾病层次相应

脉象整体可以划分脉象层次，脉象层次是脉象要素有机组合形成的。脉象层次与疾病层次有着相对固定的关系。如脉象要素的“热”主实热病变；脉象要素“热”且“上”，主身体上部的实热证候；脉象要素“热”且“下”，主身体下部的实热证候；脉象要素“热”“上”且左关“动”，主肝气郁结，化火上窜；脉象要素“热”“下”且左关“动”，主肝气郁结，湿热下注。通过不同脉象要素之间有机组合，能够对疾病的病因、病位、病机及演变做出相对应的判断。

（二）脉、病时序性相应

脉象特征的出现和疾病的发病过程有时间的先后顺序。疾病形成之后，经过一定的病机演变过程，出现了特定的脉象特征，称为“有是病即有是脉”；对于已经形成的器质性疾病，微观脉法能够做到定性、定位、诊断准确。在临床疾病出现症状以前，体内的气血阴阳“中和态”被打破，病理过程已经启动，此时脉象中已经开始显现出某种疾病病因、病机的相关特征，但是还没有显现出疾病症状的脉象，称为“脉象先疾病出现”；如具有高血压家族史但未发病的患者，脉象已有高血压的征象。许多躯体和心理性疾病虽然已经痊愈，但是其造成的损害会永久性地遗留在脉象当中，称为“疾病后遗留脉象特征”。

三、形神一体

“形神一体观”是中医整体观的重要体现，人的心灵与肉体是密不可分的整体，心灵以肉体为载体，肉体需要心灵的主宰和调控。因此二者其中之一发生异常，就会相互影响。中医认为，人体的精神、思维、意识等“神”的活动分属于五脏，由心神所主。五脏病变可以导致心理情绪的异常，情志异常可以作为致病因素导致躯体疾病的发生。在病机演变过程中，因为五脏分主不同的神志，故而能够解释病理现象，如肝病善怒。

“心藏脉，脉舍神”，神是生命活动的体现，包括形体和精神两个方面。脉象可以反映出机体“形”和“神”两方面的信息，脉象要素包含着机体躯体和心理状态的病态信息，在临床诊脉时要加以区分。躯体性疾病主要以形态性脉象要素为主，其次是运动态势性的脉象要素；心理疾病，最近发生的、成分活跃的心理状态以运动态势性脉象要素为主，一些久远的、长期的心理活动则以形态性脉象要素为主。

某些具体的脉象要素具有表征“形”和“神”双重意义的功能。如左关脉圆包样的凸起，在微观脉象表示胃部疾患，在心理脉象表示郁怒的心理状态。因此，在进行脉象特征分析时，要把握心理和躯体两方面的特征，以及病痛表现的整体状况。

四、取象比类

唯象论，即唯象理论，是物理学中解释物理现象时，不用其内在原因，而是用概括试验事实而得到的物理规律。唯象理论是试验现象的概括和提炼，但仍无法用已有的科学理论体系做出解释。中医学“取象比类”原则的体现即运用了唯象思维。“象”是指物体或现象的外部形状、颜色、气味、质地、构成、性质、外部的生长时间和环境、给人的细腻感觉等外部形象。“取象”就是利用人的感官整体观察或感受“象”。“比类”的过程就是运用比较、类推等方法，把特有征象相似的事物和现象归属到同一类，以构造出外部条件相同的推理模型，用以推断相同条件下事物或现象归属同一类。如脉象要素“清”是指下清澈灵透的指感，表示气血调平、思维清晰、心情舒畅、反应灵敏；脉象要素“浊”是浑浊不清、粗糙不畅的感觉，表示血液成分改变、黏滞度升高，思维迟缓，以及生活艰辛带来的负面心理影响。

五、遵循系统论的指导

脉象是机体状态的一种表征，它的功能在于机体信息的集合，是一个完整的信息系统。脉象系统的整体性表现在：脉象系统反映了完整意义上人的概貌，包括人的形、神、与社会和自然的关系等方面；脉象系统体现邪正斗争的基本特征，为临床治疗提供指导依据；脉象系统指导中医治疗，能够清晰地反映疾病的病因、病机及演变关系；脉象系统具有相对稳定性及明显的个体差异性。脉象系统存在层次、要素：疾病有人体与自然环境和谐失调、脏腑组织间功能失和、局部与整体、心理与躯体等多参照系、多变量、全方位、多角度、多层次性的特点。因此，疾病诊治中要对与疾病有关的体质、个性、外感和内伤病因、病机、病机演化、疾病、病证等层次进行逐一剖析，发现疾病过程中的主要责任因素并进行施治。脉象层次和要素之间的密切联系表现在：局部与整体联系，机体的疾病是整体状态功能紊乱在局部的表现，因此进行脉象分析时要注意二者的结合；

上下联系，反映了人体的气机升降出入状态；阴阳五行生克联系，能够判断脏腑之间的病理关系；虚实联系，能够判断机体正气和邪气之间的力量对比和因果、转化关系。

六、疾病及脉象的时序性

时序性是指事物发展的时间顺序。疾病的产生和转化是在功能、空间结构和时间序列上发生的。在禀赋的体质、个性因素的基础下，在各种境遇因素、内环境失调的相互作用下，产生的病理变化过程，最终导致疾病的发生，称为疾病过程流，疾病也是生命进程中的一个“过程流”。因此，中医的辨证论治就是对过程流的剖析，我们对疾病的认识是连续的、立体的。

脉象特征也体现了时序性原则，能够反映人从呱呱坠地到生命终结整个信息的演变。因此在脉诊过程中要分析脉象特征所出现的时序性，厘清脉象特征代表的集体内部变化的因果关系。一是要靠脉象特征的活跃程度，时间久远的脉象特征的活跃程度较差，而时间相近者脉象特征更为活跃；二是中医学理论要贯穿其中，病因脉象特征要先于病机脉象特征，病理结果方发生在最后。这样，我们就能捋顺疾病整个演变过程，为治疗寻找靶点，提高命中率。

七、辨证脉法与微观脉法相结合

中医注重整体，现代医学注重局部；中医注重功能，现代医学注重结构；中医注重疾病过程，现代医学注重疾病结果。在脉诊的微观脉法系统和辨证脉法系统中同样存在相似的问题，辨证脉法重视整体脉象的形态、位置等关系，从整体判断机体的功能状态、正邪力量对比，诊断具有模糊性的特点；微观脉法重视局部区域与现代医学中脏器的对应关系，局部区域改变特点所显现的对应脏器和组织的病变性质、数量和范围，诊断具有定位、定性准确的特点。因此，扁鹊脉学流派注重将辨证脉法和微观脉法相结合，既知晓患者的西医疾病，又明晰患者的个性、心理、病因、病机等病理过程，从而做到辨证精准，治疗有的放矢。

第五节 系统辨证脉学指导下的中医脉诊临床心智模型

“心智模型”的提出源于认知心理学对学习和教学过程的回答。在不同学科领域中，该概念又各有侧重，为适应不同的应用场景，人们对其的理解、使用各有不同。Holtrop 认为，心智模型是一个人对世界某些方面运作方式的心理表征。更具体地说，心智模型由相互关联的记忆、概念知识和因果信念组成，这些信念创造了对现实世界中事物如何运作的理解，并形成了对未来事件的预期。以教学方法而言，Barquero 给出了心理模型的概念：一种隐含的、不完整的、不精确的知识表示，即内部表征，与各个领域的规范性知识不一致，但它是有用的，因为它为主体与世界的互动提供了强大的解释和预测工具，也是可靠的知识来源，因为它来自主体自己对世界的感知和操纵经验。Johnson-Laird 给出了心理模型的一个重要特征——递归性，即表征呈动态性。一个心理模型从来都不是完整的，但随着新信息的加入，它会不断扩大和改进，引导着认知世界的不断进步。

提到“心智模型”就不得不提到“概念模型”。Norman 认为，概念模型是精确和完整的表示，与科学公认的知识边缘一致。尽管心智模型是内部的、个人的、特殊的、不完整的、不稳定的、本质上是功能性的，但概念模型是特定社群共享的外部表征，并与该社群的科学知识保持一致。在中医药领域，从来都不缺乏概念模型，如伤寒六经辨证模型、四诊八纲辨证模型、温病卫气营血辨证模型及温病三焦辨证模型等。但是相应地建立心智模型在中医教育教学和临床实践中却有极大的困难，因为中医的传承和教育教学是极为个体化的行为，难以“批量复制”、内部一致性低成为考验中医教育水平的一大难关。

如何建立起中医临床心智模型？ Greca 在文章中举了学生在学习物理

学概念时建立内部表征的例子，可能是通过以下途径建立起关于物理学的心智模型：第一种是根据已掌握的知识来解释它，从而生成混合模型；第二种是通过内部命题表征将其记忆在不相关的列表中，以通过考试评估；第三种是根据学生获得的信息构建心智模型，作者认为这种最为牵强。实际上，在中医教育教学和临床实践中这三种方式都可以见到，然而，往往学生最常运用的是前两种。第一种是用“知识”来解释“知识”，相当于在释义上做文章，以名释名，而轻视客观依据；第二种则是典型的机械记忆，俗称“死记硬背”。而往往最缺乏的就是学生获得信息的手段和运用分析的过程，这个过程就是构建心智模型的过程。这个过程也是目前最为不足、急需补齐的过程，因为它最终关乎临床效果和医疗技术水平。

中医诊断是完成从信息采集到判断分析人体状态的过程。在这个过程中，运用中医理论将所采集到的信息进行映射分析和贯穿，形成对疾病发生发展过程的整体认识。每一次临床诊断都是一次建立中医临床心智模型的体现。然而，就目前而言，中医临床心智模型的建立在中医学界并未受到重视，也未有一个严格意义上的“心智模型”被提出。这是因为，两千年来，脉诊虽被传承，但主要是临床经验的堆砌，没有形成逻辑严密的科学体系，各家脉法“精彩纷呈”，但始终缺少一个涵盖“学、治”、全方面、多层次的思维模式。系统辨证脉学以脉诊作为切入点，以现代心理学和神经生理学理论为脉象信息认识基础，深入挖掘脉象信息的感觉属性，运用中医学认识其对人体的映射功能，指导诊疗全过程。由此初步形成了脉诊的临床心智模型。

经过齐向华带领的扁鹊脉学诊法团队多年的不懈努力和不断完善，系统辨证脉学已经形成：①脉象要素与个性、体质、心理状态、病因、病机、西医疾病等之间的映射关系，即通过脉象要素的有机整合，能够形成个性、五神、心理紊乱状态、体质、病因病机、经络、西医诊断七个层次的诊断；②整合七个诊断层次形成对疾病全过程的系统认识；③科学、系统的脉诊学习方法及在其指导下建立诊疗思维的方法；④诊断层次和治疗层次之间的映射关系。以上层面贯穿了中医脉诊临床心智模型的全过程。一个初次接触系统辨证脉学的中医医生，在系统学习了该脉诊方法后，学会了提取脉象要素及脉象要素和诊断层次之间的映射关系、诊断层次和治疗层次之间的映射关系，那么他可以立即将其应用于临床实践，通过脉诊可以清楚地叙述出患者各个层面的情况，他可以立刻获得患者一定的信任，并且据此指导处方诊疗。与以往的诊疗过程相比，更加“有理有据”“直中要害”“直击根源”。相应地，患者会给予医生一定的治疗反馈，医生根据脉象要素的改变对处方经验进行总结，这就形成了个体技术及思维方式的自组织、自更新，促使其中医技术不断提高。这就是中医脉诊临床心智模型的工作过程，可以概括为：学习、训练脉象要素的提取→掌握映射关系和疾病系统观原则→临证→积累、从个性中挖掘共性→形成内部表征、促进技术提高。

系统辨证脉学指导下的中医脉诊临床心智模型的内涵重点是脉象要素和诊断层次之间的映射关系、诊断层次和治疗层次之间的映射关系及疾病系统观原则。通过齐向华多年的临证总结，将疾病的演化过程概括为情志异常→气机紊乱→结构异常→信息异常。相应地在提取脉象要素时，应当形成脉象信息系统：心理紊乱脉象—气机紊乱脉象—背景脉象—微观定位脉象—体质状态脉象。其中，心理紊乱脉象表征由因不良境遇导致情志内伤而产生的精神萎靡、烦躁焦虑、郁闷不舒、惊悸不安、思虑过度 5 种心理紊乱状态。心理紊乱状态导致气机出现运行障碍，或郁滞，或下陷，或上逆，或耗散等，因此气机紊乱脉象表征体内气机出现了运行失常。气机运行失常，就会变生寒、热、瘀血、痰浊等病理产物，这些因素相互交织、迭代，此时就会出现疾病的“背景脉象”，这是疾病表现在不同人体上的共性特征。继续发展，以上病机迭代，就会产生脏腑、组织、经络、官窍等实体结构的改变，此时就出现了可以用现代医学检查手段诊断出的“疾病”，表现在脉象上即出现了可以运用微观定位脉诊诊断的特征。最终，人体稳态被打破，人体产生的各种信息（如蛋白质的修饰和表达等）出现异常，此时会出现体质状态改变的脉象。这几个环节并非线性的因果关系，而是非线性的，往往相互交织、相互影响，也就增加了诊断的复杂性，不过，只要通过脉诊抓住主线，治疗就会得心应手。可以从改善心理紊乱状态、调节气机运行、消除病因病机、恢复正常结构、调节体质平衡等层面入手。因为心理紊乱状态及气机紊乱处于较为底层的位置，因此治疗时的着重点应放在此处，从根源消除疾病。

系统辨证脉学指导下的中医脉诊临床心智模型是一名中医医生临床活动完整的认知和实践过程，体现了充足的客观依据下逻辑严密的中医诊疗活动，该模型的提出有助于促进中医临床教学的可复制性和规范化。

第七章

特色诊断技术

第一节　系统辨证脉学特色脉诊技术

系统辨证脉学特色脉诊技术是扁鹊脉学诊法技术发展的一次飞跃。系统辨证脉学的特色脉诊是在系统论的指导下，通过手指 13 种感受器采集脉象信息，结合中医整体观念及思维方式，运用中医理论将获得的脉象信息进行整合、加工、分析，耦合成脉象系统，做出中西医诊断的过程。系统辨证脉学特色脉诊技术是对疾病过程的动态诊察，其诊断的内容涵盖 7 个方面：体质诊断、五神诊断、病因诊断、病机诊断、心理诊断、经络诊断、西医疾病诊断。在系统辨证脉学特色脉诊技术的指导下，形成了脉方相应、脉心相应、脉针相应、脉神相应等一系列治疗服务包，形成了多维度、多层次的治疗体系。

第二节　中医心理紊乱状态测评技术

一、心理脉象与 5 种心理紊乱状态

心理状态是特定时刻或时间区间内心理信息内容保持相对不变时心理系统各种要素及关系和功能存在的综合，是大脑完成一项相对独立的信息

输入、加工、输出的最小功能单位。前文已经论述了，不同的人具有不同的体质和个性，不同的体质和个性会影响人的思维方式、行为处事、心理状态，某种个性有产生特定的心理状态的倾向性。即使是遭遇相同，不同个性的人也会有不同的思维方式及不同的应对，有些人可能被激怒，有些人可能感到害怕，人体要对这些情绪、心理产生相应的调节，这就对人自身又产生了不同影响。齐向华教授最终提出了 5 种“中医心理紊乱状态”，即在特定的时刻和时间区间内，保持着异于正常中国文化背景下的心理、情绪、认知等的心理信息内容。《灵枢·本神》认为，“心藏脉，脉舍神”，故脉既为血之府，神亦舍于其中，脉象中蕴含的信息能够真实客观地反映机体的心理状态。

（一）烦躁焦虑状态

烦躁焦虑状态，表现为心境不良，自觉心中烦闷不舒、情绪不安，认为诸事不顺，难遂心意，脾气暴躁难忍，甚则焦躁不安，坐卧不宁。“烦躁”一词，首见于《素问 · 至真要大论》，“烦”即心绪不宁，“躁”即情志不安，常与某事、某人或某种躯体不适的意向性负面相关。“焦虑”是个体面对未确定的事物或有威胁性的人和情境时所产生的紧张、不安、忧虑、烦恼等不愉快的复杂情绪状态。脉象上表现为“躁”动，即在脉搏搏动的起始段和最高点出现抖动之象，多系脉搏搏动过程中的高频杂乱谐振波增加所致，这种“躁”动给诊者一种躁动不安的情绪。除此之外，还可以见到“数”“高”“短”脉象要素。脉象要素“高”表征患者交感神经较为兴奋，脉搏波轻取即可，敛降不深。脉象要素“短”表征脉搏波的每搏传播距离短，往往是脉搏波在达到高峰后下降支未结束，下一脉搏已启动。

（二）惊悸不安状态

惊、悸虽然并称，但临床表现和含义不同，《说文解字》载“惊者，骇也”“悸，心动也”。惊悸不安状态是指患者在一定时间内无明确原因或无明确事物出现的心中悸动，惊惕不安，无故多虑的心理紊乱状态，严重者不能自主的神乱现象。脉象上表现为：“悸”动，脉搏搏动时附加在血管壁上的多频率、多振幅的谐振波，给诊者以抖动、震动细颤的感觉；脉搏搏动的最高峰有匆匆滑过的悸动感，持续时间极为短暂，《金匮要略·惊悸吐衄下血胸满瘀血病脉证并治》曰“寸口脉动而弱，动即为惊，弱则为悸”，《蠢子医》中形容这种脉象为“往来如鼠窜”；来疾去疾，在脉搏的上升支和下降支陡升陡降，起落迅疾；驶，脉搏的传导速度加快。

（三）郁闷不舒状态

郁闷不舒状态是指患者因心理宣泄不够而引起的忧郁愤懑积聚于心，忧思烦冤纠结不解，而对其他事物处于迟钝和无兴趣的心理紊乱状态。患者表现为情绪低落，郁闷不舒，不善言语，幽忧寡欢。躯体行为表现为太息嗳气，肩背紧痛，腹部胀满，按之心下及胁部有抵触感。临床上这类患者大多性格内向，或有情志内伤，有不得心理宣泄的过往，分为急性应激状态和慢性应激状态。在脉象表现上，《医家心法》云“怫郁之脉，大抵多弦涩凝滞，其来也必不能缓，其去也必不肯迟，先有一种似数非数躁动之象，细体之来往不圆滑也”。急性应激愤怒状态脉象多表现为：“郁”动，多出现在左关，是一种高频、刺手的谐振波，给诊者一种麻涩不适的感觉；强、高、粗、数、浮，管壁如触气囊感，急性生气，血管壁张力高，气血充盈脉道，故出现上述脉象。慢性应激愤怒脉象多表现为：“郁”动，可出现在寸口各部，频率振幅均较急性生气的谐振波弱；沉、涩，多出现在寸关脉。

（四）思虑过度状态

正常的思虑是日常生活和工作的需要，一旦超出了正常限度则为思虑过度。思虑过度是指患者过度苦思冥想，凝神敛志的一种心理紊乱状态。思虑过度失眠的患者可为心胸狭窄之人，平素无故时多疑虑；或因工作、生活和社会诸方面不顺利，或对某事（人）的过度思念等导致思虑过度。临床表现为终日不间断地苦思冥想，不能自己控制，对其他周围的事情不感兴趣、闷闷不乐、健忘。躯体行为表现为苦思冥想貌，神识呆顿，行动迟缓，纳呆腹胀，或伴有躁动不安。思虑过度状态脉象主要包括：过度关注脉象，即对某些人或事过度关注，对周围发生的其他事情漠不关心的状态，脉象上多表现为左关尺脉敛、细，对周围组织震动减少，给诊者以孤立“挺然指下”的感觉；钟情脉，多出现于两性恋爱期间，萦思不断、钟情迷恋、心无旁骛地要实现某种目的，脉象上多表现为敛、紧，给诊者以贪婪的获得或占有的心理感受；志意持定脉象，即脑中经常不自觉地出现某些虚幻的、不切实际的想法，脉象多表现为右关尺脉“挺直”。

（五）精神萎靡状态

精神萎靡状态指患者长期处于心理紊乱状态下，气血暗耗，形神失养，出现心理、躯体上的压抑状态，精神萎靡，思维迟钝，思想懒惰。《素问·六节脏象论》云：“肝者，罢极之本。”精神紧张或过度劳累可致肝之疏泄失常，气血阻滞，气机不畅，形气精血消耗，使多脏受累发病，出现精神疲乏、困顿、抑郁和疲劳等。临床表现为心境情绪的低落，精神不振，寡言少语，恍惚，思维迟滞，意志减退，健忘，能力不足，嗜卧少力，肢体倦怠等。脉象上多表现为：起始段的怠、缓、无力，因随着现代社会生活节奏加快，竞争日益激烈，使得人们的心理压力过大，时间久则慢性消耗人的体力和精力，故而出现脉搏起始段怠、缓、无力；来怠去驶，脉搏搏动上升支怠缓无力，达到脉搏高峰后无力支撑，迅速回落。

二、5种心理紊乱状态的临床诊断

（一）烦躁焦虑状态

心理情绪烦躁不安，坐卧不宁，或卧位反复颠倒，肢体躁扰；易激惹，处于反应过度状态；心情郁闷，孤僻；虽然体温不高，但往往感觉身体发热，坐立不安，四肢颤动等焦虑性运动，口腔干燥而渴，舌红少津，脉象躁数。

（二）惊悸不安状态

心中惊悸，忐忑不安，过分焦虑，患得患失，情绪不稳定，强迫性思维，心虚怕见生人，不能独处；发作性下肢痿软，多汗，纳呆，卧起不安，视物模糊，脉象悸动。

（三）思虑过度状态

终日不间断地苦思冥想，不能自己控制，即强迫思维；对其他周围事情不感兴趣，即注意狭窄；闷闷不乐，即抑郁心境；健忘；神呆，即思维缓慢；肌肉消瘦，肢节酸软，自言自语，善忘，行迟，纳呆腹胀等，脉象结涩。

（四）郁闷不舒状态

多性格内向，或有情志内伤、情绪不得宣泄的过往；情绪低落，郁闷不舒，不善言语，郁郁寡欢；太息嗳气，肩背紧痛，腹部胀满，按之心下及胁部有抵触感，舌边尖暗红透紫，舌苔分布于偏侧，脉象郁滞不畅。

（五）精神萎靡状态

心境情绪低落，精神困倦，思维迟滞，瞑目欲眠，自感能力不足，嗜卧少力，肢体倦怠，舌胖大、苔厚腻，脉象迟缓怠慢。

三、5种心理紊乱状态评定量表与测评技术

5种心理紊乱状态的评测是依据不同心理紊乱状态的脉象特征确定其心理紊乱状态，前面已经介绍了具体内容，不再赘述。心理紊乱状态可能是交织在一起的，并不一定单独存在，只不过是某种心理紊乱状态占据主要矛盾，因此治疗时也要分清主次和演变过程。

扁鹊脉学诊法团队对5种心理紊乱状态进行了评定量表的编制。中医烦躁焦虑状态评定量表共33个条目，涉及7个因子，分别为“气郁痰盛”“心绪不宁”“热邪炎上”“气机郁滞”“热灼津液”“火热内蕴”“热邪外发”。中医郁闷不舒状态评定量表共39个条目，涉及5个因子，分别为“情绪郁闷”“神伤气怠”“气滞头面”“睡眠紊乱”“气滞躯干四肢”。中医精神萎靡状态评定量表共44个条目，涉及4个因子，分别为“神用不及”“形气不足”“神用烦乱”“阴血不足”。中医惊悸不安状态评定量表共34个条目，涉及5个因子，分别为“心惊神乱”“神用不及”“心志减退”“意的减退”“惊则气乱”。中医郁闷不舒状态评定量表共34个条目，涉及5个因子，分别为“心理行为改变”“咽喉部不适”“头面部不

适”“脾胃部不适”“颈肩部及四肢不适”。5 种心理紊乱状态评定量表的编制为中医心理紊乱状态的研究和诊断提供了规范和依据。

第三节　中医五神测评技术

扁鹊脉学诊法团队重塑的中医“五神”理论，将脉诊与五神辨治相结合，建构起适用于精神心理性疾病的系列辨治体系与诊疗新模式，为现代精神心理性疾病提供了新思路。

一、五神理论的内涵

五神学说是中医学整体观念的具体体现，是中医对机体生命活动中精神心理部分的认识。五神即神、魂、魄、意、志，它们之间相互联系、有机结合，既是人体高级生命活动的体现，又能够对人体的生命活动产生指导和调节。下面简述五神的具体内涵。

神包含三层含义：一是指天地万物变化的规律，能够主宰事物发生发展变化；二是广义之神，指人体一切生命活动的主宰及其外在表现；三是狭义之神，指人的精神、意识、思维活动，由心所生、藏舍于心，由心主宰和统御。神的功能体现在：神能够协调脏腑功能，神御精气，人体各脏腑的生理功能发挥及精、气、血、津液等有形物质的代谢需要依靠神的调控和主宰；神主任物，在心神的指导下，由五脏之神协调来接受外界事物，进而发生相应的思维过程，产生对事物的认知；神主情感，心藏神，调控和主宰着机体的一切生理功能和心理活动，产生喜、怒、忧、思、悲、恐、惊七种情绪。

魂的内涵是人与生俱来的一种本能、潜意识和注意力，包括后天逐渐学习得到的思维、推理、判断等。魂包括：认知过程，魂的强弱会通过其认知过程表现出来；潜意识，包括无意识和前意识，此处的“魂”可能更多属于无意识的范畴，指已经发生但并未达到意识状态的心理活动。

魄，指与生俱来的各种感觉、反应、反射、行为、精力及胆识等。《灵枢·本神》中所说“并精出入者谓之魄”。魄一指本能行为，即与生俱来的、不需要教导和训练的、天赋的，在人类进化路上所留下的一些行为和能力，而本能行为则指天生对刺激具有识别能力。二指精力和胆识，魄可以通过人的体魄、胆识和魄力表现出来，体魄指一个人的形体状态，胆识指一个人的胆量和见识。

在五神理论中，意的含义指思维与意向。意是思维活动的初始阶段，产生了主观意识和想法，但尚未付诸实践行动，指由心所发之意向所在，未动而欲动者。当“意”的要求强烈，就会进一步发展为志，着手付诸行动，形成真正的意志行为，转化为实践；当“意”的要求不强烈，可能就会被放弃，不会转化为实践。

志在五神理论中的内涵是由心所产生、发于人脑的有主观能动性的突出表现。志是人类思维过程的终结，对各种感官系统收集的信息进行加工、处理、判断、分析、综合、归纳，最终得出相关结论的意识思维过程。志是一种坚定的意向，专意而不移也，表示一种明确目标的意向性心理过程，持久性极强。志蕴含情绪体验和神志表现，是对客观事物的心理反应。

二、五神理论与五神评测技术

神能总统魂魄兼赅意志，统御形体。魂能参与调节神志活动及肝的功能。魄参与维持本能反应，参与调节神志活动及肺的生理活动。意可调精神、控情绪，意和则五脏安。志能调畅全身气血，调节精神意志，调和五脏阴阳。

产生五神紊乱的原因有先天禀赋异常，后天发展受阻。后天原因包括七情失调，饮食不节，劳逸过度，感受外邪，年老体衰。产生中医五神紊乱的病理变化，包括神的病理改变（神强、神弱、神乱）、魂的病理改变（魂亢、魂弱、魂乱、魂离）、意的病理改变（意亢、意弱）、志的病理改变（志亢、志弱）。

（一）中医五神系统脉诊的基础架构

中医五神系统脉诊是通过触按桡动脉，根据手指力度的变化，有效地调控脉中各类信息及其关系，成为系统获取人体五神本源信息的一种有效方法。从血管壁，脉搏波，血流分层流动的态势、速度、流利度，脉象的频率、节律、快慢、动度等多角度来获取五神要素的信息。以系统辨证脉学脉象要素为基本单元，从脉位、脉数、脉形、脉质、脉动及脉性 6 个方面进行架构。脉位包括桡动脉的横向、轴向、纵向三维结构，其中轴向分为寸上、寸、关、尺、尺下五部，横向有左右、内外，纵向有浮沉，血流层分为浅、中、深、底层，脉搏波的搏动分为起动点、升支、顶峰、降支 4 个部分。脉数包括整体脉象的节律，如迟数、结代，脉搏波的传播速度快慢，血流的速度快慢。脉形要素包括粗细、曲直、敛散。脉质要素包括厚薄、稀稠、清浊、枯荣。脉动要素包括动静、进退、高深、长短、来去、滑涩。脉性要素包括寒热、强弱、刚柔。

（二）五神要素失谐之脉症

五神偏颇，主要表现为亢及弱二极，即盛衰有余、不足。五神要素亢为强盛、过盛、有余之义。五神要素弱为少、不足之义。

1. 神要素失谐脉症　神要素主要是指感知、记忆、思维和想象等全面的认知过程，并涉及意志和情感。神要素的功能是总统并协调五神之间的平衡，以维持生命活动的正常运行。

（1）神亢：在病理上多表现为神过度有余。神亢者主要表现为情绪易兴奋，精力亢进，冲动，易激惹，语速快，声高，骂詈妄行，多动，自觉身体发热，呼吸急促，口舌干燥，少眠。其脉象主要表现为脉位为“浮”，脉“数”，脉形为“粗”，脉质为血管壁“厚”，脉动为顶峰“动”，以左寸部为主，血流层“疾”“进多退少”，脉性为“强”“热”。

（2）神弱：在病理上多表现为无神、少神、神怯弱等。神弱者主要表现为注意力减退，反应迟钝，记忆力减退，动作迟缓懈怠，消沉，言语重复，音短而细，语速缓慢，肌肉萎缩，毛发干枯焦黄，嗜卧少动。其脉象主要表现为脉位为“沉”，脉形为“散”，脉动为“怠”“高不及”“来缓去急”，血流层“缓”“进少退多”，脉性为“弱”。

2. 魂要素失谐脉症 “随神往来者谓之魂”，“魂”是潜意识的一种思维活动、初步的认知，是一种低级的精神心理活动。

（1）魂亢：指魂的生理功能较正常亢奋的一种病理状态。魂亢者性格外向，易焦虑，失眠，梦多，发热，头胀，易怒，易激惹，耳鸣，心理敏感，轻度躁狂，思维过于活跃，易妄想。其脉象主要表现为脉位为“浮”，脉“数”，脉形为“细”“直”，脉动为“动”，以左关部为主，浅层明显，血流层“急”，脉性为“强”。

（2）魂弱：指魂的生理功能较正常低下但尚未脱离机体的一种病理状态。萎靡不振，精神恍惚，虚怯不敢见人，健忘，面如苍壁，双目干涩，阴囊紧缩，筋脉拘挛。其脉象主要表现为脉位为“沉”，脉形“粗”或“细”，脉“数”或“迟”，脉动为“怠”“高不及”，血流层“缓”，脉性为“弱”。

3. 魄要素失谐脉症 “并精而出入者谓之魄”，“魄”是指与生俱来的各种感觉、反应、反射和下意识的行为，参与维持本能反应。另可指精力和胆识等。

（1）魄亢：指魄的生理功能较正常亢奋的一种病理状态。魄亢者表现为不由自主地颤动，抖动，精神恍惚，易腹泻，腹胀。其脉象主要表现为脉位为“上”，脉形为“细”“敛”，脉动为“动”，以右寸部为主，脉性为“强”。

（2）魄弱：指魄的生理功能较正常低下但尚未脱离机体的一种病理状态。魄弱者，机体的本能反应与一些精神活动得不到有效的维持，多表现为耳目昏聩，善忘，少气懒言，鼻部不适，大便不畅，粪形变细，做事犹豫，易担忧，性格懦弱、胆怯，易焦虑，对痛痒等感知能力降低。其脉象主要表现为脉位右寸“沉”，脉形为“细”，双尺部“敛”“直”，脉动为“涩”，脉性为“弱”。

4. 意要素失谐脉症 “意”由心发，“心有所忆谓之意”，是人在付诸行动之前产生的想法，但付诸行动较少，对外界信息加工处理的过程。

（1）意亢：意亢者表现为思绪较多，变化较快，敏感多疑，焦虑，强迫性思维，腹部胀满不适，汗多。其脉象主要表现为脉位为“浮”，脉形为“直”“细”“敛”，脉动为“动”，主要在右关部，脉性为“刚”。

（2）意弱：《灵枢·本神》言“脾愁忧而不解则伤意，意伤则悗乱，四肢不举，毛悴色夭，死于春”，意弱者则主要表现为“悗乱”，四肢无力不能举，专注力差，不愿思考，懒动，头晕眼花，精神恍惚，头脑昏沉，意志消沉，回避干事，短时记忆力下降，不愿与人交流，少语少动。其脉象主要表现为脉位右关“沉”，脉形为“细”，脉动为“怠”“缓”“高不及”“来缓去急”，脉性为“弱”“柔”。

5. 志要素失谐脉症　“志”是意向的进一步深化，“意之所存谓之志”，“志”是指有着明确目标的意向性心理活动，具备强烈的意愿性、坚定性，最终会将此种想法付诸行动，是思维活动的终结。

（1）志亢：性格外向，求胜欲望强烈，反应机敏，思维活跃，精神亢奋，胡思乱想，有时不能自已，易激惹，处事易过激，头昏，脑鸣，胸腹满痛，四肢僵硬，想法偏激，无法自控，性格偏执，思维易于牢定某种事物而不解。其脉象主要表现为脉形右尺“敛”，整体脉“直”“上”，脉“数”，脉动为“动”，主要在右尺部，脉性为“刚”。

（2）志弱：精神抑郁，表情淡漠，性格懦弱，心理承受能力差，反应迟钝，人际交流障碍，有时不能向他人准确地表达自己内心的想法，胆小容易受到惊吓，遇事退缩，懒动，恐惧，意志力衰退，少语。其脉象主要表现为脉位右尺“沉”，整体脉“上”，脉“数”，脉动为“高不及”，脉性为“弱”“柔”。

第四节 中医气机辨证技术

中医气机辨证技术，是扁鹊脉学流派继承传统气机理论，创新性地将中医气机运行失调分为气逆、气陷、气郁、气闭、气脱、气虚 6 种病理状态，利用系统辨证脉学技术的定性与量化综合分析，还原病机、病因，预估疗效的原创性中医特色诊断技术。中医气机辨证技术，通过测定气变导致的风、火、痰、瘀、虚等病理变量，将内隐的气机状态诊断可视化、客观化，用以判断治疗效果、指导生活调摄、精准指导临床辨证治疗。

一、脉象特征判断气逆状态

气逆是指气机当降不降，反而气上冲逆或横逆的病理状态。气逆一般是在气滞基础上进一步发展而成，但有时为阳气不足，摄纳无力导致气机上逆。气机上逆过程中，可以裹挟血液或痰浊一起逆窜于上，从而导致身体上部血郁和下部血虚改变。临证诊脉，根据脉象"上而粗"的特征，即可诊断为"气逆证"。在此基础上，根据寸部"粗""热""强""动"与尺部相对应的"细""寒""弱""涩"脉象要素之间的联系，则可以进行气逆证程度的判断。根据寸部"热""强"脉象要素所表现出的程度，则可以进行气逆证虚、实性质的判断。根据脉象显现出的"粗"的部位，则可以做出定位诊断。气逆易发生在肺、肝与胃，如肝气冲逆可见左寸粗，肺气逆可见右寸粗，肝气犯胃可见右关脉粗，肝木客脾则右尺脉粗。如果在脉象"粗"的部位同时表现"滑"，则为气逆挟痰证。如果在脉象"粗"的部位又表现"热"，则为气逆挟热上攻证。

二、脉象特征判断气陷状态

气陷有气虚无力升举、清阳之气下陷的虚证，也有气机倾注停滞的实证。气机下陷常导致气血挟湿浊或湿热下注，以及机体上部气血不足。临证诊脉，根据脉象“下而粗”的特征，即可诊断为气陷证。在此基础上，根据尺部“粗”“热”“强”“动”与寸部相对应的“细”“寒”“弱”之间的联系，则可以进行气陷证程度的判断。根据尺部“热”“强”的程度，则可以进行气陷证虚、实性质的判断。如果尺部“热”“强”比较突出，则为思慕气陷或性情怠惰，气机不升证。如果“热”“强”不突出者，则为气虚气陷证。如果寸部“寒”“弱”“细”和整体脉“进少退多”明显，则为气血下沉，上焦气血亏虚证。如果尺部“热”而“滑”突出者，则为机体下部气血郁滞化热证。

三、脉象特征判断气郁状态

气郁是指气行不畅，郁滞不通的病理状态，可发生于机体某个特定部位，也可发生于整体。气郁可出现局部脉象的“动”“涩”“沉”“缓”，也可出现整体脉象的“动”“涩”“沉”“短”“浊”。临证诊脉，根据脉象“动”“涩”“沉”的特征，即可做出气郁证的病机诊断。在此基础上，根据兼见脉象要素的差异可以辨别出不同的证候组群。根据这些特征所突出的部位，就可以进行气郁的定位诊断。气郁易发生在肝、脾胃、肺和经络。肝主疏泄，肝郁气滞，临床常表现为四肢厥冷、项背肌肉紧张、肿胀、口腔溃疡等，表现为左关的“涩”“缓”“沉”。肺气壅滞，胸部胀闷，表现为右寸的“涩”“缓”“沉”。脾胃气滞，饮食水谷不能正常受纳腐熟，水液不能正常输布，则易出现腹胀、便溏、食欲不振、水肿等症状。脉象表现为右关“动”“涩”“沉”“缓”。如果在“沉、动、涩”基础上又表现“热”，则为气郁化火证；如果又表现“稠”或“滑”，则为气滞痰郁证或气滞水停证；如果“涩”特别突出者，则为气滞血瘀证。

四、脉象特征判断气闭状态

气闭是指气的外出与纳入受阻，闭塞不畅的状态。气闭常在气滞基础上发展而来。气闭则升降出入障碍，神机不能随气达于外而内闭；或气机痹阻产生痰浊、瘀血。气的出入通行受阻，闭塞不畅，不能外出肌表则脉

"沉而强"。血液受阻运行不畅，脉象"进少退多""来驶去驶""短"。气机闭阻，产生痰浊、瘀血，脉象在气闭脉象的基础上又有相应部位脉"涩""凸"。神机不能随气达于外而内闭则脉"浊"。临证诊脉，根据脉象"沉而强"的特征，则可诊断为"气闭证"。结合脉象中出现的病因特征，可以判断气闭证出现的原因。

五、脉象特征判断气脱状态

气脱是气散之甚者。气散是因邪气猛烈、正气暴伤，或长期耗损、正气衰竭，或大汗、大吐、大出血致气随液脱、气随血脱等，导致气出太过或内纳不及，正气不能内收而有泻脱之趋。气散日久不愈，可发展为气脱，出现正气不能内守而外逸脱失的危重病理变化，常常表现为几个脏腑迅速、相继出现气机衰竭的情况，并伴有神志改变。正气不能内守而外逸脱失，气脱鼓动脉道不利，脉现"弱""细"。气脱外散不能内敛则"散""浮"。气脱至极，气不接续，出现心律不齐，则脉"结""代"。晚期气脱，无力鼓动外出，阳气亡失，脏腑功能衰竭，脉"沉""迟"。临证诊脉，根据脉象"弱而散"的特征，结合"结""代"及"浮""沉""迟""数"之间的变幻无常，即可诊断为气脱证。根据以上脉象要素的不同系统联系，可以判断出气脱的程度。

六、脉象特征判断气虚状态

气虚是由气的生成不足或消耗太过导致的。气的生成主要责之于肺、脾、肾，主要表现为心、肺、脾、肾四脏的脏气亏虚。严重的气虚可以向气散、气脱转化。气虚的脉象要素特征为"散""弱""怠"，但程度要轻于气散、气脱。腑气虚定位在相应的脏腑位置。当脏腑功能不足时，相应的部位出现"沉、细"，如心气虚可见左寸脉沉、细。气虚无力推动血液运行，而兼见"涩"，则为气虚血瘀证。气虚无力推动津液运行，而化生水湿痰饮，根据水饮的性质差别而兼见"滑""稠""浊"等要素。

第五节　中医经络功能状态测评技术

中医经络测评技术，是取传统经络学说精华，融合现代解剖学结构功能理论，以触诊精准明确定位人体痹阻穴位、区域及治疗靶点，并连点成线、成面，用于系统指导临床诊疗的原创性特色中医技术。在系统辨证脉学技术的指导下，能够辨别经气逆乱位点和阻滞点，分经辨证、循经施治，以药物、针具、肢体等直击堵塞、病变之经络穴位，即刻疏通调畅经络之气，充分调动人体自身强大的自愈功能，临床疗效快速、明显。

获得经络病理改变体征主要通过望、闻、问、切四诊合参来进行，其中切诊最为关键。脉诊经络诊查首先是对寸口气血情况的探查，运用系统辨证脉学通过脉诊感受寸口局部气血运行的流畅程度来对肢体上的气血凝滞部位进行定位，然后对具体经络病变部位进行触诊来探寻阳性反应点，即筋结点。筋结点是机体结缔组织病变后形成的有形可查的临床表现，为经络阻闭证的阳性成分。脉诊经络诊查操作方法如下：患者全身放松，双臂自然伸直置于身体两侧，取仰卧位或俯卧位，无枕头等辅助支撑；诊察者保持双手温暖、精力集中，用拇指、食指或中指仔细触摸，细心体会手下的感觉以发现经络局部的阳性反应物。具体触诊采用的手法有以下几种。①滑动法，用轻而渗透之力以拇指指腹沿诊察部位滑动，此法主要用于探查皮肤的温度、隆起、结节等。②按揉法，用稍重的指力按揉所查部位以探查皮肤的凹陷、隆起、紧张度及结节、条索等组织改变。③推压、点压法，浅表部位用拇指指腹或指尖，边移动、边点压，询问患者是否有压痛或酸、麻、胀、痛的感觉，深部组织用拇指指腹用重力均匀推压所查部位。

因此，中医经络测评技术就是发挥系统辨证脉学导航的作用，对筋结点出现的经络或部位进行初步定位，然后通过触诊仔细找寻筋结点的位置，能够评估病变程度与气血运行状态，并且直接针对此筋结点病灶施以适当手法进行治疗。

团队成员吕玉婷研究发现，在郁闷不舒状态经络阻闭证患者中，筋结点多位于肌肉的起止点、肌腹、筋膜，如足背部、髂前上棘、股骨和胫骨内外侧深等都是多发区域，股内侧下 1/3 的阴包穴附近，腓肠肌两侧肌腹之间的承筋穴附近，腓肠肌两侧肌腹交界下端的承山穴附近，足背部太冲穴、丘墟穴、足临泣穴附近。在较长肌腹或肌腹边缘，筋结点主要呈线状分布，如髂胫束后缘、股四头肌及缝匠肌。主要筋结点集中在胸骨区，锁骨一线，左锁骨中线至腋前线第三、四肋间，包括锁骨下窝和胸肌区，如膻中、天突、神封、灵墟、屋翳、气户、库房、云门、中府、天鼎等穴附近。背部主要分布于冈下肌、上斜方肌、肩峰下、肩胛骨外侧缘。筋结点的分布与经筋走行密切关联，手三阳经筋从手走头，其循行所过，恰为头部颞区和臂前区；足三阳经筋的循行路线较长，但都经过项背部，而且足太阳经筋更是超过其经脉的循行范围，“从腋后外廉，结于肩髃”，对应胸部筋结点位置，大腿内侧的足三阴经筋经过或交集处对应下肢内侧。总结这些筋结点的位置规律对临床治疗有着重要的启示。

第八章
特色治疗技术

第一节　中医内治辨治技术
——脉诊指导下的用药原则

一、以脉定方，平脉加减

系统辨证脉学指导下的“脉方相应”的基础是在治疗疾病时首先要找到疾病的病机和证候，要确定病机和证候就要找到客观的证据，依据这些客观的证据进行推理分析，得出疾病的病机和证候，从而给出相应的治法。这个过程沿着“脉－证－治”的思路进行分析。脉象要素与疾病的病因、病机、病位、证候之间有映射关系，通过脉象要素的耦合，能够做出一系列的分析和诊断，我们称之为“平脉辨证”。通过“平脉”得出证候及治法，在治法的指导下开出方剂。方剂以中医理论及疾病的病因病机为依据，按照严格的组方配伍规律配伍而成。因此，扁鹊脉学诊法遵循“以脉定方，平脉加减”的原则，正是基于“证从脉出”和“方从证出”的逻辑关系。这能够使临床处方用药有据可依，“言必有物，事必有征”，用药更加准确、客观；能够更加清楚地解释方、药的治疗作用机制；促进脉象的客观化、现代化研究。

在临证时需要遵循 4 个原则。①根据整体脉象特征选择方剂类别。例如，整体脉象要素为刚、敛，表征感受外邪束表，应选用解表类方剂。②根据脉象体现的病机层次进行方剂的进一步细化。整体脉象要素见寒、动，寸略浮，则为风寒外束、腠理郁闭的实证，选用麻黄汤类方。若整体脉象见寒，寸关部寒、稀、滑，则为风寒束表，内有水饮停聚，选用小青龙汤。若整体脉象要素兼沉、动，寸关脉稠、滑、热、疾，则为外受风寒之邪束表，内里酿生肺部痰热，选用麻杏石甘汤。③根据脉象所体现的病机层次关系进行药物配伍的调整。若整体脉象刚、敛、细、数、枯，为素体阴虚外感风寒证。比较阴虚和感受寒邪的轻重，在养阴的基础上适当配伍解表散寒之品；若阴虚明显，而感寒时间较长，也可单用养阴之品。④根据脉象要素进行个别药物的加减。如麻杏石甘汤证，整体脉象刚、敛、沉、动，寸脉稠、滑、热、疾，兼见麻涩样凸点，表征咽喉感染较重，可加牛蒡子、板蓝根等清热利咽之品。根据以上原则，脉象要素耦合形成的脉象系统与疾病的病因病机系统层层对应，能够提高中药的临床疗效。

二、将脉象变化作为疗效依据

脉象要素是在偏离“中和”状态下产生的偏颇，成对出现，故而《内经》言“可诊有过之脉”。各种治疗手段的目的就是“纠偏”，使患者恢复调节自我平衡的能力，逐渐向“中和态”靠近。因此，治疗起效的标志是脉象要素逐渐消失或变得不明显。如原本患者脉象要素为细、敛，经过一定的治疗后，脉管的可扩张度变高，又不是向“散”发展，脉管变粗，与形体相适应，证明治疗是有效的。如原本脉象要素为下、沉、进少退多、怠，经过一定的治疗后，仍为下、沉、进少退多、怠，改善不明显，这就表明处方不对症，效果不佳，应考虑更换治疗方案。

第二节　系统辨证针法技术

——脉诊指导下的针灸操作

一、以脉定穴，脉针相应

系统辨证脉针技术，是在系统辨证脉学诊法指导下的针刺技术。依据系统辨证脉学的五带六区七层定位诊断，结合脉象要素定性诊断，能够判断出患者经络阻滞点及其背后的病因病机，并据此施以针刺。如患者头痛，脉象要素为疾、细、敛、上、进多退少，表明患者个性急躁，肝阳上亢导致头痛，治以平肝潜阳，针刺太冲、合谷等穴。

二、脉诊指导下的针刺治疗

（一）头针疗法

头针，又称头皮针，是指采用毫针或其他针具刺激头部特定部位以治疗全身病症的一种方法。常用的传统头皮针法有焦氏头皮针、朱氏头皮针等。

系统辨证脉学指导下的改良头针疗法，是通过脉诊定位病变脏腑及经络部位，结合系统的功能及五神、心理等状态的评定，根据“分区定经，经上选穴，结合传统穴位透刺方法”的原则，选取对应的脑功能区在头部投射区域全息对应的穴位，采用针刺方法达到治疗全身疾病的作用。例如，寸外侧刚、凸，表示患者肩背部肌肉、筋膜紧张，肩背部疼痛；且有郁动谐振波，表示患者生闷气、郁闷。对应头针疗法，可采用针刺顶旁2线、额中线，或取神庭、本神等穴。

头针疗法可用于治疗中枢神经系统疾患，如脑血管病所致偏瘫、失语、假性延髓性麻痹、脑炎后遗症、颅脑外伤后遗症等；疼痛和感觉异常病症，如头痛、三叉神经痛、颈项痛、肩痛、腰背痛、坐骨神经痛、胆绞痛、胃痛等；对高血压、冠心病、抑郁症、功能性腹泻等病症也有较好的疗效。

（二）腹针疗法

腹针是薄智云在继承祖国传统医学理论的基础上，结合现代医学对经络的研究成果，以中医理论为基础，以神阙调控系统为核心，通过刺激腹部经络、穴位，调节脏腑失衡来治疗全身疾病的一种全新的针灸方法。它是一种调整局部，平衡全身的疗法。

腹针疗法在治疗疾病时，提出“调理脏腑入手，兼顾经脉局部”的原则，强调先调脏腑以产生气血，再调经络以输布气血，再调局部以使用气血，故而能达到立竿见影的效果。这种当脏腑之间的平衡有序后，再由脏腑之气对局部进行二次再调整的过程，称之为“气至病所”。“气至病所”有一定的弛豫时间，但却有较好的稳定性，从而使腹针疗法治疗慢性病、疑难病具有稳定而持续的效果。腹针疗法采取循经取穴法、定位取穴法、八廓辨证取穴法。临床既可单独使用，又可配合使用，互补不足。针刺时，使用天、地、人三部针刺法，可根据病情轻重、病位深浅，调节不同的外周或内脏系统，使腹针成为一个多元化、多层次的综合治疗体系。因此，腹针疗法的取穴和刺法在系统辨证脉学诊法的指导下，能够提高选穴的准确性，从而极大地提高疗效。例如，患者寸上中间部位见凸、热，可知患者有鼻炎，此时可针刺腹部鼻炎点，热表示患者鼻炎为郁热导致，采取中刺的方法进行清热，可以取得较好效果。

腹针疗法应用广泛，可用于治疗关节筋骨疾病，如落枕、颈椎病、肩周炎、腰背痛等；心脑血管系统疾病，如脑血管病及其后遗症等；神经系统疾病，如面瘫、三叉神经痛、神经性头痛等；消化系统疾病，如胃炎、消化不良、便秘、腹泻等；呼吸系统疾病，如过敏性鼻炎、支气管哮喘等；内分泌及泌尿系统疾病，如月经不调、更年期综合征、遗尿、糖尿病等；五官及外科疾病，如咽炎、牙痛、荨麻疹、带状疱疹等。

（三）脐针疗法

李时珍言：“脐者，人之命蒂也。以其当心肾之中，前直神阙，后直命门，故谓之脐。一点真元，属之命门丹田。”传统的脐针定位方法有压痛点定位进针法、按压皮下结节法、脐八卦全息进针法、五行生克制化进针法、脐地支进针法、脐洛书全息进针法。除了选取压痛点、结节点外，对于脏腑病证可以应用全息或在五行理论指导下进行治疗。在系统辨证脉学脉诊指导下，能够直接诊察病变脏腑、经络，明确机体功能状态，结合脐针直接选取脐周对应病变脏腑的部位，明确针刺方向，确定穴位组方，用以调阴阳、理脏腑、除疾病。脐与消化系统、循环系统、呼吸系统、免疫系统等关系密切，对相应系统疾病的治疗效果明显，脐针还可以处理一些急性疾病，如急性腰扭伤等，达到消肿止痛的目的。例如，脉象要素在右关见弱、凉、细，表明患者脾胃虚寒，可以根据脐针全息方法在脾胃对应点进行针刺。

第三节　疏解经筋技术

一、何为疏解经筋技术

经络病变与心理情志因素存在重要相关性，心神变动而致气机紊乱，一则窜经、窜络，而成郁、成结；一则精血津液输布失常，成痰、成瘀，二者均可瘀阻经络，致疾病发生。根据这一理论，形成“心理 – 气机 – 经络 – 脏腑 – 疾病”的系统疾病过程论和“形神一体”的疾病观。疾病产生时，经络中气血壅盛或虚惫，出现明显的反应“点”，通过客观的辨证诊断技术，把握疾病发生的“源头节点”，区别于“以痛为腧”，在这些部位应用对应的治疗技术，起到调节疾病关键节点的作用。

运用脉诊技术、原创的人体功能状态评价工具、前述的经络诊察技术，对人体经络痹阻部位进行系统评价及定位，运用手法等治疗手段，直接作用于经络痹阻“源点”，解除壅塞，畅达气机，起到调节心理紊乱状态、畅达全身气机、重新分布气血、调节未病状态，最终达到“治形以调神”的目的，实现系统评定、精准治疗。

二、疏解经筋技术的具体内容

（一）黄柏木调经法

黄柏木调经法是应用黄柏木在经络、筋结点等部位施以一定的力，以达到疏通经络、疏解筋结的作用。根据系统辨证脉学脉诊指导，寻找病变经络及筋结点，根据病变经络和筋结点所处位置的不同，选取大小合适的黄柏木棍对病变经络和筋结点进行疏解操作（图 8–1）。

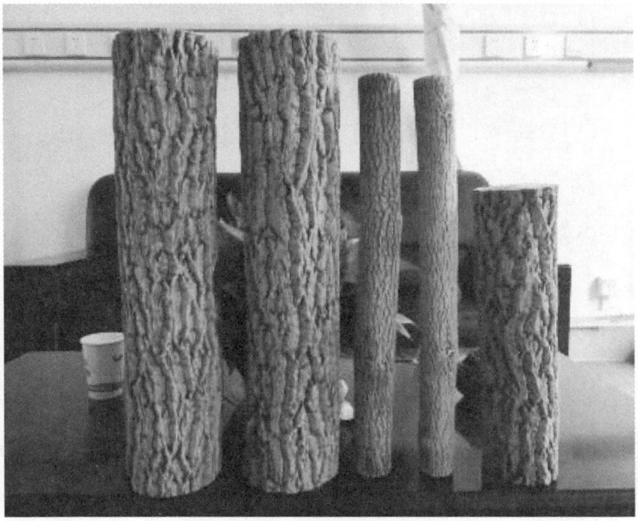

图 8–1　黄柏木调经棍

（二）拨筋疗法

拨筋疗法可以松解肌肉的筋结，疏通经络，调节人体的气血循环。面部拨筋可以促进面部的血液循环，加速面部经络中堆积的代谢产物及毒素排出，使面色显得红润有光泽。而肩颈部、腰骶部及四肢部位拨筋可改善肌肉僵硬、酸痛、活动障碍。根据系统辨证脉学脉诊指导，寻找病变经络及筋结点，在相应的部位上施以适当的力在与肌纤维垂直的方向来回拨动，其状如弹拨琴弦，将筋结点松解或将筋络恢复原位，以达到纠正结构紊乱的目的。

（三）刮痧与易罐疗法

刮痧疗法是用边缘光滑的刮痧板等工具，蘸刮痧油或清水在体表部位由上而下、由内向外反复刮动，用以治疗疾病。刮痧能够宣通气血、发汗解表、舒筋活络、调理脾胃、解热镇痛，而五脏之俞穴皆分布于背部，刮治后可使脏腑秽浊之气通达于外，促使周身气血流畅，逐邪外出。刮痧部位多选择背部、颈部、胸部、四肢等，印堂和太阳穴可采用揪痧法。

易罐疗法是根据拔火罐的原理，使用由硅胶或天然胶经硫化制作的易罐，使用时不必用火点燃及借用其他工具，可以随意吸附在颈项、四肢关节或皮肤褶皱处等，并且在关节运动时可以随之变形。通过排除罐中的空气而产生负压，使之吸附于皮肤表面，引起局部组织充血和皮内轻微瘀血，对机体形成良性刺激，从而起到改善局部血液循环和气体交换，促进机体功能恢复，调节人体微循环，排出代谢废物，加快新陈代谢的作用。易罐除了有传统火罐的功效外，使用者还可利用其吸附力提起表面软组织做牵拉皮肤运动，可以减轻神经、肌肉、韧带、血管和筋膜受到的压迫，刺激穴位，调节经络，有助于消除疲劳及舒缓病症带来的不适。

刮痧和易罐疗法的治疗部位不是随便选择的，治疗部位、使用的补泻手法及手法的轻重需要在系统辨证脉学的指导下选择。例如，在患者的寸脉摸到散及热辐射感，表明患者中暑，这时可以采取大椎刮痧的方法，以达到宣通气血、清热解暑的作用；根据系统辨证脉学五部六区七层五带定位法，侧带的刚、寒对应腋后线和腋前线之间的部位，是足少阳胆经分布循行的部位，表明足少阳胆经受寒，给予胆经刮痧或风市等穴位易罐疗法以排除寒气。这样，在系统辨证脉学指导下的刮痧和易罐疗法能够直达病所，快速、准确解除患者痛苦，提高临床疗效。

第四节　系统辨证灸法

一、凭脉施灸

灸法是我国传统医学外治法中的温热疗法，具有温散寒邪、温通经络、活血逐痹、回阳固脱、升阳举陷、消瘀散结及防病保健的功效。现代实验研究也表明，灸法可调整脏腑功能，促进人体新陈代谢，提高机体的免疫功能，以防病治病，延年益寿。灸法的施灸材料主要是艾叶制成的艾绒。《本草纲目》言：“艾叶生则微苦太辛，熟则微辛太苦，生温熟热，纯阳也。可以取太阳真火，可以回垂绝元阳。服之则走三阴，而逐一切寒湿，转肃杀之气为融和。灸之则透诸经，而治百种病邪，起沉疴之人为康泰，其功亦大矣。”点燃艾绒施灸能够将艾的药性通过体表穴位渗透到体内，从而起治疗作用。灸法包括艾炷灸、艾条灸、温针灸、温灸器灸。

系统辨证灸法是在中医学理论指导下，结合系统辨证脉学，确立施灸的原则和方法。常用的艾灸穴位有百会、膻中、中脘、神阙、关元、足三里、涌泉、大椎、至阳、命门、曲骨等。常用穴区是以上述穴位为中心的区域。常用穴线主要有膀胱经、胆经、督脉、任脉、带脉等。

二、灸法的具体内容

（一）循经灸法

循经灸法是灸法的一种，是对隔物灸法的扩展，是在中医学理论的指导下，通过望闻问切四诊合参或通过系统辨证脉学诊断疾病的本质病位所在、病性所属，选择合适的介质（姜、蒜、药粉、药膏等），在病位所在施以灸法，以达到治疗疾病、未病先防目的的外治疗法。临床常根据病机、病位选择循经灸的施灸部位，施灸部位常呈单穴分布，或呈穴线（经络）分布，或呈穴区分布。临床上根据施灸部位的大小，分为穴位灸、穴区灸及穴线灸。

1. 百会穴区 适应证：气虚气陷证。主要临床表现：乏力，短气，声音低弱，头晕，听力减退，味觉减退等上气不足、清气不升之证。系统辨证脉学脉象特征：下、弱（寸更弱）、寸细尺粗。艾灸起到升提气机的功效。操作注意事项：针对气虚气陷证，应口服益气升提中药，艾灸百会穴治疗时，可配合艾灸膻中穴，效果更佳。艾灸时，小火慢灸，灸时1小时。

2. 膻中穴区 适应证：胸中大气郁滞，胸阳痹阻证。主要临床表现：胸闷，心悸，烦躁，失眠（主要表现为浅睡眠、多梦），或胸不任重物；或憋喘，既往有过敏性支气管炎病史。系统辨证脉学脉象特征：双寸脉沉、强、热、稠、涩。艾灸起到开通胸阳，扩胸理气的功效。操作注意事项：中火慢灸，灸时30分钟。

3. 涌泉穴区 适应证：各种原因引起的下焦阳气不足，肝阳上亢证。主要临床表现：头晕，头痛，耳鸣，目赤流泪，口舌生疮等肝阳上亢症状；腰膝酸软冷痛，带下稀白，女子月经不调，男子阳事不举，不孕不育等下焦阳气不足症状。系统辨证脉学脉象特征：整体脉象要素表现为上、来驶去怠、高太多深不及、疾、进多退少；局部脉象要素为寸粗、强、热、浮、动、滑，尺细、弱、寒、静、涩。艾灸起到温补下焦，引火下行的功效。操作注意事项：温补下焦方制作穴位敷贴贴于双侧涌泉，中火慢灸，持续30分钟。结合关元穴温灸，引火下行效果更佳。

4. 至阳穴区 适应证：思虑过度状态，气机闭结证。主要临床表现：不能自持地过度关注某件事或某个人，肢体束紧感，头痛，失眠，劳累乏力等。系统辨证脉学脉象特征：思动、敛、左侧尺脉及关脉敛重。艾灸起到解思定虑，宣散气结的功效。操作注意事项：温阳达表方制作穴位敷贴贴于至阳穴，中火慢灸，持续30分钟。

5. 双下肢胆经穴线 适应证：双下肢胆经痹阻证。主要临床表现：双下肢胆经走行区域肌肉张力增加，或出现板结、压痛点，患者自觉双下肢外侧拘急不适。系统辨证脉学脉象特征：双尺脉外侧血管壁刚、敛、寒，血流层涩。艾灸起到温通经络的功效。操作过程：①将生姜切块，入粉碎机打成细姜末，用手将姜末中的姜汁挤干，并团成直径约 10 cm 的姜团，需 5 个姜团。②根据脉象判定导致双下肢胆经痹阻的原因，开具针对病因的中药外用方剂，制作成粉末，以姜汁和成药泥制成通络膏。③用压舌板沿经络所过涂通络膏，厚度约 2 cm；将龙骨灸盒放置于通络膏上，龙骨灸盒的中央对准通络膏。④铺姜泥，将姜团依次放置于龙骨灸盒中，并依次压实，不能有裂缝，姜泥厚度超过 3 cm，并在中间稍压一条浅沟。⑤搓艾绒，将艾绒搓成桃核大小、纺锤状，首尾依次相连，放置于姜泥压的浅沟中。⑥点艾绒，依次点燃艾绒团，任其无明火自燃。⑦添艾绒，第一壮艾绒燃完后，继续加第二壮，隔 1 个放 1 个艾绒团，数量是第一壮的 1/2，任其自燃。⑧添艾绒，第二壮艾绒燃完后继续加第三壮，数量与第二壮相同，任其自燃。⑨撤灸盒，冷却后撤下灸盒，并用湿温布擦净通络膏。

（二）脐灸法

脐灸作为中医独具特色的一种外治方法，是在神阙穴上进行隔药灸，借助艾火的纯阳热力透入肌肤、刺激组织，以达到调和气血、疏通经络的功效。中医认为，肚脐为神阙穴，该穴是经络之总枢，经气之汇海，能司管人体诸经百脉。清初王宏翰《医学原始》曰：“人之始生，生于脐与命门，故为十二经脉始生，五脏六腑之形成故也。”神阙穴与奇经八脉亦息息相关。任脉行于人体腹部正中，为“阴脉之海”，过神阙。任脉与督脉相交汇，督脉为“阳脉之海”，行于人体背部正中线上，与任脉表里呼应。冲脉为“十二经脉之海”，起于气街，并与肾经共同挟脐上行。带脉“总束诸脉”，绕人体腹部 1 周。齐永认为脐为人体最大的全息元，将脐离、坤、兑、乾、坎、艮、震、巽 8 个方位，对应心、脾、肺、大肠、肾、胃、肝、胆、心 8 个脏腑。因此，艾灸脐部能调节脏腑和经络的功能，具有灸一穴而事半功倍的作用。系统辨证脉象特征：寒证见双关下至尺上，脉敛、寒、稠、涩；虚证见双关下至尺上，脉弱、散、沉、高不及深太过、怠；水饮停聚见滑、稀、寒，脉管壁边界不清。在系统辨证脉学指导下的脐灸法具有以下特色：凭脉判断是否适合脐灸法，对于寒证、虚证、水饮停聚等证较为适宜；凭脉判断具体的施灸方法，如隔姜、隔药、壮数、施灸时间、疗程等；凭脉判断病情的转归。

（三）药泥灸

药泥灸是融合透皮给药、温敷疗法、药物外敷等方法，在传统蜡灸的基础上用矿物泥加以具有活血化瘀、散寒除湿等作用的中草药粉配制而成。因其含有矿物泥，柔韧性强，可塑性好，可随意贴敷在身体的任何部位。将药泥贴敷在治疗部位，通过温热作用渗透皮肤、打通经络，充分发挥药物的疗效，起到温通经络、活血化瘀、抗炎、祛风散寒、除湿的作用。药泥灸具有安全、直达患处、作用范围大、温热作用强、持续时间久、舒适无痛苦等特点，在临床中广泛应用。在系统辨证脉学指导下的药泥灸具有以下特色：首先平脉判断是否适合药泥灸，对于脉象要素见热、稠、散、枯等不适宜使用药泥灸；脉象要素见寒、涩、稀，局部刚、敛，多适宜风寒湿证、痛证、水饮停聚、经络不通等证；凭脉判断药泥灸的药物组方，选用散寒除湿、活血化瘀、祛风除湿、缓急止痛、利水消肿等不同治法；凭脉判断药泥灸具体的施灸方法，如部位、施灸时间、疗程等；凭脉判断病情的转归。

第四篇

经典验案

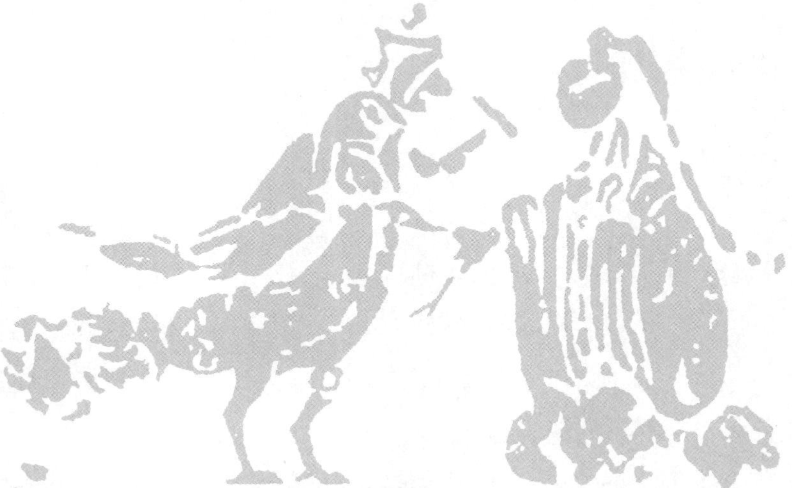

第九章

肺系、脾系疾病

一、咳嗽

周某，女，44 岁。2022 年 7 月 25 日初诊。

【主诉】咳嗽 2 个月。

【现病史】患者 2 个月前无明显诱因出现咳嗽、咳痰，单位体检示肺结节、肾结节、桥本甲状腺炎，欲行进一步专科诊治，遂来就诊。现症见：服止咳药后咳嗽减轻，近日咳痰减少，易疲乏，纳一般，食欲差，眠可，易醒，小便调，大便稀。舌红，苔白腻。

【既往史】无特殊病史。

【脉象】整体脉象：左手脉象细、敛；右手脉象细、敛、下。局部脉象：右侧寸脉敛、有气泡感，脉下。

【诊断】咳嗽；气郁血瘀证。

【治法】行气解郁，化瘀散结。

【处方】

1. 中药　血府逐瘀汤加减。桃仁 9 g，红花 9 g，当归 15 g，熟地黄 20 g，川牛膝 15 g，川芎 15 g，桔梗 12 g，白芍 12 g，枳壳 12 g，甘草 6 g，柴胡 12 g，黄芩 12 g，知母 15 g，徐长卿 20 g。14 剂，水煎服，日 1 剂。

2. 针刺　合谷、列缺、肺俞。

2022 年 8 月 8 日二诊：服药效佳，咳嗽减轻，睡眠改善，仍纳差。更改处方为桃仁 9 g，红花 9 g，当归 15 g，熟地黄 20 g，川牛膝 15 g，川芎 15 g，桔梗 12 g，白芍 12 g，枳壳 15 g，甘草 6 g，柴胡 12 g，山药 20 g，薏苡仁 12 g，莲子 9 g，人参 12 g（单包）。14 剂，水煎服，日 1 剂。针刺合谷、列缺、肺俞。2周后电话随访，患者自述二诊后明显好转。

按语：患者自述胸前时常有肿胀刺痛感，为气机郁结、血瘀胸中所致，结合脉象中“敛”的要素，患者心理张力较高，时常烦躁，气郁于内，寸脉中血管壁模糊、边缘不清，血流中气泡感，为易生结节体质表现。

本病以行气解郁，化瘀散结为治则。《血证论》云：“须知痰水之壅，由瘀血使然。但去瘀血，则痰水自消，宜代抵当丸加云茯苓、法半夏，轻则用血府逐瘀汤加葶苈、苏子。”故方选血府逐瘀汤加减，宣肺行气。方中当归、桃仁、红花、川芎活血祛瘀；熟地黄配当归、白芍养血和血，祛瘀而不伤阴血；牛膝祛瘀而通血脉，并引瘀血下行；加入柴胡疏肝解郁，升举阳气；黄芩清热燥湿；知母滋阴润燥；徐长卿祛风止痛；甘草调和诸药。全方用药活血与行气相伍，行血分瘀滞同时解气分郁结，祛瘀养血，活血行气，升降兼顾，升达清阳，降泄下行，使气血和调。行针灸治疗后针感明显，自述呼吸改善，呼吸深度加深，背部发热，皮肤有明显湿冷感。

二、胃痞、胃胀

案1：曹某，男，47岁。2022年7月5日初诊。

【主诉】反酸3年。

【现病史】患者于3年前无明显诱因出现反酸、呃逆。现症见：反酸，伴胸胁疼痛，晨起腰腹部发凉，情绪焦虑，偶有头痛，纳眠可，小便急，大便调。舌质红。

【既往史】高血压病史7年。

【脉象】整体脉象：左手脉象燥动、郁动、涩；右手脉象细、敛、疾。局部脉象：右关凸。

【诊断】胃痞；肝气犯胃证。

【治法】疏肝理气，行气和胃。

【处方】

1. 中药　半夏厚朴汤加减。半夏9 g，茯苓20 g，生姜15 g，厚朴

12 g，紫苏叶 15 g，柴胡 12 g，枳壳 12 g，蝉蜕 6 g，柏子仁 12 g，桑白皮 20 g，僵蚕 12 g。14 剂，水煎服，日 1 剂。

2. 针刺　阳陵泉、内关、肩井。

按语：患者反酸主要因心理压力大，心情过于焦虑导致。焦虑症患者往往将事情向坏的、恶化的方向忌考，患者母亲早年患胃癌去世，因伤心和担心癌症遗传因素等导致了患者上述症状的出现。不同心理状态的各种姿态表现，在形态学、行为学和心理学上是一体的，脉象中的细、敛、燥动、疾要素反映患者平素紧张焦虑，心情总是悬而不下，担心忧虑过多；涩、郁动的脉象要素体现其体内气郁，故而患者胸前发凉，为前胸气机堵塞导致，负面情绪影响致晨起腰腹部发凉，肝气不调，横窜犯胃。

方选半夏厚朴汤疏肝理气，佐以安神化痰药物，缓解焦虑头痛，同时辅助宽胸散结。方中半夏化痰开结，和胃降逆，厚朴行气开郁，下气除满，同为君药；紫苏叶助半夏、厚朴宽胸畅中、宣通郁气，茯苓助半夏化痰，生姜助半夏和中化痰，且解半夏之毒性，同为臣药。在半夏厚朴汤基础上加入蝉蜕、僵蚕止痉；柴胡、枳壳解郁调肝，顺气和胃；桑白皮利水消肿；柏子仁养心安神。诸药合用，疏肝理气止痛。针灸治疗后患者自述焦虑感减轻，反酸感缓解。

案 2：黄某，男，39 岁。2022 年 7 月 11 日初诊。

【主诉】反复胃部胀气 10 余年，加重 1 个月。

【现病史】患者自述于 10 余年前因饮酒过度、饮食不节出现胃部胀气，2021 年 7 月于某医院行胃肠镜检查，结果显示浅表性胃炎，于社区诊所服用中药治疗，效一般，为求进一步治疗遂来我科治疗。现症见：胃部胀气，伴饭后嗝气增多，消化不良，纳差，眠可，二便调。舌红，苔灰厚。

【既往史】高尿酸血症，高脂血症。

【脉象】整体脉象：左手脉象浮、热，关强；右手脉象强、热，关郁动。局部脉象：关部热、强动。

【诊断】胃胀；肝气犯胃证。

【治法】疏肝理气，健脾和胃。

【处方】

1. 中药 香苏饮加减。紫苏梗 10 g，香附 10 g，陈皮 10 g，赤芍 15 g，白芍 15 g，生甘草 6 g，炒神曲 12 g，砂仁 6 g（后下），茯苓 30 g，薏苡仁 15 g，佛手 6 g，旋覆花 10 g（包煎），炒麦芽 15 g，炒谷芽 15 g，煅瓦楞子 30 g（先煎）。14 剂，水煎服，日 1 剂。

2. 针刺 足三里、天枢、中脘。

2022 年 7 月 25 日二诊：胃胀气减轻，饭后嗝气减少，仍消化不良，纳一般，二便调。上方加炒白术、大枣、生姜补气健脾，调和脾胃；并用泽泻利小便以实大便。药证相合，诸症自安。针刺足三里、天枢、中脘。2 周后电话随访，患者自述二诊后明显好转。

按语：患者性格急躁，强、热、疾等要素均可体现其性格急躁，自述年轻时曾因感情经历而情志不舒、伤心难过，关脉动、热则反映患者肝气犯胃，肝火旺盛导致结构出现问题，肝为刚脏，性喜条达，主疏泄，肝木失于疏泄，横逆犯胃，至气机阻滞，故胃胀痛、泛酸。脉象中无肿瘤迹象，建议患者前往消化科行胃肠镜检查排除他病可能。

治疗主要以疏肝理气，健脾和胃为原则。方选香苏饮加减，方中用紫苏梗、香附、佛手、陈皮、砂仁疏肝解郁，理气和胃；茯苓、薏苡仁、炒神曲、炒麦芽、炒谷芽补气健脾，和胃消食，祛邪不忘扶正；兼以赤芍、白芍、生甘草清肝、柔肝，缓急止痛；旋覆花、煅瓦楞子降逆止呃，制酸止痛。

第十章

心系、肝系疾病

一、健忘

赵某，男，58岁。2022年7月5日初诊。

【主诉】记忆力下降1年余。

【现病史】患者于1年前无明显诱因出现记忆力下降，伴脾气急躁，心情抑郁，初期症状不明显，未行系统治疗，近3个月记忆力下降加重，故来我院就医。现症见：记忆力下降，脾气急躁，纳差，眠差，大便2日1行，质硬，小便可。舌紫暗，苔薄腻。太阳穴及左前胸部明显凹陷，右手手指关节肿胀。

【既往史】中风病史3年。

【脉象】整体脉象：左手脉象细、敛、涩；右手脉象细、涩。局部脉象：左关敛、热。

【诊断】健忘；血瘀闭阻证。

【治法】活血化瘀，益智通窍。

【处方】

1. 中药　血府逐瘀汤加减。熟地黄20 g，柴胡12 g，枳壳12 g，红花9 g，桃仁9 g，党参15 g，生白术20 g，白芍20 g，当归15 g，川芎15 g，秦艽12 g，荆芥12 g，牡丹皮15 g，栀子9 g，黄芩15 g，甘草6 g，乌梅20 g。14剂，水煎服，日1剂。

2. 针刺　三阴交、神门、心俞。

2022年7月21日二诊：服药效佳，记忆力下降改善，心情抑郁缓解，纳可，仍眠差，二便调。上方去乌梅、栀子，荆芥改为6 g，加酸枣仁 30 g。针刺神门、三阴交。2 周后随访，患者自述二诊后以上诸症均有明显好转。

按语:《血证论》中言“失血家心脾血虚，每易动痰生火，健忘之证尤多。又凡心有瘀血，亦令健忘。《内经》所谓血在下如狂，血在上喜忘是也。夫人之所以不忘者，神清故也。神为何物？即心中数点血液。湛然朗润，故能照物以为明。血在上，则浊蔽而不明矣”。患者脉象中细、涩表征其体内气血运行拘束不畅、瘀血阻闭。脉细表征患者易思虑。关脉敛、热提示患者平素心理张力较高、易生气。肝为刚脏，肝气易亢，郁怒日久气郁化火，耗伤阴血，气血运行不畅，血瘀于内，阻于脑窍，肝血不得上荣营养脑髓，发为健忘。血瘀闭阻，肝气不得条达，故心情抑郁、脾气急躁。本病应当属于血瘀而致的气郁，患者既往有中风病史，一身之气难以升提，又因气机不畅引起筋膜牵拉、移位出现明显的头面部和胸部形态改变，表现为太阳穴凹陷和右胸隆起而左胸塌陷，叩击右侧胸口呈鼓音，提示右胸存在气郁；患者右手手指关节异常肿胀是因平素易生气，全身气机失于调畅，不达于四末所致，嘱其增加指部活动训练，可使症状缓解。

综合脉象表现，本病主要因患者恼怒，气机失畅，终致血瘀闭阻，元神失畅，故选用血府逐瘀汤活血化瘀、通窍益智。方中当归、桃仁、红花、川芎、牡丹皮活血祛瘀；熟地黄配当归、白芍养血和血，祛瘀而不伤阴血；柴胡、枳壳疏畅胸中气滞，使气行则血行；秦艽、栀子、黄芩清热化湿通络；荆芥发表兼散内风；甘草协调诸药。诸药合用，使瘀去气行，清窍复灵。针灸以脉象出现的肢体阻痹点为主，进针后及时感受脉象变化，针刺取三阴交调补肝、脾、肾气血，神门、心俞与三阴交相配，以改善健忘，通过脉象变化来判断进针的准确性和有效性。施针后患者胸口、肩背的凹陷凸起明显减轻，是气机通顺而得以下降的表现，手指关节的肿胀也随之缓解，嘱家属今后常帮助患者从下向上推按患者右手，而切忌向下牵拉，以辅助患者恢复。

二、不寐

案 1：孙某，女，57 岁。2022 年 7 月 5 日初诊。

【主诉】失眠 3 年。

【现病史】患者于 3 年前无明显诱因出现失眠，伴心烦易怒，头痛，曾就诊于外院，行药物治疗，效可，近半年时有加重，服药效果一般，故来我院就诊。现症见：夜间入睡困难，眠浅易醒，怕冷，心烦易怒，头痛，易疲劳，无头晕，偶有心慌胸闷。舌淡紫，苔白腻，舌体短缩。手指关节肿大难以屈伸，胸部塌陷，小腹胀。

【既往史】甲状腺结节、乳腺结节病史 3 年，子宫切除术 15 年，糖尿病病史 8 年。

【脉象】整体脉象：左手脉象沉、稠；右手脉象稠、强。局部脉象：左侧脉刚。

【诊断】不寐；气郁血瘀证。

【治法】活血行气，化瘀通络。

【处方】

1. 中药　血府逐瘀汤加减。桃仁 9 g，红花 9 g，当归 15 g，熟地黄 20 g，川牛膝 15 g，川芎 15 g，桔梗 12 g，白芍 12 g，枳壳 12 g，甘草 6 g，柴胡 12 g，荆芥 12 g，防风 20 g，黄芩 12 g，牡丹皮 20 g，栀子 12 g，苍术 20 g，秦艽 20 g。14 剂，水煎服，日 1 剂。

2. 针刺　神门、百会。

2022 年 7 月 19 日二诊：服药效佳，睡眠改善，心烦易怒、心慌胸闷减轻，仍头痛，易疲劳，二便调。中药处方同前，14 剂，水煎服，日 1 剂。针刺神门、百会。2 周后电话随访，患者自述二诊后明显好转。

按语：患者手掌皱缩无法伸直，手指关节肿大，进行胸部叩诊能发现胸腔缩小，压迫、牵拉背阔肌、腰大肌导致腰痛、小腹胀大等诸多气郁表现。其左侧脉刚，体现患者体内局部脏腑组织气滞血瘀发生病变，刺激全身筋膜，则出现脉管壁的张力增加；气滞血瘀，气血运行障碍，气机不能鼓动于外，运动趋势趋向于内；气血瘀滞，血液黏滞度增加，运行缓慢，则血液对脉管的压力变大，故见脉稠。《四诊抉微》中言“左寸沉无力，内虚，悸怖，恶人声，精神恍惚，夜不寐”，患者左侧脉沉，亦佐其气血瘀滞而致内虚不寐。望舌后发现患者舌体短缩，是因舌筋膜张力高，舌体紧张而致。

本证为气郁血瘀，治以活血行气、化瘀通络。方选血府逐瘀汤行气活血。方中当归、桃仁、红花、川芎、牡丹皮活血祛瘀；熟地黄配当归、白芍养血和血，祛瘀而不伤阴血；牛膝祛瘀而通血脉，并引瘀血下行；柴胡、枳壳、桔梗疏畅胸中气滞，使气行则血行；栀子、黄芩化湿通络，栀子凉血清热；荆芥、防风解表散寒，祛风除湿，发表兼散内风；苍术燥湿健脾；秦艽祛风湿止痛；甘草调和诸药。诸药合用，使瘀去气行，则诸症可愈。佐以解表与清热药物，清除体内气血郁结日久之热。针灸治疗后患者自觉不适症状缓解，眼睛逐渐有神。

案2：李某，男，48岁。2022年7月25日初诊。

【主诉】入睡困难3年。

【现病史】患者于3年前无明显诱因入睡困难，眠浅易醒，曾于我院口服中药治疗，效可，停药后复发，现需口服阿普唑仑片。现症见：入睡困难，眠浅易醒，醒后难以复睡，多梦，日间困倦，口干口苦，纳可，饭后腹胀，二便调。舌淡红，苔白腻。

【脉象】整体脉象：左手脉象细、滑、枯；右手脉象细、滑、寒。局部脉象：左侧脉上。

【诊断】不寐；痰气郁结证。

【治法】化痰行气，降逆散结。

【处方】

1. 中药　半夏厚朴汤加减。半夏9 g，茯苓20 g，生姜15 g，厚朴12 g，紫苏叶15 g，天麻20 g，钩藤30 g（后入），柴胡15 g，枳壳12 g，防风20 g，柏子仁15 g。14剂，水煎服，日1剂。

2. 针刺　神门、百会。

按语：患者脉象要素细、枯表明素体阴虚，平素紧张焦虑，导致阳气亢奋，难以入阴，需要解除心理紧张状态方可使患者恢复正常睡眠。脉象滑、稀表明痰湿内滞停聚于内，湿性黏滑，则脉显滑象，水液停聚，渗入脉中稀释血液，血液质地变稀；痰湿水液性质属阴，易伤害机体阳气，阳气虚衰，温煦不利，故而脉寒，整体脉象反映出患者体内痰气郁结，故而治疗应当化痰行气散结。

方选半夏厚朴汤加减。方中半夏化痰开结，和胃降逆；厚朴行气开郁，下气除满，同为君药。紫苏叶助半夏、厚朴宽胸畅中，宣通郁气；茯苓助半夏化痰；生姜助半夏和中化痰，且解半夏之毒性，同为臣药。在半夏厚朴汤基础上加入天麻、钩藤平肝息风；柴胡疏肝解郁，升举阳气；枳壳降逆宽中；防风祛风解表；柏子仁养心安神，润肠通便。诸药合用，辛以散结，苦以降逆，辛开苦降，化痰降逆，则痰气郁结之证可解。化痰行气，降逆散结，佐以平肝通络药物以调畅情志，解除心理紧张状态。行针灸治疗后患者自述针感明显，精神状态有明显改善。

案 3：杜某，女，52 岁。2022 年 7 月 25 日初诊。

【主诉】睡眠障碍 4 年余，加重 6 个月余。

【现病史】患者于 4 年前无明显诱因出现入睡困难，无眠浅易醒。曾就诊于我院进行针灸等治疗，效一般。6 个月前无明显诱因出现入睡困难加重，现夜间服用阿普唑仑，效一般。现症见：入睡困难，伴脘腹胀满，呃逆嗳气，纳差，二便调。舌紫暗，苔薄少，左侧肩背部隆起。

【既往史】浅表性胃炎 6 年余，反复发作 2 年余。糖尿病病史 10 年，控制可。

【脉象】整体脉象：左手脉象上、疾、沉、动、短；右手脉象沉、短。局部脉象：右侧脉缓。

【诊断】不寐；肝阳上亢证。

【治法】平肝潜阳，养心安神。

【处方】

1. 中药　天麻钩藤饮加减。天麻 30 g，川牛膝 15 g，钩藤 30 g（后入），石决明 30 g，栀子 9 g，杜仲 12 g，黄芩 12 g，桑寄生 12 g，夜交藤 30 g，茯神 15 g，防风 20 g，柴胡 15 g，僵蚕 12 g，蝉蜕 6 g，柏子仁 15 g。14 剂，水煎服，日 1 剂。

2. 针刺　神门、百会、印堂。

2022 年 8 月 1 日二诊：睡眠改善，仍口干口苦，纳可，二便调。中药处方同前，14 剂，水煎服，日 1 剂。针刺神门、百会、印堂。2 周后电话随访，患者自述二诊后明显好转。

按语：临床上患者出现的诸多体征都应当注意诊察，不能简单认为问题只出在一处，患者肩背处紧绷胀起、食欲不振等问题都与其心理状态有关，心理张力不得松弛，故而病情难以缓解。上、疾表示患者个性急躁，好生气，肝阳偏亢；患者情绪焦虑，心情紧张状态难以放松，气滞则少动，阴静阳动，郁于内而不彰于外，故见脉沉；气机运行郁滞，血管壁搏动时谐振波频率增高且杂乱，表示有郁怒结合焦虑情绪；脉管表面有麻涩毛糙的感觉，气滞血瘀，血液成分间的摩擦力增大，则表现出血流滞涩不畅；气行不畅，推动血行不利，则每次搏动中血管壁脉搏传导距离和脉中血流前进的距离缩小，以上脉象均表征患者肝气郁结犯胃，导致入睡困难，口干口苦。

方选天麻钩藤饮加减以平肝潜阳，养心安神。方中天麻、钩藤、石决明平肝息风；栀子、黄芩清热；牛膝引血下行；桑寄生、杜仲补益肝肾，以潜肝阳而息风；夜交藤、茯神、柏子仁养心安神。方中加入防风解表，蝉蜕、僵蚕止痉以辅助行气止痛。针灸治疗后患者自述腹部胀满、嗳气症状减轻，自觉头目清亮。

案 4：王某，女，59 岁。2022 年 7 月 25 日初诊。

【主诉】睡眠障碍 30 年。

【现病史】患者 30 年前无明显诱因出现入睡困难，眠浅易醒，间断就诊于其他医院，效一般，现夜间服用阿普唑仑，效一般。现症见：入睡困难，眠浅易醒，伴手足心热，自感全身发热，情绪不稳定，易受惊。纳一般，二便调。舌淡，苔薄白。

【既往史】糖尿病 20 余年，控制一般。高脂血症 20 余年，控制一般。高血压 20 余年，控制可。

【脉象】整体脉象：左手脉象涩、敛、细、热；右手脉象涩、敛、细。局部脉象：左脉上，左关脉浮、热。

【诊断】不寐；阴虚火旺证。

【治法】滋阴降火，补益肝肾。

【处方】

1. 中药　一贯煎加减。熟地黄 12 g，北沙参 15 g，枸杞子 12 g，麦冬 12 g，当归 10 g，川楝子 6 g，大黄 6 g（后入），党参 20 g，五味子 9 g，夜交藤 20 g。14 剂，水煎服，日 1 剂。

2. 针刺　神门、三阴交、四神聪。

2022 年 8 月 8 日二诊：服药效佳，睡眠情况改善，心烦神疲好转，大便日 1 行，舌红苔薄，脉弦。上方去大黄，当归改为 15 g，加丹参 20 g。7 剂，水煎服，日 1 剂，早晚温服。针刺神门、三阴交、四神聪。2 周后电话随访，患者自述二诊后明显好转。

按语：患者自述入睡困难，反应速度下降，为生活中担心忧虑过多导致，肝气郁结，肝阴不足，阴虚内热，脉象体现为关脉热、浮，整体脉上。女子以肝为先天，年过七七，肝失濡养，阴亏血燥，虚火上炎见心烦易怒，夜不能寐。其根源在于肝阴不足，阳不得入阴，阴阳平衡失调，故成不寐。

治疗以滋阴降火，疏肝理气为原则。方选一贯煎加减。方中熟地黄入心补血、入肾补肾，合麦冬归其所补之处；沙参、麦冬养肺胃之阴，清金制木；当归、枸杞子滋阴柔肝养血；川楝子泻肝热，甘凉之性养肝体；大黄通腑气、疗秘结；夜交藤养心安神，配麦冬清火。诸药合用，滋阴降火，益气安神。行针灸治疗后针感明显胀痛，头背部潮热如放射状，为针灸刺激后气血得运、郁闭之气通畅外发之表现。患者自述针灸后呼吸改善，气短呼浅缓解。

案 5：付某，男，33 岁。2022 年 8 月 15 日初诊。

【主诉】入睡困难1年。

【现病史】患者于1年前无明显诱因出现入睡困难，曾就诊于我院身心医学科。现症见：入睡困难，伴口苦口干，无头晕头痛，纳可，二便可。舌暗红，苔白，边有白涎。

【既往史】无特殊病史。

【脉象】整体脉象：左手脉象沉、热；右手脉象热、细、敛、动、下。局部脉象：右侧寸脉动。

【诊断】不寐；肝火扰心证。

【治法】疏肝泻火，镇心安神。

【处方】

1. 中药 龙胆泻肝汤加减。黄芩10 g，栀子10 g，龙胆草12 g，当归10 g，柴胡10 g，泽泻10 g，车前子10 g（包煎），龙骨20 g（先煎），合欢皮30 g，夜交藤30 g，牡蛎20 g（先煎）。14剂，水煎服，日1剂。

2. 针刺 神门、印堂、安眠、四神聪。

2022年8月29日二诊：睡眠明显改善，口苦口干减轻，纳可，二便调。中药处方同前，14剂，水煎服，日1剂。针刺神门、印堂、安眠、四神聪。2周后电话随访，患者自述二诊后明显好转。

按语：患者母亲近日去世，整体脉敛、右侧寸脉动等脉象体现出患者慢性悲伤状态的特点，结合细、敛、动等脉象可以看出其平素性格急躁，因与母亲感情深厚，受老人去世影响较大，“悲则气消”，故而出现脉象三部整体向近心端移位（下）。

治疗以疏肝泻火，镇心安神为原则。方选龙胆泻肝汤加减，泻其肝火，引阳下行，“阴平阳秘，精神乃治”，使其阴阳调和。方中龙胆草大苦、大寒，既能清利肝胆实火，又能清利肝经湿热；黄芩、栀子苦寒泻火，燥湿清热；泽泻、车前子渗湿泻热，导热下行；实火所伤，损伤阴血，当归养血滋阴，邪去而不伤阴血；柴胡舒畅肝经之气，引诸药归肝经。患者情志不舒，加合欢皮、夜交藤解郁安神；龙骨、牡蛎镇惊安神。肝主疏泄，性喜条达而恶抑郁，情绪抑郁，导致肝气郁滞；长期睡眠不足，肝气郁结日久则化火；五志过极化火，烦闷日久，则肝火更盛。《灵枢·邪客》载："今厥气客于五脏六腑，则卫气独卫其外，行于阳不得入于阴。行于阳则阳气盛，阳气盛则阳跷陷，不得入于阴，阴虚故目不瞑。"患者背阔肌和斜方肌紧绷，姿势上呈现防御性亢进状态，施以针灸缓和其筋膜紧张。

三、眩晕

案1：黄某，男，38岁。2022年7月5日初诊。

【主诉】头晕3年。

【现病史】患者于3年前出现无明显诱因头晕、头昏蒙，曾于2019年在某医院就医治疗，效果不佳，曾服"黛力新""养血清脑颗粒"，效一般。近半年症状加剧，为求进一步诊治，故来我院就医。现症见：头晕、昏沉，记忆力差，纳差，眠一般，嗜睡，二便调。舌绛，苔厚。

【既往史】无特殊病史。

【脉象】整体脉象：左手脉象刚、敛；右手脉象敛、上。局部脉象：左关脉涩。

【诊断】眩晕；肝气郁结证。

【治法】疏肝行气，化痰解郁。

【处方】

1. 中药　半夏厚朴汤加减。半夏9 g，茯苓20 g，生姜15 g，厚朴12 g，紫苏叶15 g，柴胡12 g，枳壳15 g，青皮12 g，独活15 g，沙参20 g，柏子仁12 g。14剂，水煎服，日1剂。

2. 针刺　百会、合谷、太冲、曲池、手三里。

2022年7月21日二诊：服药效佳，头昏、头沉改善，记忆力减退好转，纳仍差，眠可，二便调。中药处方同前，14剂，水煎服，日1剂。针刺合谷穴。2周后电话随访，患者自述二诊后有明显好转。

按语：患者口述病史时有明显的声带紧张，言语中透露出担心害怕的情感，整体呈焦虑表现，表明该患者的头晕、头昏蒙症状是因焦虑恐惧、生气而不得抒发导致，而记忆力减退则是因长期焦虑、担心，心理张力过高引起的偏执、重复导致，单凭抗抑郁药难以缓解其症状。脉象刚表明患者长期处于慢性应激的心理状态，引起心理张力高，血管壁张力高，脉搏周向扩张不利，回缩动度增大，体现为脉敛，血管壁张力偏高，血管内径变细则体现为脉细；气结化热，局部新陈代谢增加则脉象中出现热象；右侧脉位置偏上则说明患者神经兴奋性高，导致气机上逆，带动血液上冲，出现三部脉整体向桡动脉远心端偏移；患者长期郁闷不舒，气血运行不畅而瘀滞，表现为左关脉势涩滞，脉行拘束感。

通过感知以上脉象要素，均可判断出患者长期处于焦虑、应激、恐惧的心理状态，正如《类证治裁》中云“凡病无不起于郁者，如气运之乖和也，则五郁之病生……凡怀抱不舒，遭遇不遂，以及怨旷积想在心，莫能排解，种种郁悒，各推其原以治之”。故而方用半夏厚朴汤加减以化痰散结，疏肝行气，治疗患者情志不畅、痰气互结之证。方中半夏化痰开结，和胃降逆；厚朴行气开郁，下气除满，同为君药。紫苏叶助半夏、厚朴宽胸畅中，宣通郁气；茯苓助半夏化痰；生姜助半夏和中化痰，且解半夏之毒性，同为臣药。在半夏厚朴汤基础上加入柴胡升举阳气，枳壳、青皮消积化滞，独活止痛，沙参益阴化痰，柏子仁养心安神。诸药合用，辛以散结，苦以降逆，辛开苦降，化痰降逆，则痰气郁结之证可解。根据脉象反映的阻滞点，取百会、合谷、太冲、曲池、手三里等穴行针灸治疗以疏肝解郁。治疗过程中脉象体现出“浊”的特点，为患者早年间的生活经历中伤心难过的情绪得以抒发的表现。20分钟后起针，患者自觉头晕症状减轻，焦虑紧张的情绪有所缓解。

案2：程某，女，45岁。2022年7月5日初诊。

【主诉】头晕半个月余。

【现病史】患者于半个月前无明显诱因出现头晕，伴视物模糊，双膝疼痛，初期症状不明显，未行系统治疗，平日口服“阿司匹林”、他汀类药物控制冠状动脉粥样硬化性心脏病。近日因头晕等症状加剧，故来我院就诊。现症见：头晕，视物模糊，双膝疼痛，偶见胸闷心慌，无恶心呕吐，纳可，眠差，二便调。舌紫暗，苔薄黄。

【既往史】冠状动脉粥样硬化性心脏病 7 年。

【脉象】整体脉象：左手脉象动、数；右手脉象动、涩。局部脉象：左侧关脉凸。

【诊断】眩晕；气滞血瘀证。

【治法】疏肝解郁，活血祛瘀。

【处方】

1. 中药　血府逐瘀汤加减。桃仁 9 g，红花 9 g，当归 15 g，熟地黄 20 g，川牛膝 15 g，川芎 15 g，桔梗 12 g，白芍 12 g，枳壳 12 g，甘草 6 g，柴胡 12 g，檀香 6 g，丹参 15 g，片姜黄 15 g，香附 12 g，黄芩 12 g，牡丹皮 20 g。14 剂，水煎服，日 1 剂。

2. 针刺　太冲、外关、合谷。

2022 年 7 月 19 日二诊：患者自述头晕症状缓解，双膝疼痛、视物模糊均有减轻，仍偶有胸闷，复行针刺治疗。更改处方为桃仁 9 g，红花 9 g，当归 15 g，熟地黄 20 g，川芎 15 g，牡丹皮 20 g，桔梗 12 g，白芍 9 g，枳壳 12 g，甘草 6 g，柴胡 15 g，檀香 6 g，丹参 15 g，黄芩 12 g，香附 12 g。14 剂，水煎服，日 1 剂。针刺太冲、外关、合谷。2 周后电话随访，患者自述二诊后明显好转。

按语：患者头晕及视物模糊与气血不濡脑窍有关，根据患者描述及脉象可知其平素情绪不佳，常担忧生气，《素问·举痛论》曰“怒则气逆，甚则呕血及飧泄，故气上矣”。患者脉象表现为左侧关脉凸，整体动、数，谐振波增多，体现患者郁怒日久心理压力得不到疏泄，肝气郁伤，长期气机郁结，血管壁高频率谐振波增多，体现为动；怒则气逆，情绪积愤时，心率加快，心排血量增加，体现为脉数。以上脉象特征均体现患者肝气郁结于内，气滞血瘀，导致清阳难升，头窍失荣，发为眩晕。

治以活血化瘀，使血活瘀化气行，则诸症愈。方选血府逐瘀汤加减。方中当归、桃仁、红花、川芎、牡丹皮、丹参活血祛瘀；熟地黄配当归、白芍养血和血，使祛瘀而不伤阴血；牛膝祛瘀而通血脉，并引瘀血下行；

柴胡、枳壳、檀香、香附行气宽中，疏畅胸中气滞，使气行则血行；片姜黄通经止痛；黄芩清热燥湿；甘草调和诸药。诸药合用，使瘀去气行，则诸症可愈。方中相伍行气之药，既行血分瘀滞，又解气分郁结，祛瘀同时养血，使得活血而无耗血之虑，行气又无伤阴之弊；升降兼顾，既升达清阳，又降泄下行，使气血和调，方能缓解症状，改善循环。进行针灸治疗时，患者自觉针感明显，针后出现头晕、视物旋转，脉象示血糖降低，口服糖块平躺休息半小时后，自述头部昏蒙感减轻，视物更加清晰。

案 3：孙某，男，42 岁。2022 年 8 月 15 日初诊。

【主诉】发作性头晕 1 年余。

【现病史】患者于 1 年前无明显诱因突发头痛、头晕，走路摇晃伴耳鸣，无恶心呕吐，无肢体活动不利，曾就诊于外院，不排除耳源性眩晕，近 2 周症状加重，故来我院就诊。现症见：头晕、头痛，眼花，走路摇晃，耳鸣，纳眠可，二便调。舌瘀红，胸腹部胀大。

【既往史】无特殊病史。

【脉象】整体脉象：左手脉象涩、动、上；右手脉象缓、动。局部脉象：左侧进少退多。

【诊断】眩晕；气滞血瘀证。

【治法】行气活血，化瘀通络。

【处方】

1. 中药 补阳还五汤加减。黄芪 30 g，赤芍 12 g，桃仁 12 g，红花 9 g，牛膝 12 g，苍术 15 g，黄柏 9 g，地龙 12 g，僵蚕 12 g，薏苡仁 30 g，当归尾 15 g，川芎 9 g。14 剂，水煎服，日 1 剂。

2. 针刺 百会、风池、合谷。

2022 年 8 月 29 日二诊：服药效可，自觉头晕、眼花减轻，仍头痛。更改处方为桃仁 9 g，红花 9 g，当归 15 g，熟地黄 12 g，川牛膝 15 g，川芎 15 g，桔梗 15 g，白芍 12 g，香附 12 g，甘草 6 g，柴胡 12 g，荆芥 20 g，防风 12 g，羌活 15 g，白芷 20 g，细辛 3 g。14 剂，水煎服，日 1 剂。针刺百会、风池、合谷。2 周后电话随访，患者自述二诊后明显好转。

按语：患者常年生闷气，愤而不发，怒郁于体内。查体见胸部筋膜牵伸，胸腹部胀满，叩击有鼓音。左侧脉涩说明气机郁结，血行不利，气滞血瘀，出现血流滞涩不畅；脉搏搏动最高点颤动不定，体现患者平素性格急躁易怒，气结化热，局部新陈代谢亢进而出现热辐射感，整体三部脉象向桡动脉远心端移位，脉体超出腕横纹则脉上；右侧脉缓则表征患者久病不愈，正气亏虚，无力充盈机体。以上脉象均说明患者郁怒于内，气滞胸中。气机郁结，运行不畅，则清阳难以上行头部，发为眩晕头痛。

《寿世保元》曰："盖气者，血之帅也，气行则血行，气止则血止，气温则血滑，气寒则血凝，气有一息之不运，则血有一息之不行。"《血证论》亦谓："气结则血凝。"一旦气之功能失调，或气之生化不足，导致气机不畅，血行迟滞，留而为瘀，瘀血进一步阻滞气机，则脉络不通。"瘀血不去，新血不生"，新血不生则气虚更甚。因此，气虚、血瘀互为因果，循环往复，疾病遂生。故治疗本病的关键在于补气活血，方用补阳还五汤加减，以补气活血，祛风利湿。赤芍、桃仁、红花协同当归尾活血化瘀；地龙力专善走，通经活络；川芎、牛膝一升一降，有交通上下、行气活血之功；苍术、黄柏、薏苡仁健脾祛湿除痹；僵蚕息风散结。诸药合用使得气血运行正常，则症状得以改善。针灸治疗后患者体内郁结之气得以排出，患者头顶部排出湿冷之气，而后转为热气，自述有悲伤欲哭的心情，起针后自觉头晕减轻，耳鸣改善。

案 4：高某，男，51 岁。2022 年 8 月 15 日初诊。

【主诉】头晕、乏力 2 年。

【现病史】患者于 2 年前无明显诱因出现头晕、乏力，伴肢体震颤，胃脘不适。曾于我院就诊，口服中药治疗，效差。现症见：头晕、乏力，收缩压 80 ~ 100 mmHg，舒张压 60 mmHg 左右，直立性低血压，姿势性震颤，右手震颤明显，上肢偶有肌肉跳动，一直未行肌电图检查，上肢被动伸直时有顿挫感，走路时间长乏力加重，下午明显，右上肢酸乏，纳可，常因胃部不适难以入睡，睡前口服阿普唑仑 1 片，大便干，小便可。舌暗红，苔黄，舌体颤动。

【既往史】既往有慢性萎缩性胃炎，胃息肉，多发性脑缺血，脑梗死，冠状动脉粥样硬化性心脏病病史。

【脉象】整体脉象：左手脉象凉、短、敛；右手脉象凉、动、涩。局部脉象：退多进少。

【诊断】眩晕；气郁痰阻证。

【治法】行气散结，安神定志。

【处方】

1. 中药　半夏厚朴汤加减。半夏 9 g，茯苓 20 g，生姜 15 g，厚朴 12 g，紫苏叶 15 g，人参 12 g（单包），香附 12 g，苍术 20 g，柏子仁 15 g，木香 9 g，独活 15 g。14 剂，水煎服，日 1 剂。

2. 针刺　百会、合谷。

2022 年 8 月 31 日二诊：服药效佳，头晕、乏力改善，震颤改善，胃脘仍不适。中药处方同前。14 剂，水煎服，日 1 剂。针刺百会、合谷。

按语：患者自述头昏沉重，上肢无力，常常担忧害怕，震颤，如《素问·举痛论》中言“恐则精却，却则上焦闭，闭则气还，还则下焦胀”。结合患者退多进少、凉、短的脉象要素，反映出患者长期处于焦虑、恐惧的情绪，过度忧愁，思虑过度；从脉形上动、涩的特点来看，可能认为需要治以平肝潜阳，但患者的主要症状来源于焦虑导致的气郁痰阻，故本病需治以化痰行气。

方选半夏厚朴汤加减以行气散结。方中半夏化痰开结，和胃降逆；厚朴行气开郁，下气除满，同为君药。紫苏叶助半夏、厚朴宽胸畅中，宣通郁气；茯苓助半夏化痰；生姜助半夏和中化痰，且解半夏之毒性，同为臣药。在半夏厚朴汤基础上加入人参补益元气、定惊安神，香附、木香行气止痛，苍术燥湿健脾，独活止痛，柏子仁养心安神。诸药合用，辛以散结，苦以降逆，辛开苦降，化痰降逆，则痰气郁结之证可解。降逆化痰，辛苦合用，辛以行气散结，苦以燥湿降逆，使郁气得疏，痰涎得化。针灸治疗后患者自述有酸麻胀感，上肢无力不适感减轻，头晕改善。

案 5：刘某，女，37 岁。2022 年 8 月 15 日初诊。

【主诉】头晕、头痛半个月。

【现病史】患者半个月前无明显诱因出现持续性头痛伴头晕，口服西药治疗后头晕、头痛症状好转，近 1 周症状反复，服药效果一般，故来我院就诊。现症见：遇事后情绪易低落，腰痛，小便自觉涩痛，发热，偶有小便发红，口服“三金片”后缓解，纳一般，食欲不振，饭后不易消化，睡眠较前改善，大便可。舌瘀红。

【既往史】无特殊病史。

【脉象】整体脉象：左手脉象浮、敛；右手脉象热、动 。局部脉象：右脉热、下、尺粗。

【诊断】眩晕；气郁痰凝证。

【治法】解郁化痰，祛风清热。

【处方】

1. 中药　半夏厚朴汤加减。半夏 9 g，茯苓 20 g，生姜 15 g，厚朴 12 g，紫苏叶 15 g，柴胡 12 g，枳壳 12 g，威灵仙 15 g，木香 9 g，柏子仁 20 g，天麻 20 g，蝉蜕 6 g，僵蚕 9 g。14 剂，水煎服，日 1 剂。

2. 针刺　百会、阳陵泉、外关。

2022 年 8 月 29 日二诊：服药效可，自述小便涩痛不利缓解，情绪低落及食欲不振改善，头晕减轻但偶有发作。更改处方为半夏 9 g，茯苓 12 g，生姜 15 g，厚朴 12 g，紫苏叶 9 g，柴胡 12 g，枳壳 20 g，僵蚕 9 g，蝉蜕 6 g，柏子仁 20 g，天麻 20 g，山药 20 g。14 剂，水煎服，日 1 剂。针刺百会、阳陵泉、外关。2 周后电话随访，患者自述二诊后明显好转。

按语：该患者中焦气郁，逼迫内火下行故而导致腰痛，小便涩痛不利。脉象热、动，右脉热、下、尺粗体现中焦气郁，内火下行。脉敛表示患者过往伤心生气过多，平素思虑过重，心理张力高，精神紧张难以放松，平素出汗多，背部发凉。

治疗应当以解郁化痰，祛风清热为主。方选半夏厚朴汤加减以行气解郁，化痰清热。方中半夏化痰开结，和胃降逆；厚朴行气开郁，下气除满，同为君药。紫苏叶助半夏、厚朴宽胸畅中，宣通郁气；茯苓助半夏化痰；生姜助半夏和中化痰，且解半夏之毒性，同为臣药。在半夏厚朴汤基础上加入威灵仙、天麻祛风通络，木香行气止痛，蝉蜕祛风热，僵蚕祛风止痛、化痰散结，柏子仁养心安神。诸药合用，辛以散结，苦以降逆，辛开苦降，化痰降逆，则痰气郁结之证可解。施以针灸治疗并与患者深入交流后，患者脉象中敛的要素减少而逐渐和缓，情绪由悲转喜，自述症状减轻，头目清亮。

四、头痛

刘某，女，43岁。2022年7月5日初诊。

【主诉】头痛20余年，加重1年。

【现病史】患者于20余年前无明显诱因出现左侧偏头痛，每因精神紧张诱发，月经期发作更频繁，自行服用止痛药，可在30分钟内缓解，后逐渐加重，应用药物效果亦不佳，1年前无明显诱因症状加重。现症见：发作性左侧偏头痛，巅顶痛，疼痛如紧箍感，时有搏动感，喜按，严重时伴恶心，呕吐，畏光，畏声，其他症见心烦意乱，专注力差，情绪低落，乏力懒动，汗出多，心慌，畏风寒，纳可，眠一般，偶有失眠，小便热，外阴潮湿，大便黏。舌质红。

【脉象】整体脉象：左手脉象进多退少、沉、细；右手脉象进多退少、长、缓。局部脉象：左关动。

【诊断】头痛；肝阳偏亢证。

【治法】疏肝解郁，行气导滞。

【处方】

1. 中药　天麻钩藤饮加减。天麻30 g，川牛膝15 g，钩藤30 g（后入），石决明30 g，栀子9 g，杜仲12 g，黄芩12 g，桑寄生12 g，夜交藤12 g，茯神15 g，柴胡15 g，枳壳12 g，青皮9 g，防风20 g，香附12 g，荆芥15 g。14剂，水煎服，日1剂。

2. 针刺　太阳、外关、角孙。

2022年7月21日二诊：服药效佳，偏头痛减轻，发作频率下降，精神紧张舒缓。中药处方同前，14 剂，水煎服，日 1 剂。针刺太阳、外关。2 周后电话随访，患者自述二诊后明显好转。

按语：患者经商，近年来业务不景气，常年担心忧虑生气，每每委曲求全，过于压抑。脉象中体现出肝郁的谐振波，整体脉进多退少表征阳气鼓动向上，血液震荡前行加速而退行减弱，热邪郁于体内，脉搏波传导距离变长，整体体现出阴虚阳亢征象，把握谐振波应当轻取，反复抬起按下感受波动，不应当长按深按。

治疗以平肝潜阳，解郁退热为主要原则。方选天麻钩藤饮。方中天麻、钩藤、石决明平肝息风为主；辅以栀子、黄芩清热，牛膝引血下行，桑寄生、杜仲补益肝肾，以潜肝阳而息风；夜交藤、茯神养心安神。方中加入防风、荆芥解表理气，香附疏肝解郁，青皮疏肝破气，柴胡、枳壳解郁调肝，顺气和胃。诸药合用，平肝补气，补益肝肾。针灸后患者自觉心情清亮，憋喘感减轻。嘱患者睡前减少活动，以免神经兴奋性增强难以入睡，适量增加晨起运动量。

五、中风

任某，男，58 岁。2022 年 8 月 15 日初诊。

【主诉】右侧肢体活动不利 4 个月。

【现病史】患者 1 年前曾患脑梗死，4 个月前出现右侧肢体活动不利，右侧手脚麻木、胀痛，就诊于当地中医诊所，服用中药调理，效平，特来就诊。现症见：右侧肢体活动不利，自觉肌肉发紧，手掌偶有关节痛，难以屈伸，眠可，纳食较前改善，二便可。舌红，苔白。

【既往史】无特殊病史。

【脉象】整体脉象：左手脉象沉、涩、短；右手脉象沉、涩、强。局部脉象：右侧脉下，左关凸起。

【诊断】中风；气滞血瘀证。

【治法】补气活血，逐瘀通络。

【处方】

1. 中药　补阳还五汤加减。黄芪 30 g，当归 12 g，赤芍 15 g，川芎 15 g，桃仁 12 g，水蛭 3 g，地龙 12 g，红花 6 g，羌活 6 g，独活 6 g。14 剂，水煎服，日 1 剂。

2. 针刺　曲池、合谷、足三里。

2022 年 8 月 29 日二诊：患者服用前方后症状明显好转，肢胀麻木减轻，左侧背部肌肉隆起也有明显改善。纳眠可，二便调。舌暗红，苔薄白。中药同前方，14 剂，水煎服，日 1 剂。针刺曲池、合谷、足三里。嘱患者注意休息，保持心情舒畅，随时复诊。2 周后电话随访，患者自述二诊后明显好转。

按语：患者自述于当地中医诊所治疗后睡眠、食欲、二便均有改善，肢体胀麻不见好转，晨起减轻，入睡前加重。前来就诊时患者左侧肩背部隆起，牵引全身筋膜，导致右侧肢体不利，为气郁横窜肌表所致。脉象中“涩”的要素表征气滞血瘀，血液运行不利而生成血瘀，为血行不畅感；气机不畅，不能鼓动于外，故而脉象中体现向内收敛的运动趋势，故脉沉；血行不利，血液黏滞度增加，运行缓慢，脉搏波传导距离缩短，血液对血管壁压力增高，故而出现短、强之象，以上脉象均佐证该患者经络仍不通，气机不利，血行不畅，肌张力高。

本病当以补气活血，逐瘀通络为治法。《血证论》中云：“以上通论治瘀之法，而瘀血着留在身，上下内外，又各有部分不同，分别部居，直探巢穴，治法尤百不失一。”方选补阳还五汤加减，补气为主，活血通络为辅。方中重用黄芪大补元气，使气旺血行，经络通畅，瘀祛而不伤正，生用黄芪，补而流利，补不壅滞，助阳而不温燥。元气既虚，血运无力，必致血瘀，故配以当归，活血祛瘀而不伤正；赤芍、川芎、桃仁、红花，助当归活血祛瘀；地龙、水蛭通经活络，活血化瘀，与黄芪相配，补气更兼行散，有促进全身气血周流的作用。诸药合用，补气活血，逐瘀通络。针灸治疗后患者自述右手胀痛减轻，额头、肩背潮热出汗，肢体转摇不利得以缓解。

第十一章

肢体经络、头面五官疾病

一、痿证

案 1：杨某，女，44 岁。2022 年 7 月 5 日初诊。

【主诉】左眼睑下垂半年余。

【现病史】患者于半年前无明显诱因出现左侧眼睑下垂，曾就诊于外院，药物治疗后症状明显减轻，近 1 个月眼睑下垂症状反复，服药效果一般，故来我院就诊。现症见：眼睑下垂偶有反复，晨轻暮重，自觉看电子屏幕时间过长后易出现双目干涩，头晕，纳可，眠一般，近两日凌晨三点左右醒来，醒后难再入睡，二便调。舌瘀红。

【既往史】无特殊病史。

【脉象】整体脉象：左手脉象敛、数；右手脉象敛、细、涩。局部脉象：左侧关脉枯、细。

【诊断】痿证；气机郁结证。

【治法】行气散结解郁。

【处方】

1. 中药　半夏厚朴汤加减。半夏 9 g，茯苓 20 g，生姜 15 g，厚朴 12 g，紫苏叶 15 g，檀香 6 g，丹参 30 g，蝉蜕 6 g，威灵仙 30 g。14 剂，水煎服，日 1 剂。

2. 针刺　曲池、合谷、阳溪。

2022 年 7 月 19 日二诊：服药效佳，眼睑下垂改善，眼干涩、头晕减轻，眠仍差，纳可，二便调。中药处方同前，14 剂，水煎服，日 1 剂。针刺曲池、合谷、阳溪。2 周后电话随访，患者自述二诊后明显好转。

按语：患者自述半年前曾因失眠于外院行多次药物治疗，睡眠情况已有明显改善，近1个月眼睑下垂反复，再次出现眠浅易醒。患者体内阴液不足，脉管充盈不利，脏腑组织失于滋润，故见左关脉细、枯，结合患者诸症表现可佐证其肝阴不足，阴虚阳亢；肝气郁结于内，故脉敛、细。总体脉象涩，《诊家正眼》中说"关涩阴虚，因而中热"，阴虚则无力制阳，阳气相对亢盛，心率加快则脉数。整体病机为肝气郁结，经络郁结不通，阴液难行而致肌肉失养而痿软。

方选半夏厚朴汤以行气散结。方中半夏化痰开结，和胃降逆；厚朴行气开郁，下气除满，同为君药。紫苏叶助半夏、厚朴宽胸畅中，宣通郁气；茯苓助半夏化痰；生姜助半夏和中化痰，且解半夏之毒性，同为臣药。在半夏厚朴汤基础上加入威灵仙疏通经络，檀香行气温中，蝉蜕祛风热，丹参清心除烦。诸药合用，辛以散结，苦以降逆，辛开苦降，化痰降逆，则痰气郁结之证可解。佐以益阴药物补益阴液，辅助行气。经治疗后该患者的尺脉谐振波体现出愉悦高兴的感情，通过针灸将紧张压抑的心理情绪释放。针灸过后心情疏松，有明显好转，此类患者往往无法通过自行心理调节将紧绷的心理状态松弛下来，如果能够放松下来，多年间积累的情感和气外出倾泄，则会导致热量外出，将体现出狂躁等表现。

案2：康某，男，63岁。2022年7月25日初诊。

【主诉】言语不清，饮水呛咳8个月。

【现病史】患者自述8个月前因感冒咳嗽2个月未愈，继而出现言语不清、饮水咳嗽、声音嘶哑，就诊于某医院，行肌电图检查示神经源性损害，诊为肌萎缩侧索硬化，行住院治疗，效一般。现症见：言语不清，饮水呛咳，咳嗽，声音嘶哑，咳吐大量黏液，胸闷气短，无头晕头痛，无活动困难，纳少，无食欲，二便调，近20天体重下降7 kg。舌红，苔黄腻，伸舌左偏，舌萎缩，舌体震颤。

【既往史】既往高血压病史30余年，糖尿病病史25年。

【脉象】整体脉象：左手脉象细、沉、动、疾；右手脉象沉、细、涩。局部脉象：左侧脉内曲。

【诊断】痿证；气郁痰凝证。

【治法】行气散结，降逆化痰。

【处方】

1. 中药　半夏厚朴汤加减。半夏 9 g，茯苓 20 g，生姜 15 g，厚朴 12 g，紫苏叶 15 g，僵蚕 12 g，蝉蜕 6 g，柏子仁 12 g，柴胡 12 g，枳壳 20 g，人参 15 g（单包），桔梗 12 g，天麻 20 g。14 剂，水煎服，日 1 剂。

2. 针刺　足三里、陷谷、冲阳。

2022 年 8 月 8 日二诊：仍言语不清，饮水呛咳、咳吐黏液减轻，胸闷气短改善。更改处方为半夏 9 g，茯苓 20 g，生姜 12g，厚朴 12 g，紫苏叶 20 g，僵蚕 12 g，蝉蜕 9 g，柏子仁 12 g，柴胡 12 g，枳壳 20 g，人参 12 g（单包），桔梗 12 g，天麻 20 g，茵陈 15 g，合欢皮 15 g，郁金 12 g。14 剂，水煎服，日 1 剂。针刺足三里、陷谷、冲阳。2 周后电话随访，患者自述二诊后明显好转。

按语：患者为退休教授，既往常年脾气急躁、生闷气导致患病。紧张状态时患者易屏气，肺失宣肃，导致其呼吸困难；腰背处塌陷，臀部胀大，为气机郁闭于身体下部导致，胸部结构功能改变导致肺部失去横向作用。患者脉象中疾、动的要素均可体现其急躁，思虑过度气郁结于内，气机难以升提；又因之前被诊断为肌萎缩侧索硬化，担心无法医治而心理紧张恐惧、忧心忡忡，《灵枢·本神》云“愁忧者，气闭塞而不行”，患者过度关注肌萎缩侧索硬化而导致血管壁张力增加，使血管壁周向扩张，首先体现为脉细；患者长期处于情绪低下的状态中，“悲则气消”，气机消沉趋下，上升、外出不利，郁积于内，故而脉沉；忧思过度，伤及机体阴津血液，气机郁阻不畅致血行不利，血液中有形成分之间摩擦力增加而导致脉涩。

治疗以行气散结，降逆化痰为原则。方选半夏厚朴汤加减，疏肝理气。方中半夏化痰开结，和胃降逆；厚朴行气开郁，下气除满，同为君药。紫苏叶助半夏、厚朴宽胸畅中，宣通郁气；茯苓助半夏化痰；生姜助半夏和中化痰，且解半夏之毒性，同为臣药。在半夏厚朴汤基础上加入僵蚕、蝉蜕通络止痉，化痰散结；柴胡、枳壳解郁调肝，顺气和胃；人参补益元气；桔梗宣肺、祛痰、排脓；天麻息风止痉；柏子仁养心安神。针灸治疗后患者堵塞的肺气得以通畅，鼻流大量清涕黏液。嘱患者今后可通过瑜伽冥想等方式清空大脑，放松心情，不宜多吃高营养食品，易积液化痰。

二、肩背痛

翟某，女，34岁。2022年7月11日初诊。

【主诉】右侧肩背部疼痛1个月余。

【现病史】患者于1个月前无明显诱因出现右侧肩颈背部肌肉紧张不适，怕冷，情绪不佳，劳累后加重。现症见：右侧肩背疼痛，伴情绪低落，少气懒言，乏力，日间常思虑，精神不佳，下肢畏寒，冬季加重，近2个月有阵发性心慌。晨起后口中有黏腻感，平素用力时易漏尿，右侧耳易长粉刺，纳可，眠一般，易醒，醒后入睡困难，便秘，大便1周1～2次，小便调。苔薄白。

【既往史】无特殊病史。

【脉象】整体脉象：左手脉象浮、缓、紧、热；右手脉象浮、涩、紧。局部脉象：右寸脉凸、弱、涩，关脉缓、紧。

【诊断】肩背痛；痰凝胸背证。

【治法】行气解郁，祛痰宽胸。

【处方】

1. 中药　瓜蒌薤白半夏汤加减。瓜蒌12 g，薤白12 g，半夏9 g，檀香6 g，白芍30 g，丹参12 g，红花12 g，砂仁9 g（后下），川芎15 g，紫苏梗15 g，防风12 g，甘草6 g，黄芩12 g，香附12 g，郁金12 g，黄连9 g。14剂，水煎服，日1剂。

2. 针刺　合谷、外关、肩髎。

按语：患者平素急躁，多年鼻炎，脖颈短缩，两侧肩颈叩诊声音不一致，右侧偏沉，体内气机阻滞，聚结于右肩，脉象中寸脉出现凸要素，整体脉涩，故嘱患者注意甲状腺检查。家族亲属有肿瘤遗传史，热、浮、涩要素提示患者素有热毒内蕴。

治疗以行气解郁，祛痰宽胸为原则。方选瓜蒌薤白半夏汤加减，行气解郁，通阳散结，祛痰宽胸。方中瓜蒌祛痰开胸散结，宣阳通痹；辅以薤白通阳行气止痛，半夏降逆祛痰逐饮；檀香、砂仁温中开胃；白芍养血调经，敛阴柔肝；丹参、红花活血化瘀；黄芩、黄连清热燥湿；紫苏梗、香附理气宽中止痛；防风祛风胜湿；川芎活血行气；郁金理气活血解郁；甘草调和诸药。诸药合用，体现通阳散结，降逆除痰宽胸的配伍特点。施以针灸治疗后针感明显，手掌心胀，针后肩部顿感轻松，初次针刺后头皮仍然紧绷，再次施针后方见放松，气感明显。

三、耳鸣耳聋

案 1：张某，女，43 岁。2022 年 7 月 5 日初诊。

【主诉】耳鸣 3 个月余。

【现病史】患者 3 个月前无明显诱因出现持续性耳鸣，似蝉鸣。现症见：持续性耳鸣，头胀，偶有双侧颞部发涨，头皮紧束感，口干，纳可，眠安，大便调，小便增多。舌淡红，苔白。

【脉象】整体脉象：左手脉象沉、细、涩；右手脉象沉、细、涩。局部脉象：左关脉动。

【诊断】耳鸣；清阳不升证。

【治法】疏风化痰，升阳通窍。

【处方】

1. 中药　益气聪明汤加减。黄芪 30 g，柴胡 10 g，升麻 10 g，人参 10 g（单包），葛根 15 g，蔓荆子 10 g，白芍 15 g，黄柏 10 g，炙甘草 6 g，天麻 10 g，半夏 10 g，茯苓 30 g，陈皮 10 g，磁石 30 g，僵蚕 10 g，蝉蜕 6 g，大黄 3 g。14 剂，水煎服，日 1 剂。

2. 针刺　听会、中渚、外关。

按语：患者脉象主要体现出阳虚，脉沉为阳气亏虚、清阳不升的体现。脾阳虚衰，痰瘀内阻，脉象体现为细、涩，脾虚气血生化乏源、运化无力，气血津液无以上荣头面，清窍失养，整体病机为清阳不升、痰阻清窍，风痰上扰，发为耳鸣。

治疗以疏风化痰，升阳通窍为原则。方选益气聪明汤加减。黄芪、人参、甘草补脾益气，柴胡、升麻、葛根、蔓荆子升举清阳。《医方集解》言："干葛、升麻、蔓荆轻扬升发，能入阳明，鼓舞胃气，上行头目。中气既足，清阳上升，则九窍通利，耳聪而目明矣。"白芍养肝血、敛肝阴，以防升散太过，黄柏防补药过于温燥；肝主疏泄，肝气不疏则脾土不运，脾虚生痰，故用僵蚕、蝉蜕、大黄以升清降浊，散风清热，调畅气机；半夏、陈皮、茯苓以化痰理气和中；天麻、磁石平肝潜阳。

案2：何某，男，47岁。2022年7月11日初诊。

【主诉】右耳听力下降1个月余。

【现病史】患者1个月前无明显诱因突发右耳听力下降，曾于我院耳鼻喉科就诊，诊断为"极重度感音神经性耳聋"，行内耳MRI未见异常。现症见：右耳听力下降，伴左下肢麻木肿胀，耳鸣持续性发作，夜间易发头晕，平躺时易发，颈部不适，周身乏力。纳眠可，大便质稀，不成形，小便调。舌红绛，苔薄。

【既往史】腰椎间盘突出症。

【脉象】整体脉象：左手脉象上、敛、涩；右手脉象浮、敛、热。局部脉象：左尺涩，脉下。

【诊断】耳聋；气滞血瘀证。

【治法】活血化瘀，行气通络。

【处方】

1. 中药　血府逐瘀汤加减。桃仁9 g，红花9 g，当归15 g，熟地黄20 g，川牛膝15 g，川芎15 g，桔梗12 g，白芍12 g，枳壳12 g，甘草6 g，柴胡12 g，天麻20 g，钩藤30 g（后入），黄柏12 g，苍术15 g，防风20 g，秦艽20 g。14剂，水煎服，日1剂。

2. 针刺　听会、太溪、百会。

按语：患者自述鼻炎多年，耳鸣多为鼻腔异常引起。临床上对耳鸣患者应当多加注意鼻腔有无病变。左腿酸胀，小腿凉，为胆经不通所致。深层筋膜紧绷，左胸口处有塌陷，这种体态由其于其他医院接受针灸治疗但仍未将体内气郁发出导致，本次施以针灸治疗后胸口塌陷有所好转。左后背斜方肌异常饱满，是气机阻滞集聚于此，平素生气过多导致，脉象中体现为敛、涩。该患者整体脉搏波传导速度快，距离长，稍敛，脉压稍大，有高血压前兆，与父母高血压病的遗传因素有关。

治疗以活血化瘀，行气通络为原则。方选血府逐瘀汤加减。方中当归、桃仁、红花、川芎活血祛瘀；熟地黄配当归、白芍养血和血，祛瘀而不伤阴血；牛膝祛瘀而通血脉，并引瘀血下行；柴胡疏肝解郁，升举阳气；天麻、钩藤平肝息风；黄柏清热燥湿；苍术燥湿健脾；防风解表散寒，祛风除湿；秦艽祛风湿，止痹痛；甘草调和诸药。诸药合用，和调气血，升降兼顾。针灸治疗后患者自述症状好转。

案 3：黄某，男，52 岁。2022 年 7 月 11 日初诊。

【主诉】耳鸣伴头昏沉 8 年。

【现病史】患者 8 年前无明显诱因出现耳鸣伴头昏沉。现症见：头仍昏沉，右侧较之前有缓解，左侧仍重，巅顶处仍觉鼓胀，耳鸣未见缓解，纳眠可，二便调。舌红，有齿痕，苔腻。

【既往史】无特殊病史。

【脉象】整体脉象：左手脉象敛、缓、热；右手脉象敛、缓、短。局部脉象：左关脉热。

【诊断】耳鸣；肝气郁滞证。

【治法】疏肝理气，化痰散结。

【处方】

1. 中药　半夏厚朴汤加减。半夏 9 g，茯苓 20 g，生姜 15 g，厚朴 12 g，紫苏叶 15 g，柏子仁 12 g，独活 12 g，黄芩 12 g，沙参 15 g。14 剂，水煎服，日 1 剂。

2. 针刺　听会、外关、太溪。

按语：患者自觉左侧头部昏沉仍重，如有无形之线牵拽，脖颈后部不适感明显，脉搏波敛，往来如鼠窜，反映常常提心吊胆，询问得知其妻性急躁，患者常被责备批评故心生恐惧，心理张力高，脉象要素中缓、敛、短均可体现其肝气郁结于内，发为本病。

治以疏肝理气，化痰散结。方选半夏厚朴汤加减。方中半夏化痰开结，和胃降逆；厚朴行气开郁，下气除满，同为君药。紫苏叶助半夏、厚朴宽胸畅中，宣通郁气；茯苓助半夏化痰；生姜助半夏和中化痰，且解半夏之毒性，同为臣药。在半夏厚朴汤基础上加入独活祛风除湿，通痹止痛；黄芩清热燥湿；沙参养阴清肺，化痰益气；柏子仁养心安神。施以针灸治疗后心中愤懑与敢怒不敢言的感情得以抒发，头面发热，巅顶热感明显，头昏沉有所缓解。

四、痤疮

何某，女，15 岁。2022 年 7 月 11 日初诊。

【主诉】面部痤疮 2 年。

【现病史】患者自诉 2 年前无明显诱因出现面部痤疮，连及前胸、后背，无痒痛，色红肿，头带有肿包，曾于我院就诊，予以中药治疗，效可。现症见：面部痤疮仍反复发作，遗留痘印，月经不规律，色暗量可，无痛经，无其他不适，纳少，眠可，二便调。舌尖红，苔白腻。

【既往史】无特殊病史。

【脉象】整体脉象：左手脉象浮、热、数、动；右手脉象浮、热、涩、动。局部脉象：左关脉热、数。

【诊断】痤疮；肝阳偏亢证。

【治法】清热活血，平肝潜阳。

【处方】

1. 中药　天麻钩藤饮加减。天麻 30 g，川牛膝 15 g，钩藤 30 g（后入），石决明 30 g，栀子 9 g，杜仲 12 g，黄芩 12 g，桑寄生 12 g，夜交藤 12 g，茯神 15 g，瓜蒌 12 g，薤白 12 g，香附 12 g，苍术 12 g，防风 20 g，

牡丹皮 12 g。14 剂，水煎服，日 1 剂。

2. 针刺　太冲、肝俞、胆俞、阳陵泉。

按语：该患者脉象整体颤动、细、数，说明其为过敏体质，易发生过敏，脉象浮、数、热可以看出患者体内有郁热，平素脾气急躁导致上火，攻窜头胸后背，近日咳喘喉咙异物感也与体内郁热有关，由于家长批评说教内心窝火导致内热上炎。针灸治疗后，心中委屈压抑得以释放，巅顶、胸背有湿热感，体内郁热得以释放，整体为阴虚火旺表现。

治疗以清热活血，平肝潜阳为原则。方选天麻钩藤饮加减。方中天麻、钩藤、石决明平肝息风为主；辅以栀子、黄芩清热，牛膝引血下行；桑寄生、杜仲补益肝肾，以潜肝阳而息风；夜交藤、茯神养心安神。方中加入瓜蒌、薤白开胸散结，通阳行气；香附、苍术燥湿解郁，疏肝理脾；防风祛风胜湿；牡丹皮清热活血。诸药合用，共成解郁退热，清热活血，平肝潜阳之功。

五、面瘫

徐某，男，33 岁。2022 年 7 月 11 日初诊。

【主诉】左侧面瘫 5 个月余。

【现病史】患者自述 5 个月前晨起后出现左侧口角歪斜，右侧眼睑下垂，发病前曾情绪不佳，初期有左耳疼痛，现好转。3 个月前曾口服“甲钴胺”“维生素 B_1”及现代医学治疗，效一般。现无口服药物治疗，间断性针灸治疗。现症见：左侧眼睑下垂，闭口无力，伸舌居中，漱口时漏水，无口角流涎，无存饮，左侧口角周围麻木，流清涕。纳少，食欲下降，夜间易醒，醒后入睡困难，口干口臭，平素脾气急躁，冬季畏寒，夏季怕热，易生气，休息不佳易头痛，手足心热，大便干，小便调。舌瘀红，苔黄。

【既往史】无特殊病史。

【脉象】整体脉象：左手脉象浮、细、数、上；右手脉象浮、细、热。局部脉象：寸脉凸，左关脉浮、热、数。

【诊断】面瘫；肝阳上亢证。

【治法】平肝息风，活血清热。

【处方】

1. 中药 天麻钩藤饮加减。天麻 30 g，川牛膝 15 g，钩藤 30 g（后入），石决明 30 g，栀子 9 g，杜仲 12 g，黄芩 12 g，桑寄生 12 g，夜交藤 12 g，茯神 15 g，僵蚕 12 g，蝉蜕 6 g，秦艽 15 g，徐长卿 20 g，防风 20 g，牡丹皮 12 g，威灵仙 15 g，桂枝 20 g。28 剂，水煎服，日 1 剂。

2. 针刺 迎香、颊车、地仓。

2022 年 8 月 8 日二诊：服药效佳，左口角歪斜、右眼睑下垂均改善，漱口漏水减轻，口角麻木、头痛好转。中药处方同前，14 剂，水煎服，日 1 剂。针刺迎香、颊车、地仓。2 周后电话随访，患者自述二诊后明显好转。

按语：患者自述背痛，提示其体内经络不通，故而双手及手臂发凉，小腹隆起，此为肝郁引起的形态结构功能改变。患者脉象中寸脉凸，沉取血流质地黏腻，血流层有颗粒感、橡皮感，提示患者体内可能存在肿瘤因素，询问后得知其曾行甲状腺肿瘤切除术，家族中父母都曾患肿瘤；脉象中浮、数要素提示常年头痛与气机不畅相关。

治则以平肝息风，活血清热。方选天麻钩藤饮加减。方中天麻、钩藤、石决明平肝息风为主；辅以栀子、黄芩清热，牛膝引血下行，桑寄生、杜仲补益肝肾，以潜肝阳而息风。夜交藤、茯神养心安神。方中加入僵蚕、蝉蜕通络止痉，秦艽、徐长卿、威灵仙祛风化湿清热，防风祛风胜湿，牡丹皮清热活血；《长沙药解》言桂枝“走经络而达营郁……舒筋脉之急挛，利关节之壅阻”，故方中加入桂枝解肌祛风，温经通络，配以祛风、活血药，共奏温经散寒解肌，益气通络之功。针灸治疗后患者自觉呼吸改善，面部麻木歪斜减轻，汗出黏稠。

第五篇

主要成果

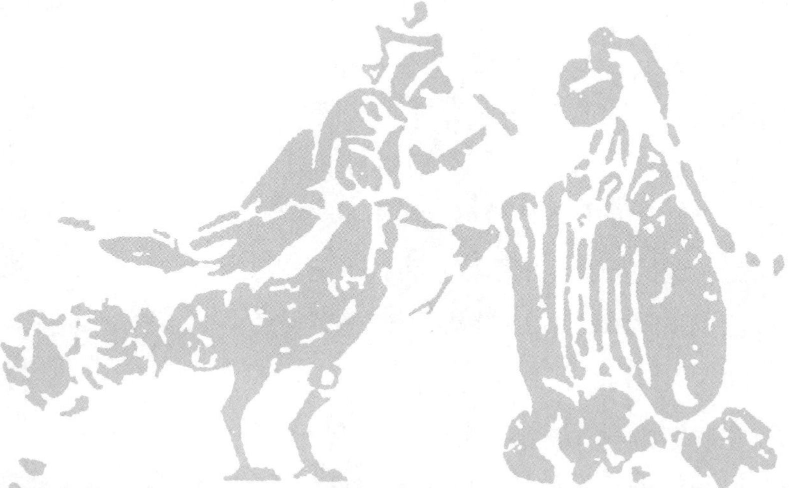

第十二章

建设脉学传承与交流平台

一、建设脉学专业委员会，架起交流桥梁

（一）山东中医药学会脉学专业委员会

2009年8月，国内首家脉学专业委员会山东中医药学会脉学专业委员会经过精心筹备在济南成立。齐向华教授当选为山东中医药学会脉学专业委员会首届主任委员。会议邀请了多位国内知名脉学研究专家进行专题演讲和报告。山东脉学专业委员的成立，标志着中医脉象研究进入继承、整理与发掘中医脉学精髓的阶段，有机结合近年来的脉学研究成果，建立高水平脉学研究平台，推动脉学研究事业的发展，促进脉学成果的推广，提高脉诊在现代中医临床中的应用意义，引领我国脉学专业领域研究的发展。

山东中医药学会脉学专业委员会发展迅速，历经4年的建设，其规模和学术水平有所提升。在委员会成员的共同努力下，2011年11月，山东中医药学会脉学专业委员会第二次学术会议在济南举办，此次会议展示了脉象研究领域的成果，内容涉及古代文献的脉象研究、古今各家脉诊技法；会议聚焦睡眠障碍及情感障碍性疾病的脉象研究，将脉诊与疾病关联化进行了深入的探讨。

随着中医药的国外影响力不断扩大，山东中医药学会脉学专业委员会也逐步开展脉学的对外传播，吸引了一批热爱脉诊的国外友人前来参会。2013年，山东中医药学会脉学专业委员会第三次学术会议汇集了全国各地的脉学专家，还有来自马来西亚、加拿大等国家的脉学爱好者，本次会议展示古今各家脉诊技法的基础及临床诊治研究，与会人员交流切磋脉诊体

会。国外脉学爱好者对中医脉诊表现出强烈兴趣，会后举办的系统辨证脉学培训班使得脉诊爱好者将脉诊知识与中医知识融会贯通，见识了中医脉诊的魅力，拓宽了诊疗思路，增加了学习脉诊的兴趣和自信心，扩大了脉诊的影响力，促进脉诊的国际化发展。

随着山东中医药学会脉学专业委员会的影响力不断扩大，山东中医药大学脉学研究中心于2014年在山东中医药学会脉学专业委员会的依托之下成立。脉学研究中心是提升脉学创新能力的关键，瞄准世界科技前沿，利用现代技术强化脉学现代化基础研究，为实现引领性原创脉学成果重大突破、实现脉学客观化而努力。2011年，山东中医药学会第二届脉学专业委员会成立大会暨山东中医药大学脉学研究中心成立大会于济南圆满开幕，委员会提出了“脉学发展未来新规划”，将通过定期举办山东中医药学会脉学专业委员会学术会议，进一步整理、挖掘、传承中医脉象精髓，推广脉诊研究领域的新经验，推动山东省乃至国内外中医脉诊水平的共同提高。此次会议为山东中医药学会脉学专业委员会注入了新鲜血液，山东中医药大学脉学研究中心的成立为脉学的系统化和客观化发展打下了基础。

时光飞逝，山东中医药学会脉学专业委员会自成立以来经过10年沉淀，在学术水平、成员规模等方面都有显著提升，取得了瞩目的成绩。2019年11月22日—23日，山东中医药学会第三届脉学专业委员会成立大会在济南召开，会议进行新一轮换届选举，齐向华教授将主任委员的担当重任传递给滕晶教授，在委员会未来的发展过程中领导团体更新优化管模式，凝聚新思想，为脉学的阶段性发展拟定了新目标。更多脉诊爱好者的加入为脉学委员会增添了新活力，此次会议会员规模的进一步扩大是委员会蓬勃发展的结果。齐向华教授进行了“系统辨证脉学体系构建”专题讲座，系统阐述了系统辨证脉学。与会专家们对中医脉学文化的传承和发展进行了深入交流，并作了精彩报告，为助力脉诊技术的继承与创新、展示与传播，丰富和完善脉学学术理论，提高临床医疗水平，推动脉诊技术在临床诊查疾病研究方面的不断进步出谋划策。现场交流学习氛围浓厚，大家各抒己见、讨论热烈，并进行了脉诊技术的现场演示，参会代表纷纷上台体验专家的脉诊技术，这种互动交流的会议模式使学术交流效果明显。此次会议推动了现代脉诊技术的研究发展，使脉诊这一历史瑰宝在继承的基础上不断创新，形成了百花齐放、百家争鸣的繁荣盛景，同时促进山东中医药学会脉学专业委员会不断向前发展。

济宁作为王叔和故乡与脉学渊源颇深，王叔和创作的《脉经》是我国现存较早的脉学专书，首次系统归纳了24种脉象，并对其性状做出具体描述，初步肯定了有关三部脉的定位诊断，为后世脉学发展奠定了基础。2021年10月15日，山东中医药学会脉学专业委员会第三届第二次学术会议在王叔和故里济宁如期召开。此次会议邀请了特色民族脉法传承人及脉学领域专家们，同坛论道，创造了一个高水平的脉学交流平台。其中，特色民族脉法与传统脉法有机结合，从另一角度为我们提供了学习脉法、创新脉法的新思路，为我国脉学研究和临床应用开辟了一个广阔的天地。在这次宝贵的交流中，各位同仁互相学习、交流经验、分享成果，加强了脉学学术交流，促进了脉诊技术临床、教学及科研水平的提高，推动了脉诊技术在临床诊查疾病研究方面的不断进步。

2023年7月，山东中医药学会第四届脉学专业委员会成立大会暨齐鲁医派中医脉学传承与发展研讨班在济南举办。本次会议显示了山东省脉诊发展的整体实力，持续提升中医诊疗水平，影响和带动了省内外地区的脉学发展，济宁、潍坊等地的脉学团体发展如火如荼并建立了脉学专业委员会。经民主选举，滕晶教授连任第四届脉学专业委员会主任委员。同时举行了齐鲁医派系统辨证脉学流派传承工作站授牌仪式，为山东省内15家地市级医疗单位颁发牌匾，齐鲁医派系统辨证脉学流派传承工作站搭建了流派学术阵地，多形式、多途径加强脉学技术交流，助力非遗传承，充分发挥了齐鲁脉学建设项目对基层的示范、辐射带动作用。会上，齐向华教授、宋鲁成教授、阎兆君教授等对自己的脉学学术思想进行了总结。目前，学会汇集了系统辨证脉学、金氏脉学、气口九道脉法等多家脉学体系，旨在在“思想碰撞”中弘扬脉学文化，传承脉学精华，创新脉学发展，让中医脉诊这个中华瑰宝不断继承、创新与发展。此次会议的圆满举办预示着中医药及脉学事业的蓬勃发展，与会专家充分结合现代最新技术对脉学的现代化发展提供了新思路，如水声学脉法等；也有部分专家对传统脉学进行了充分挖掘。通过这次宝贵的交流，大家互相学习、交流经验、分享成果，不断加强脉学学术交流，进一步推动现代技术与脉诊现代化的研究发展。

山东中医药学会脉学专业委员会自 2009 年 8 月成立至今已发展 10 余年，不仅多次举办学术会议，为致力于脉学研究的医务人员提供学习交流平台，还将一大批国内外知名脉学专家的学术成果进行了总结，汇编成了多部论文集。学会在名誉主任委员齐向华教授、主任委员滕晶教授的带领下，在委员们的共同努力下，各家脉法日趋成熟，不断完善，成绩斐然，在中医诊断学领域熠熠生辉，在继承与发掘中医脉象精髓、脉诊客观化研究方面取得了实质性的突破和进展。

（二）世界中医药学会联合会脉象专业委员会

世界中医药学会联合会是成立于 2003 年的国际性学术组织，世界中医药学会联合会致力于推动中医药学的国际交流、传播和发展，团结世界各国中医药界同仁，积极努力把世界中医药学会联合会建设成为联系各国和地区中医药团体和从业者的纽带。

世界中医药学会联合会脉象专业委员会以传承各家脉法，传播脉学文化为目的。通过开展脉象学各种流派研究，构建脉象研究学术交流平台，给脉诊技能的传播、学习提供最前沿的研究信息和思路；并通过开展脉象传承教育，使国内各个学派的研究成果和经验得以保留和发扬。同时，利用现代科技手段证明、阐释传统中医经验、理论，充分发挥中医诊断、治疗的优势，进一步将中医学推向世界。

山东中医药学会脉学专业委员会作为国内第一家脉学专业委员会成立后，世界中医药学会联合会脉象研究专业委员会成立大会暨首届中医脉象国际学术大会于 2010 年 4 月在山东济南召开。这标志着脉学在国际范围内繁荣发展，填补了国际脉象研究专业学术交流平台的空白。会议吸引了中国、澳大利亚、新加坡、马来西亚、日本、法国等国家和地区的 100 余人参加了会议。会议过程中，来自海内外的代表积极参与，踊跃发言，介绍了名老中医的临床经验、现代规范化的临床研究成果，探讨了脉象研究的思路与方法。会议学术氛围活跃，反映出近年来中医脉象的繁荣与发展。脉象研究专业委员会的成立为从事和致力于脉学研究的医务人员提供了又一个学习和交流的学术平台，首次在全球范围举办了传统脉学的国际性会议，对传统中医脉学的发展具有重要意义，是当代脉学发展史上的重要里程碑。国医大师邓铁涛为世界中医药学会联合会脉象专业委员会的成立致贺词："中医脉学历经两千多年，值得继续研究，造福世界人民。"

随着世界中医药学会联合会脉象研究专业委员会成立大会暨首届中医脉象国际学术大会的开展，中医脉学的传播交流得到了国内外的积极响应，在世界范围内掀起了学习脉学的热潮，分别在西安、青岛、烟台、舟山等市及马来西亚、德国等国家举办了脉学会议，各国的中医爱好者借此机会积极开展脉诊学习与交流。

2011 年 4 月，世界中医药学会联合会脉象研究专业委员会第二届学术会议在陕西举办。此次会议代表就各自的脉象经验及心得体会与同道们进行了广泛深入的交流和探讨。此次会议开设专题讲座，讲座内容涉及古今各家脉诊技法、脉象研究在疾病临床诊治中的作用、脉象相关基础研究、古代文献的脉象研究等，脉象研究专家现场演示了脉诊的各种技法，讲解了脉象特征的临床意义。此次国际会议的举办提供了与各国学者面对面交流的机会，对活跃国际性学术交流的气氛，推动国际间学术交流与合作创造了良好的机遇。

2012 年 4 月，世界中医药学会联合会脉象研究专业委员会第三届学术年会议在青岛召开。齐向华教授做了题目为《基于中医脉象理论的中风病辨证论治研究》的演讲，这是齐向华教授经过多年临床实践对中风病的经验总结，用其创立的系统辨证脉学中的 25 对脉象要素对中风病加以分析，从而指导临床用药。山东省中医药研究院脉学研究所所长金伟教授结合中医和现代医学理论，以脉诊为手段，用数学作为量化工具，将其形成的金氏脉学理论辨证施治的运用进行了介绍。山东中医药大学附属医院阎兆君教授依托中医生命观与疾病观，自创志意脉诊理论，在临床辨证施治过程中取得良好效果。世界中医药学会联合会脉象研究专业委员会副会长王文成、许跃远等诸多脉诊专家均做了精彩演讲。此次会议是对传统脉学的突破与创新，实现了“脉病相应”的一大突破。

烟台毓璜顶医院大力支持中医脉诊的学习，历届会议均有代表参加，并于 2014 年 4 月 19 日承办了世界中医药学会联合会脉象研究专业委员会换届大会暨第五届学术年会。在此次会议中，来自国内外的专家学者们现场授法传道，交流切磋脉诊体会，分享现代规范化临床研究成果，就脉象研究的思路与方法做了广泛探讨。本次会议强调了实践在脉学发展中的重要地位，指出今后脉学发展的新思路与方向。齐向华教授的“系统辨证脉学中医脉学现代化”和滕晶教授的“瘀脉”发言得到了国际同行的一致认可和高度赞誉。

2016 年 4 月，世界中医药学会联合会脉象研究专业委员会第六届学术会议在浙江舟山举行。刘炽京会长就中医精准医学与脉象进行了讲解；寿小云教授讲解寿氏脉学高层脉法的宇宙规律，提出并探讨高层脉法，其物理模式是量子力学，涉及波粒二象性和量子纠缠等内容；齐向华教授讲解了系统辨证脉学体系构建；许跃远讲授了“现代脉学研究新进展”，提出脉象是人类信息库及其与量子信息的关系。此次会议云集各派脉学，各流派进行学术交流，促进脉学再登高峰。此次会议中，来自海内外的各位代表热情高涨，探讨了脉象研究的思路与方法，大会学术氛围活跃，反映出近年来中医脉象的繁荣与发展。

为响应中医药“一带一路”政策，加快中医西传进程，构建人类命运共同体。2017 年世界中医药学会联合会脉象研究专业委员会于德国举办会议。此次学术大会上与会代表就各自的脉象经验及心得体会与同道们进行了广泛深入的交流和探讨。国外会议意义重大，大会集各脉于一体，汇八方精英于一堂，气氛热烈，交流深入，纵深有致，是一次难得的学习和交流机会，让脉诊学习不再是“心中易了，指下难明”，也展示了脉诊学科不再是单一的全息投影，而是具有天人宇宙，气血津液，魂魄神思的生机活力。此次会议旨在让中医人回归本源，不忘初心，忠实大道，精进临床，有着划时代的意义，标志着中医药文化在世界范围内广泛传播。

二、齐向华科技领军人才创新工作室，发挥脉学引领作用

山东省科技厅命名的首批10个科技领军人才创新工作室之一——齐向华科技领军人才创新工作室成立于2017年3月，是继山东中医药大学脉学研究中心之后，山东省内成立的又一脉学研究工作室，工作室以系统辨证脉学为核心开展科研、临床、教学的创新工作，旨在开拓脉学研究及应用的新领域，推动脉学乃至中医学发展。齐向华科技领军人才创新工作室深入贯彻党中央、国务院关于深化科技体制改革、加快国家创新体系建设的系列决策部署，充分利用现代工程技术，走脉诊临床、医疗与科研共同发展的道路，研发智能脉诊仪等系列健康诊疗设备，建设成集科技创新、科技成果转化、产品开发、信息交流和人才培训等为一体的多元化综合智能平台，引领国际脉学发展。

齐向华科技领军人才创新工作室的主要工作是完善系统辨证脉学的体系建设，进行系统辨证脉学的客观化研究。工作室未来一段时间内的工作重心在于继续建立中医脉诊学学科，并以此为依托打造脉诊大数据平台并由此实现脉诊专业化、规范化、产业化的模式，充分发挥脉诊在未来健康战略中的价值。

工作室团队梳理了古今脉学典籍及学术流派，吸纳最新的脉象研究成果，结合物理学、认知心理学等知识，重构脉学体系，开创系统辨证脉学。创新性地提出了用物理学术语描述的25对脉象要素，为中医脉象客观化研究打下基础，将脉象与方药、经络、穴位等有机结合，构建出“脉－证－治”为特色的临床诊疗模式。工作室现拥有教授、副教授及博士、硕士等高层次人才10余人。团队获得省部级奖励4项，国家专利9项，发表高水平学术论文100余篇，出版《辨证脉学——从指下难明到脉证相应》《系统辨证脉学培训教程》《辨证脉学功夫沙龙》等著作19部。在理论、技术等方面形成国内、国际规范和标准，在系统辨证脉学基础上充分利用

现代工程技术，解决脉搏信号传感、脉搏信号采集与处理、脉搏信号智能分析、疾病辅助诊断及治疗等相关脉诊科学化和客观化问题，研发智能脉诊仪及系列相关设备，成为山东省乃至全国脉学行业龙头。

三、成立齐鲁扁鹊脉诊联盟，擦亮流派金字招牌

为充分发挥中医药特色优势，擦亮“扁鹊脉诊鼻祖”金字招牌，深入挖掘和传承脉学精华，推广脉诊技术，传播脉学文化，加强脉诊人才队伍建设，聚焦临床，以用为本，进一步提升临床诊疗效果，为群众提供更高质量的中医药服务供给，2022 年 6 月 24 日，在山东省卫生健康委员会和山东中医药学会的倡导和支持下，山东中医药大学附属医院与山东第一医科大学附属颈肩腰腿痛医院作为发起单位成立了“齐鲁扁鹊脉诊联盟”，联盟成立大会暨首届学术会议在济南隆重召开。

齐鲁扁鹊脉诊联盟由青年联盟和基层联盟组成。本联盟的成立汇集了省内多家知名脉学流派，百花齐放，百家争鸣，对推动山东省脉诊的发展，提升中医脉诊诊疗水平，促进青年脉诊人才成长，促进齐鲁扁鹊脉诊文化传承与创新具有重要意义。

（一）青年联盟——脉学人才育苗成树

青年联盟由齐鲁扁鹊脉诊联盟领导部署下的青年储备力量构成。通过筛选齐鲁脉诊青年名医，从青年脉诊人才中筛选一批脉诊技术高、能力强、临床疗效好、门诊量大的典型人才，鼓励青年典型为大家介绍其成才经历、学习方法、典型案例、经验心得等，以分享、示范、交流、讨论等方式带动广大青年学习脉诊的热情，并尽快掌握学习脉诊技术的方法。坚持“持续学习，不断更新，主动优化”的治学理念，在联盟为青年人打造的平台上，青年人才汲取各家所长，融合创新，快速成长，练就硬本领，不断提升中医临床诊疗水平，更好地服务于广大患者。青年联盟定期开展脉诊课程的学习和讨论，分享临床案例中的脉诊体悟及经验。以临床诊疗水平提升为驱动，以“跟名师，提技术，重临床”为方法，将爱好变成特长，让青年中医快速成为脉诊联盟培育下脉诊基础好、技术水平高、辨证

思维灵活全面的复合型传承人，充分发挥中医药的理论优势和技术优势，持续提升中医药服务能力，同时开展脉学学术研究。身为青年一代，应发挥生力军、主力军的作用和优势，系统总结齐鲁脉学学术渊源、临床优势和文化特色，产出一批标志性、引领性、基础性的学术成果，在全国发挥示范引领作用。

（二）基层联盟——广阔天地，大有可为

基层中医联盟是齐鲁扁鹊脉诊联盟领导部署下由基层中医从业人员组成的学术组织。成员们以实现齐鲁扁鹊脉诊联盟“齐鲁脉诊高地”、培育“齐鲁脉诊名医”为建设目标，有效推进联盟脉诊技术的交流与推广，为广大基层中医脉诊人才提供学习交流、工作互动、成长成才的平台。联盟提高了基层中医从业人员的脉诊技术，共同探讨临证时所遇到的实际问题，提高发现问题、分析问题、解决问题的能力。基层联盟成员以身处扁鹊脉学发源地为豪，加大齐鲁脉学文化传播推广的积极性，提升脉学文化自信。基层联盟的成立实现了脉学管理的重大创新转变，为基层医院脉学人员搭建了学习交流的广阔平台，达到了优质脉学资源布局网格化和下沉基层的目的，符合国家当前大健康和医疗卫生新形势的要求。

2022 年 6 月 24 日，齐鲁扁鹊脉诊联盟成立大会暨首届学术会议在济南隆重召开。此次会议的顺利开展加大了齐鲁脉学文化的传播推广力度，丰富和完善了脉学学术理论，系统挖掘了脉象特征形成原理的中西医机制，凝练提升了中西医汇通基础理论，深入脉象可视化和客观化研究，明确疾病发生发展过程，形成了中西医汇通的临床诊断分析规范，推动了中医基础理论和临床诊疗规范发展，进一步扩大了山东省脉诊影响力。另外，齐鲁扁鹊脉诊联盟培育了一批在国内外有影响力的脉诊专家，集中优势资源打造齐鲁脉诊名医；搭建高层次学术交流平台，培养出了一批脉诊基础好、兴趣浓厚的技术传承人，探索齐鲁脉诊师承教育；系统总结了齐鲁脉学学术渊源、临床优势和文化特色，在全国发挥示范引领作用。挖掘齐鲁脉学学术渊源，打造齐鲁地域性文化特点，不断提出新观点、形成新认识，推动现代脉诊技术研究进一步发展，打开中医脉学研究新局面。

2023年，济南迎来了齐鲁扁鹊脉诊联盟第二次学术会议。齐鲁扁鹊脉诊联盟主席实行轮值制度，以充分发挥齐鲁各家脉法优势，兼收并蓄，博采众长。此次会议上，齐鲁扁鹊脉诊联盟第一任轮值主席齐向华就2022年齐鲁扁鹊脉诊联盟工作进行了总结。齐鲁扁鹊脉诊联盟在过去一年里积极开展扁鹊脉诊技术培训、学术交流、科研合作等活动。一方面建立了系统辨证脉学流派传承工作站，搭建流派学术阵地，并派出人员前往平邑县中医医院等工作站进行工作巡查与脉诊技术培训。同时运用多种形式加强脉学技术交流，通过微信群、公众号等形式组织脉案分享和技术交流。目前已建立了多个齐鲁扁鹊脉诊联盟群及1个齐鲁扁鹊脉诊基层中医联盟群。极大地畅通和拓展了不同地域和级别医院中医师之间的技术切磋通道。另一方面，联盟重视学术理论整理传承，扁鹊脉学诊法团队佳作频出，《抓主脉 巧临症：方剂“脉－证－治”实战图解》《脉学心悟——名中医辨脉证治经验集》相继出版，这是对脉学理论多年临床实践的总结，丰富了中医脉学体系，为脉学进一步客观化、系统化添砖加瓦。阎兆君教授作为齐鲁扁鹊脉诊联盟第二届轮值主席对未来联盟的工作建设做了详细规划，齐鲁扁鹊脉诊联盟将继续发挥优势，把从事脉诊的工作者和爱好者凝聚到联盟中形成合力。同时加强多学科之间的碰撞，在交流中汲取长处相互融合，从而使中医得到一个新的飞跃和高质量的发展。山东省卫生健康委员会、山东中医药学会及山东中医药大学附属医院等领导发表重要讲话，要依托扁鹊脉诊的优秀传统，加强省内外扁鹊脉诊专家和机构的交流合作，提高脉诊技术水平和服务能力，推动扁鹊脉诊的传承创新发展。联盟将积极开展扁鹊脉诊技术培训、学术交流、科研合作等活动，建立完善的扁鹊脉诊服务体系，为人民群众提供更加优质高效的中医医疗服务。此次学术会议汇集山东省内多家知名脉学流派，是一场脉学盛宴，为推动山东省脉诊发展整体合力，提升中医脉诊水平，促进青年脉诊人才成长，促进齐鲁脉学文化传承发挥着重要作用。大力弘扬中医药文化，加强中医特色专科建设，推动医院中医药工作在传承创新中高质量发展，联盟专家团队将充分发挥脉学的临床技术优势，出良策、解难题、育高徒，通过技术指导、项目合作、人才培养等方面促进脉学的传承与发展。

四、山东中医药大学青岛中医药研究院脉学研究中心，促进脉学成果转化

山东中医药大学青岛中医药研究院包含中医药产教融合科创基地、中医药传承创新中心及中医药康养基地等；设有国家中医药对外合作交流示范基地——中医外治国际合作基地，外治新材料研究中心、抗病毒协同创新中心、经方研究工程中心、脉学研究中心、海洋中药研究中心、医学人工智能研究中心等六大科研中心和经典药酒研究所。青岛中医药研究院努力将学校教育教学优势、科学研究优势、中医药文化优势、医疗服务优势转化为促进青岛市健康产业创新发展的优势，为做大做强青岛中医药事业贡献力量。

作为系统辨证脉学创始人的齐向华教授组建了一支包含临床专家、工程信息人员和外事人才的专业、年龄结构合理、科研水平较高、临床水平过硬、教学能力较强的创新型科研团队，在国内外脉学研究领域产生了深远影响。

继承和弘扬中医脉诊文化，发挥中医特色诊断技术的原创优势，提升脉诊临床价值是山东中医药大学青岛中医药研究院脉学研究中心的宗旨。为达目标，研究中心以科学前沿和国家大健康重大需求为导向，掌握国际脉诊研究主动权，创新中医药诊断技术服务模式，通过融合现代多学科科学技术，以深入挖掘脉学理论、推广应用系统辨证脉学脉诊模式、脉象客观化等为研究重点，建成集临床研究、基础研究、创新方法及设备研发为一体的脉学研究中心。中心将加快创新发展，锐意进取，突破一批制约脉诊客观化发展的共性关键技术，掌握一批脉学领域的核心技术知识产权，在理论、技术、管理等方面形成国内国际规范和标准，在系统辨证脉学基础上充分利用现代工程技术，与人工智能相结合，解决脉搏信号传感、脉搏信号采集与处理、脉搏信号智能分析、疾病辅助诊断及治疗等相关脉诊科学化和客观化问题，研发智能脉诊仪及系列相关设备，做成集产品开

发、科技创新、信息交流、科技成果转化和人才培训等多项职能为一体的综合性产业科研和推广平台。

山东中医药大学青岛中医药研究院脉学研究中心在齐向华教授带领下，组建了多学科交叉的研究团队，在国内外脉学研究领域产生了深远影响。指导首部脉学培训教程《系统辨证脉学培训教程》的编写，制定了首部国际脉诊教学标准，研发了“脉象特色临床教学系统”。主持国家重点基础研究发展计划课题、国家中医药行业科研专项等国家级课题及省部级课题 20 余项。获得专利 4 项，计算机软件著作权 17 项，出版专著 19 部，在国内核心期刊发表论文 100 余篇。

五、脉学临床基地辐射全国

（一）系统辨证脉学工作室

2019 年，系统辨证脉学作为特色技术被引入在海南省建立的博鳌超级中医院，患者慕名而来，疗效显著。系统辨证脉学工作室的建立在脑病常见病、重大疑难疾病、心理因素介导的疾病等防治方面形成了独特的学术观点与特色。中医药擅长治疗慢性病、治未病，而随着老龄化程度的加剧，“简、便、验、廉”的中医药脉诊越来越受欢迎，团队力求把系统辨证脉学工作室建设成为学术传承平台、特色服务平台、人才培养平台、学术交流平台，让海南群众方便看中医、看好中医，切实享受到名中医就在家门口的优质中医医疗服务，打破中医药服务的地域局限。系统辨证脉学工作室的建立在为民众诊疗疾病的同时，扩大了系统辨证脉学的传播范围，密切中医文化南北方交流。

（二）山东省非物质文化遗产扁鹊脉学诊法传播中心落户多地

扁鹊脉学诊法传播中心由齐向华教授牵头成立，传播中心以传承齐鲁文化，弘扬特色脉法为宗旨。先后于济南宏济堂中医医院、山东扁鹊中医医院、深圳市宝安纯中医治疗医院设立传播分中心。扁鹊脉学诊法的引进使得各大医院如虎添翼，加强了中医师对系统辨证脉学的继承与创新，扁鹊脉学诊法将助力医院高质量发展，惠及更多患者。

第十三章

推广脉诊技术，扩大流派影响力

扁鹊脉学诊法团队不断发展和完善自己的理论体系建设，自2010年至今，历届研究生在团队带领下逐渐将系统辨证脉学体系打造成了深基于中医传统理论体系并逐渐与现代物理学、高等数学、认知心理学、生物信息学等有机结合的一门专业性学科，其理论体系也慢慢涵盖了疾病的病因、病机、发病、疾病演变、治疗和预后在内的多层次内容，主要内容包括中医5种心理状态的内涵及其评定量表的研制和对其治疗用药规律的分析，认知心理过程实验脉诊教学方法研究，中医5种心理紊乱状态与疾病的相关性研究，中医5种心理紊乱状态与中医体质学的相关性研究，对中风病不同分期、证型的脉象规律研究，“神、魂、魄、意、志”5种要素的用药规律分析等。通过不断地细化和深入研究，使得系统辨证脉学体系在中医临证过程中逐渐成为必不可少的诊疗手段，逐渐培养了一批临床脉诊素质过硬的专业医师，包括团队内的硕士、博士70余人，并通过脉诊培训班的形式发展了国内外学员400余人，团队还开辟了网络平台授课等新形式，使得更多的人能够接触脉诊这种古老而焕发新的生命力的技法。

一、开展系统辨证脉学培训，促进技术落地

（一）脉学培训并轨国内外

为积极传播系统辨证脉学，团队在山东省内外举办多期脉学培训班，其中有来自俄罗斯、马来西亚、澳大利亚、美国等地的脉诊爱好者。扁鹊脉学诊法团队对国外友人进行脉诊教学，讲授脉诊基础知识，通过现场演示脉诊技巧让他们对脉诊有了新的理解和认识。这些国外友人将撒播中医

脉诊技术走向国际的种子，吸引一批又一批国外中医爱好者前往中国求学问道，加快了脉诊技术在世界范围内的传播，中医文化作为中国传统文化的结晶成为中国走向世界的窗口。同时，中医药作为国际医学体系的重要组成部分，正为促进人类健康发挥积极作用。脉学的发展离不开人才的培养，脉学领域只有不断地有新的人才涌现出来，才能使其得到更大的发展。因此，当今的各家脉法都非常注重对脉诊人才的培养和技术的推广与传播，当下主要的培养模式包括全日制的在校学习和培训班集中化教学。在各家脉法中，系统辨证脉学与时俱进地结合了中华脉学网、博客、微博及微信群等平台进行授课，取得了瞩目成果，在人才培养的过程中也慢慢探索着中医脉诊的传承方式。

（二）系统辨证脉学助力小儿推拿

小儿推拿是运用各种手法刺激穴位使患儿经络通畅、气血流通，从而达到调整脏腑功能、防病治病的一种方法。相较于药物治疗来说，小儿推拿可以减少甚至避免药物的不良反应，也可减轻或免除患儿的痛苦和不适。

山东中医药大学附属医院作为山东省小儿推拿技能培训基地，长期招收来自全国各地的热爱小儿推拿技术的学员，系统辨证脉学是指导小儿推拿治疗的一门特色诊断技术，由于小儿无法进行较为清晰的言语表达，通过脉象诊察儿科疾病病因、病机、疗效等具有特色优势。扁鹊脉学诊法团队齐向华教授、滕晶教授在小儿推拿培训中讲授系统辨证脉学，由脉象要素入手，使复杂的脉学理论简单化、系统化，并用临床实例生动地解释了如何应用脉学判断儿科疾病的发生、发展、预后、转归，指导临床治则、治法的确立，并制订最佳治疗措施，从全新的角度认识中医，受到学员们的一致好评。滕晶教授倾囊相授，受到广大学员的高度赞可，学员们纷纷表示，滕晶教授将脉诊与小儿推拿相结合的思路，能够精准定位、有效治疗，拓宽了小儿推拿医生的诊疗思路，显著提高小儿推拿的临床疗效。

（三）学术讲座传播扁鹊脉学

在医院内积极开展系统辨证脉学培训的同时，齐向华教授应邀至国内外院校如北京大学、天津中医药大学、中国中医科学院、中国科学院、北京中医药大学、山东中医药大学、莫斯科国立口腔医科大学、俄罗斯斯莫利尼大学和莫斯科中国传统医学发展实践中心等院校进行授课教学，并现场展示脉诊技术，引起了广泛关注，获得一致好评。脉学学术讲座的开展提升了脉学文化自信，通过坚持“开放包容，兼收并蓄”的发展模式，吸引了国内外知名脉诊专家参会，打破了脉诊国与国之间的界限，实现了“内引”与“外联”的无缝对接、有效融合，用解放思想的“减法”跑出人才集聚的“加速度”。

二、义诊活动，服务百姓

为积极响应“健康山东”建设，做好中医脉诊公益服务，充分发挥脉诊的独特优势，传播齐鲁脉诊“好声音”，不断提升群众对脉诊的获得感、满意感。扁鹊脉学诊法团队前往全国各地进行义诊活动，其中包括济南市内村镇社区、各大医院、济南空军某部队、山东省审计厅送健康活动。扁鹊脉学诊法主要特征为准确客观、易于传承、长于实践、易于与现代科学体系相融合，中西医汇通，能够切实造福百姓。义诊活动让许多受诊者了解到自己的体质特点、患病倾向及养生防病的知识，扩大了系统辨证脉学的影响力，同时体现了医生无私奉献的精神，密切了医生与人民群众的关系，在服务社会方面发挥了积极作用。

三、新媒体、新形式，使脉学焕发新生机

（一）明心学堂驻抖音

明心脉学是于 2017 年创办的专业中医教育培训机构，目前已与多位中医专家合作开发适宜临床工作者学习的中医课程。

“明心学堂”抖音号通过宣传系统辨证脉学及中医知识已获得十几万“粉丝”的支持。用户可以在手机端观看医疗科普类短视频或直播内容，包括健康生活方式和饮食干预、疾病预防和风险因素、科学辟谣等。短视频作为健康科普的重要载体，日渐成为用户获取健康知识的主要渠道之

一。“明心学堂”抖音号借助短视频平台，分享丰富的实践经验和专业知识，用另一种身份践行治病救人的使命担当。将临床实践的养生智慧汇聚在一个个短视频当中，用简单的小方法帮助大众回归身心健康状态。用户会通过关注、留言评论、在线咨询等不同方式与医生互动，科普逐渐成为医生和用户连接的纽带。

明心脉学定期开展公益活动，从培养名医的愿景出发，公益活动为广大学子提供免费的系统辨证脉学教育，切实提升中医院校学生的临床能力，补充了传统中医院校教育所匮乏的临床技能。同时提升了中医行业的医疗水平和服务能力。明心脉学帮助中医从业者成为“明医”，传播中医智慧以帮助民众更健康地生活。

（二）健康科普视频号

微信视频号近年来成为备受欢迎的新媒体平台，促进了中医药文化的传播。“齐向华 - 系统辨证脉学”视频号通过宣传中医知识、脉诊技巧及医学科普获得一致好评。齐向华教授用通俗的语言将中医知识广泛传播，将系统辨证脉学的脉象要素比作鱼儿游泳、山川河流等人们熟知的现象或事物，将既往脉诊经验知识碎片堆积进行科学系统地升华，提高了人们的学习兴趣，解决了学习者“心中易了，指下难明”的学习困境。系统辨证脉学建立了“情境认知”的新型教学模式，通过强调对诊者手指感觉功能的开发和分化，提高诊脉的反应灵敏性，与传统的脉学教学模式相比，具有系统、科学、规范等优势。通过新媒体平台，借助语言、文字、图像、音频、视频等多种形式来助力中医药基础类知识的传播，向大众普及中医药知识与中医药文化精髓，发出科学的声音以正视听，从源头端正中医药知识文化信息，提高大众中医药知识鉴别能力。

四、博鳌亚洲论坛彰显脉诊神奇

2021 年 6 月，博鳌亚洲论坛全球健康论坛第二届大会在青岛举办，扁鹊脉学诊法团队齐向华教授、滕晶教授及丁晓博士一同参加。展会现场，扁鹊脉学诊法团队成员遵循团队“脉 - 证 - 治”一体化诊疗模式，为与会嘉宾仔细诊脉，依据脉诊结果，针对每一位嘉宾的体质、现病史、既往史、“未病”情况、调摄、宜忌等进行耐心讲解与指导，并根据健康状态进行现场针对性针灸、中药透窍、穴位贴敷刺激等治疗，参会代表充分体验了神奇的中医药文化。作为山东中医药传承创新高质量发展的突出代表，系统辨证脉学的发展折射着山东省中医药强省建设的新变化，向全球嘉宾展现了中医药文化与诊治成果的尊严与自信，向世界展示了中医学的独特魅力。

2023 年 4 月，博鳌亚洲论坛健康产业国际论坛在北京经济技术开发区开幕。扁鹊脉学诊法团队成员在齐向华教授、滕晶教授的带领下成为中医体验区一道亮丽的风景线，会议期间脉诊体验区前大排长龙，从各级领导、参会嘉宾到现场服务人员都前来体验中医脉诊。扁鹊脉学诊法团队显示高超脉诊技术的同时，应用针灸疗法、颂钵音疗，以及自发研制的黄柏木疗法、自制系列熏香等，让人们感受到了中医特色诊疗的神奇之处。团队不断耕耘，传承创新中医脉诊，将扁鹊脉诊这一“名片”发扬光大，代有薪传。扁鹊脉学流派向世界展示了中医脉诊的魅力，推动了全球健康事业和健康产业的发展。

五、以非遗文化传承带动脉学技术推广

“扁鹊脉学诊法”由扁鹊创立，扁鹊是我国正史记载的第一位医家。扁鹊脉学诊法的主要发源地为济南市长清区，位于山东省西北部，济南市西南部，黄河下游东岸，泰山西北麓。

齐向华教授传承扁鹊脉学学术思想并创新，将传统脉法与现代科技结合，构建了系统辨证脉学体系。主要传承人在齐向华教授指导下，掌握系统辨证脉学理论和临床实践操作方法，致力于扁鹊脉学诊法的研究保护与弘扬传播。

扁鹊脉学诊法通过三指触压腕部桡动脉搏动，施以不同指力，感知浮中沉脉动应指的形象，以此判断身体五脏六腑卫气营血运行情况，判断疾病，是中医辨证、诊断疾病、立法处方的重要依据。

聚合与扁鹊脉学诊法相关的文物、遗址、中医经典、医学思想等，努力打造齐鲁医学特色中医文化传播平台，形成地域性文化名片。扁鹊脉学诊法历经两千多年的发展与完善，形成了完备的理论体系，是我国中医药文化精髓。传承和弘扬扁鹊脉学诊法，对保护和发展中医药独特理论和技术具有重要意义。

（一）“扁鹊脉学诊法”入选山东省非物质文化遗产

扁鹊脉学诊法团队通过不断探索并创新扁鹊脉学诊法，并将其应用于临床实践。2021 年，“扁鹊脉学诊法”入选山东省省级非物质文化遗产代表性项目名录扩展项目名录。

“扁鹊脉学诊法”成为非遗项目，对于发挥中医药特色优势，挖掘中医宝藏，探索中医药文化，弘扬中医渊源，培植中医发展的沃土，努力传承中医药宝库中的精华具有重要意义；为脉学文化的传承和发展注入新的血液与力量，使齐鲁扁鹊脉诊技术代有薪传。大力支持脉诊理论体系研究、临床实践应用等各项工作，运用现代科技对扁鹊脉学诊法进行深入研究，在该领域实现用客观数据揭示中医，对带动中医脉学理论向现代化、科学化方向发展具有重要价值。不断挖掘齐鲁脉学学术渊源，积极拓展脉学技术研发空间，进而推动中医脉诊现代研究与临床应用，力争打开中医脉学研究新局面。

（二）全国非遗展“扁鹊脉学诊法”大放异彩

中国非物质文化遗产博览会是全国影响广、规模大、规格高、项目多、品类全的国家级非物质文化遗产博览会。中国非物质文化遗产博览会的举办旨在促进非物质文化遗产生产性保护，使非物质文化遗产的保护和传承融入当代、融入大众、融入生活。

2022 年 8 月，第七届中国非物质文化遗产博览会在山东济南举办，本次博览会采取实物展示、销售、图片展览、多媒体演示、代表性传承人现场制作等形式，充分展示了非物质文化遗产的独特魅力，促进非物质文化遗产保护与经济社会协调发展。

齐向华教授、滕晶教授带领的扁鹊脉学诊法团队代表齐鲁扁鹊脉学流派围绕脉诊技法、适宜技术、养生保健等多面进行了为期 5 天的现场展示，吸引了不少参展观众驻足体验，让大众亲身体验了脉诊技术的魅力。在此次中国非物质文化遗产博览会中，扁鹊脉学团队派出了 20 余名技术骨干轮流诊脉，通过脉诊揭示受诊者的体质、个性、情志内伤、病因、病机等疾病本质，对疾病发生、发展的“时间 – 空间”进行定位、定性诊断，实现精准表达，对受诊者的身体和心理状态进行了综合性评定，并给出调养方案，收到一致好评。

六、齐鲁医派系统辨证脉学流派传承工作站

齐鲁医派是植根于齐鲁文化，始于春秋战国，流传至今的具有地域特色的医学流派与学术群体。齐鲁医派在医学理论和诊疗技术方面均形成了自己独特的体系，对中医学的发展产生了重大影响。齐鲁医派绵延两千多年，具有各家异彩纷呈，百花齐放，博采众长，名医覆盖各科等优势。齐鲁医派有以下学术特点：注重脉诊；经典与临床并重；继承与创新并举；中医学科与齐鲁文化相互交融。

齐鲁医派系统辨证脉学流派传承工作站搭建了流派学术阵地，多形式、多途径加强脉学技术交流，助力非遗。为充分发挥齐鲁医派建设项目对基层的示范引领、辐射带动作用，打造上下联动、整体提升的高质量、集约化发展模式，山东省卫生健康委员会将系统辨证脉学流派传承工作室等 10 个项目确定为 2022 年度齐鲁医派中医学术流派传承工作室建设项目。系统辨证脉学流派是以齐鲁医派之“扁鹊脉学”为滥觞，在刘惠民及陆永昌两代名老中医之脉学智慧结晶基础上传承并创新，由齐向华、滕晶教授团队将传统“扁鹊脉学”与现代临床实践、科学技术与研究方法相结合，构建的以系统辨证脉学为诊法核心的中医诊疗学术流派。目前已有山东省内 15 家地市级医疗单位设立“系统辨证脉学流派传承工作站”，工作站的成立推动了省内各地市中医药事业的发展进程，依托强大的专家资源、学术资源，不断提高诊疗水平，让当地百姓在家门口就能享受到优质的中医诊疗服务。

七、脉诊特色示范门诊与病房

在国家大力发展中医药的背景下，山东中医药大学附属医院为提高对重大疾病的中医药特色诊治能力，彰显保留传统中医的治病优势，增强对中医脉诊的传承与发掘，探索中医科室发展的新突破，于2018年成立神经内二科。神经内二科为世界中医药学会联合会脉象专业委员会、山东中医药学会脉学专业委员会、山东省卒中学会中西医结合分会等学术委员会挂靠单位，是集临床、教学、科研于一体的中医特色专业科室。神经内二科以齐向华教授为学科创始人和学术带头人，秉承“突出中医特色，打造品牌病房”的理念，基于系统辨证脉学，广泛开展多种中医特色诊治技术，努力建设集医疗、科研、教学于一体的辐射周边、引领全国的脑病中医特色示范病房。运用“脉－证－治－防”一体化诊疗模式，实现针对患者个体“点对点分阶段选择治疗措施”的全新诊疗路径；充分发挥脉诊的疾病预警与诊断作用，重视中医脑病的预防，将治疗端口前移，真正实现防治结合的精准化、规范化与特色化临床医疗。定时开展以系统辨证脉学技术为核心的健康体检活动服务社会。

目前，山东中医药大学附属医院神经内二科在滕晶主任的带领下积极推动脑科学的发展，坚持将“主动医疗”、心身同治、中西医结合、心理因素介导等方向作为诊疗特色，将脑病与系统辨证脉学紧密结合，不断探索、创新中医特色诊疗理论、技术、方法与模式，逐步形成了完善的脉学临床诊疗理论和技术体系，为疾病防治、康复、养生保健、健康维护等提供系列临床路径、诊疗方案。科室围绕“突出中医特色，打造品牌病房”的目标，建设以脉学为特色的医疗、科研、教学和文化四位一体的辐射周边、引领中医发展的特色示范病房。

在医疗方面，科室以脑血管疾病、心因性疾病（运动障碍性疾病、认知障碍性疾病）、睡眠障碍等常见病作为优势病种，并开辟出中西医结合诊治神经系统变性疾病等疑难病研究方向，汇集科室优势脉诊技术资源，运用“脉治相应”等搭建新型中医诊疗平台；重视疾病的预防和健康养护，建立健康预警干预平台，针对常见病及疑难病，提供因时、因地、因人而异的个体化养护方案和全新健康维护模式。

八、推动流派走向海外，提高中医药国际影响力

扁鹊脉学诊法团队致力于在世界范围内推广脉学，齐向华教授应邀到美国、英国、新西兰、匈牙利、马来西亚等多地进行学术交流。为促进国内外脉学学术交流与发展，参加脉学学术会议百余次。系统辨证脉学学员多达 5 000 余人，遍及全国各地及美国、英国、韩国、马来西亚等多个国家。国际脉学学术会议是学术交流的重要平台，它为扁鹊脉学诊法团队提供了一个展示研究成果、交流学术观点、探讨学术前沿的机会。学者们通过参加国际脉学学术会议了解最新的脉学研究成果和学术动态，掌握前沿的研究方向和方法，从而提高自己的研究水平和脉诊能力。扁鹊脉学诊法团队通过开展国际脉学学术会议，结识来自不同国家和地区的学者，建立学术联系和合作关系，共同开展学术研究和项目合作。这不仅可以促进学术上的交流与合作，还可以促进不同国家和地区之间的文化交流，增进各国人民之间的友谊。

扁鹊脉学诊法团队于 2020 年出版了《系统辨证脉学培训教程》英文版，为中医脉学走向世界，影响和引领脉学的发展作出贡献。团队不断耕耘，不断传承中医脉诊，将扁鹊脉诊这一名片发扬光大，代有薪传。

为巩固脉学在海外的影响力，齐向华教授及滕晶教授远赴新西兰、美国、马来西亚、英国、匈牙利等国家参加世界中医药大会暨“一带一路”中医药学术交流活动，并在脉象分会现场发言。会议的开展推进了中医药高质量融入共建“一带一路”，推进了健康丝绸之路建设，也推动了构建人类卫生健康共同体。同时，“一带一路”建设也为中医药国际化发展提供了良好机遇，二者相辅相成，相互促进。通过在“一带一路”中医药学术交流活动中的宣传，激发了一批批海外“中医迷”前来中国学习脉学，传播脉学，中医药正沿着“一带一路”地区阔步走向世界，为“一带一路”沿线人民的健康福祉贡献了独特的“东方力量”。

世界中医药大会的开展能全面、系统、准确地向世界传播中医药学，也有助于在世界范围内培养中医药人才，从而更好地推进中医药在海外发展。其中，脉诊作为中医四诊不可缺少的一环发挥着不可替代的作用。中医药独特的整体观、辨证观、系统观是脉诊生根发芽的土壤，也是脉诊良好传承并走向世界的理论基础。中医脉诊走出去，不是为了炫耀，而是为了解决人类面临的共同健康难题。中医脉诊不仅是中国的，更是世界的。只有为更多人解除病痛，才能更好地彰显“中国智慧”，赢得世界各国人民的信赖。

第十四章

培养脉诊人才，流派传承有序

一、课程建设促进脉诊教学的规范化

（一）脉诊教材规范化——高水平脉诊系列教材

培养脉诊人才离不开规范的教学课程，而课程的进行需要高质量的教材来支撑，扁鹊脉学诊法团队所编写的脉诊系列教材无论是对自学还是教学都具有重要意义。脉诊历史悠久，脉诊文化源远流长，其起源于《内经》，发展于《难经》，实践于《伤寒杂病论》，完善于《脉经》，在《脉诀》《濒湖脉学》得到推广，几千年来经过历代医家的潜心研究，从临床实践中不断地积累经验，形成了较系统的理论，虽有众多传世巨作，但仍未能解决脉诊“心中易了，指下难明”的难题，指下感知不明确、不准确仍然是一大困扰，而系统辨证脉学的形成解决这一难题。系统辨证脉学是在传统脉学的基础上结合现代心理学、物理学、血流动力学等学科的基本原理所形成的现代脉学，为了让系统辨证脉学脉诊技术更加规范、科学，同时为了能够让更多的脉诊爱好者学习使用，团队编写了《系统辨证脉学培训教程》和《初涉脉诊四部曲——系统辨证脉学入门图解》两本教材用于教学，也可供广大学者自学脉诊使用，内容包括手指知觉训练、脉诊操作规范、脉象要素采集、定性定位诊断和平脉辨证思维能力训练等，帮助脉诊学习者达到“一诊传心即了然”的境界。

《系统辨证脉学培训教程》是对系统辨证脉学的全息解构。这部教材融入了系统辨证脉学、情景认知新型教学模式，介绍脉诊相关概念及功能，详细讲解了脉诊技术训练要点与机制，并对25对脉象要素的表征意义进行详细介绍，加上通过脉治相应规律及大量的病案展示，让习脉者逐渐掌握脉象要素整合思路，内容层层递进，实现了理论与实践结合共述。为了更好地在世界范围内宣传推广中医脉诊技术，团队组织编写了《系统辨证脉学培训教程》英文版，对于中医脉学走向世界具有重大意义，为对中医脉诊有浓厚兴趣的外国友人提供了宝贵的学习途径。

在教学实践中，扁鹊脉学诊法团队发现一些学者会提出某一种脉象要素是什么“样子”的疑问，为了让学者更生动形象且直观地“看”和“想象”出手下的感觉，《初涉脉诊四部曲——系统辨证脉学入门图解》问世，为学者更形象地展示了各个脉象要素的图形特点，这也标志着情景认知新型教学模式进入一个新阶段，将系统辨证脉学的理论、技法通过图解的方式展示，以形象图、流程图等方式生动形象地展示给学习者们，充分调动学习者的形象思维、逻辑思维及灵感思维，以达到相互耦合、灵活运用的境界。该书更加形象、直观，不仅打破了“意会多于言传”的脉诊学习模式，突破了脉诊“指下难明”的限制，而且进一步深化脉诊从“情景记忆”着手的思想。

“系统辨证脉学”系列教材的编纂让脉诊传承发展及教学日趋规范与完善。该系列教材是脉诊学习科学、标准、规范、严谨的范本，这不仅需要编写者对系统辨证脉学有足够深的领悟，也需要语言具有科学性、逻辑性，更需要编写者有长期在临床一线的经验积累，所以该系列教材也是扁鹊脉学诊法团队集体智慧的结晶。有了统一的技术教程，就树立了技术标准，标志着脉学走向正规化、理论化、体系化。该系列教材是对系统辨证脉学相关内容逻辑联系的系统性总结，学习者熟读理解教材可以更好地掌握系统辨证脉学分析疾病过程和环节节点的优势之处，以利于完整构建脉诊知识体系。“系统辨证脉学”系列教材的编写为现代脉学的发展与传承奠定基础，有了教材的依托，可以更有效地培养脉诊学习者，为中医药特色诊疗手段传承添砖加瓦。对于临床医师来说，该系列教材可以使诊疗过程更加规范、实用、准确，其构建的“脉－证－治”诊疗模式和知识体系打破了中西医疾病诊疗技术不兼容的局面，实现了中西医汇通，形成了一种全新的诊疗模式。

（二）脉诊教学具象化——虚拟仿真实验教学软件

为了更好地解决脉诊指下感知不明确、不准确这一难题，扁鹊脉学诊法团队通过3D虚拟技术模拟脉象系统研发了虚拟仿真实验教学软件，这也是脉诊虚拟仿真实验课程的主要教学手段。该软件以3D虚拟技术为依托，模拟脉象系统，呈现脉搏的解剖位置、空间形态、血流运动及搏动变化，具有真实还原脉象特征、充分体验手指感觉、模拟真实诊脉情境三大特点，帮助学生形成“情景记忆”概念。该软件以脉象的情景模拟为基础，帮助学习者更好地理解记忆每一对脉象要素，如通过各种水流、声音震动及某些自然现象模拟真实诊脉情境，带领学习者学习25对脉象要素，帮助学生建立“情景记忆”思维模式。该软件进行脉象情景模拟演示，并附有理论知识，锻炼、发挥象性思维的同时，掌握与脉象要素含义相关的基础知识，这种理论知识学习与虚拟情景练习相结合的方式使脉诊学习更加快速有效。为了更好地培养学习者们的情景记忆能力，常采用平台演示结合线下专业脉诊人员讲解的方式，更好地理解、辨识脉象要素，实现线上诊疗思维与线下临床技能训练的有机结合。虚拟仿真实验教学软件以其独特的记忆方式，成为团队教学得心应手的必备工具，线下的系统辨证脉学教学在软件展示基础上结合讲解，有现场把脉教学环节，设有原生态模拟诊者独立应诊过程，来提升学习者的临床诊断思维。从虚拟仿真实验课程的演示转换到与患者脉象一一对应，慢慢形成对脉象的情景记忆，结合动画与实物触摸，将抽象的指下感觉充分表达，引导学习者身临其境，快速进入脉诊体验世界，使脉诊技法得到传承，有效推动脉诊的普及与应用。

何为情景记忆？情景记忆即以时间和空间为坐标对个人亲身经历的、发生在一定时间和地点的事件（情景）的记忆，学习者对脉象信息的识别主要依靠记忆，更确切地说是依靠对脉象特征的情景记忆，或者对脉象特征的表象记忆，是在既往脉诊过程中在大脑中保存下来的脉象形状、动态和细腻感等时间与空间相联系的信息，然而，记忆形式的不同是“心中易了，指下难明”及脉诊初学者学习困难的根本原因，也从侧面提示在脉诊学习中，初学者更需要在文字记忆的基础上不断进行脉诊练习，结合指导下的情景记忆，并不断总结思考，形成自己对脉象的情景记忆。在初学者的记忆系统中，尤其是在目前以课堂教学为主的培养模式下，只存在教材中关于脉象形态的文字记忆，而对脉象的情景记忆还是空白的，所以出现感而不觉或觉而不识，即“心中易了，指下难明”，所以说情景记忆是脉诊学习的重中之重。临床诊脉需要启动的是情景记忆功能，若此时脉诊学习者仍没有一个脉诊经验丰富的临床教师进行及时指导，其脉象知识就会永远停留在语义记忆的阶段，情景记忆也就会一直空白，形成中医不会诊脉的尴尬局面。要改变这种现象，扁鹊脉学诊法团队需要结合情景模拟教学平台与跟师相结合的方式对学习者进行脉象情景记忆的培养，如提取浮沉要素时，脑中有平台中“浮沉”的动画图片记忆及其表征的文字记忆，但是很难把握手指下的力度来定“浮沉”，在临床跟师过程中，遇到典型的“浮沉”脉象要素，老师会提醒并对布指的力道、深度、部位加以指导，然后再诊患者的脉，用了什么样的力度，即刻就能感知到。人类的大脑很难记住日常琐碎的、司空见惯的小事，但对于有意义的次序事件的记忆却会十分清晰。举例来说，如果你在听到尖锐的汽车刹车声后，目睹了一场车毁人亡的惨剧，此后在你的生活中，再次遇到刹车的声音，大脑的第一反应便是车祸，恐惧心理油然而生，将情景记忆运用到脉象的记忆亦是如此。在老师的指导下体会到“浮”的感觉，建立情景记忆，这种方法是优于自己临床中通过几例甚至几十例脉象去摸索的。对“浮沉”要素的情景记忆在学习者诊脉过程中即建立了起来，这时学习者掌握的“浮沉”是更为深刻的，知道不同的“浮沉”代表什么。情景模拟教学平台带来的脉象情景结合线下跟师的确切指下感觉，建立情景记忆模式，也是扁鹊脉学诊法团队建立情景模拟教学平台的初衷。

（三）多媒体课程立体化——明心脉学网

明心脉学网是扁鹊脉学诊法团队的线上“根据地”，是一个包含了中医基础知识、中医脉诊技术培训、门诊管理运营等多方面内容的学习网站，是脉学普及及学习的门户，主要以中医基础课程及脉诊系列课程为主。网站收纳了扁鹊脉学诊法团队的相关中医课程，并借此作为学术动态展示的主要平台，其中设置了教学、资讯、师资力量介绍等诸多板块。通过“系统辨证脉学”和“中医心理紊乱状态辨治体系”等课程讲解系统辨证脉学及其辨治思路。为夯实脉学的中医基础，多位著名中医教授讲授“中医基础理论”“中医诊断学”和“中医内科学”相关课程。每一门课程都保留讨论、评价、分享心得的学员动态，让未学者更好地了解课程，也为已经在学的学者之间交流学习心得提供渠道。资讯版块分享有关系统辨证脉学相关资讯和脉诊知识，为大家答疑解惑，这一板块是广大学员们后期继续学习和答疑的渠道，为大家提供完整的学习过程；另外，也会定期分享临床的脉诊心得，让学员们的脉诊学习速度再提升。

（四）教学模式现代化——线上与线下结合式教学

线上与线下相结合的教学模式是脉诊学习的有效方法，可以增强学员的自主学习意识，培养创新精神，提高实践能力，可以取得事半功倍的效果。扁鹊脉学诊法团队深谙教学之道，不断优化脉诊人才的培养模式，探索培训线上专题与线下真实场景结合的新形式，推动培训方式向网络化、多样化、专业化方向靠拢。线上教学是新时代发展与进步的产物，是一种全新的教学模式，有图文、直播、录制、动画视频等多种形式，线上有中华脉学网、博客、微博、微信群等多样化的授课方式。线上教学与传统的线下教学相比，不受时间和空间的限制，一些白天上班的学员可以利用晚上的时间观看回放和线上交流解答疑惑，不耽误工作的同时又能学习脉诊、提高临床能力，实现学习节奏的自主把控。而线下教学与线上教学相比最大的优势在于实时沟通交流的氛围感，定期举行会议培训，制订规范的培训计划和课程方案，课程呈现形式丰富多样，讲授、探讨、模拟环节一应俱全。在线下会议培训时，汇集众多临床脉诊高手轮流授课，大家齐聚一堂，师生之间、学员之间均可进行实时互动交流，并且还有还原疾病诊断过程的环节，考察学员的学习成果，锻炼学员独立诊病的能力。无论线上还是线下，团队在教学上始终以构建和完善新时代脉学领域人才培养体系为发展目标之一，在国内外持续开展继续教育与培训活动，取得了卓有成效的进展，切实提升了脉诊教学的规范化、标准化水平。

团队在学校、医疗机构及基层人员的培训教学中实践并完善这种新型教学模式，通过这种教学形式已经发展了海内外学员上千人。在学校中，山东中医药大学专门为拔尖学生开设“扁鹊班”，而“系统辨证脉学”是其必修课，每个班则建有学习交流群，用于督促、指导、交流，没有基础的中医学生，半年可较为清晰地辨别脉象，相较于以往三年五载的体悟，辨脉清晰度、准确率大为提升。医院则开设面向中医系统的培训班，目前已举办多期系统辨证脉学培训班，有一定脉诊基础的医生经培训后可较好地掌握诊脉要诀，极大提高了诊疗效率和门诊量。在社会基层人员的培训中，我们的线上模式尤为显效，学员多是来自基层的医生，遍及全国，每天都会有医生分享自己的临床病案，症状、整体脉象、微观脉象、证、治、按语，一应俱全，交流也是从早到晚，集思广益，学员们对脉象要素的提取、脉象层次的组合、“脉－证－治”的运用日臻完善，从团队走出来的基层医生们常说，对系统辨证脉学最佩服的便是其可以揭示疾病的发生发展过程，醍醐灌顶。这也归功于系统辨证脉学在基层的实用性更强，适宜基层学习与推广，并在指导养生保健、治未病方面发挥巨大作用，得到广大基层医生的认可。

团队与时俱进，从经年积累的教学经验中发现两种教学模式优势互补，有效融合，把传统教学方式的优势和网络化教学的优势结合起来，既可以发挥教学者引导、启发、监控教学过程的主导作用，又能充分调动学员在学习脉诊过程中的主动性、积极性和创造性。这种新的教学模式是时代进步和经验积累的结果。

（五）脉诊成果转化——不负耕耘，硕果累累

系统辨证脉学将原先“只可意会，不可言传”的脉象内容转化成可用物理语言定性、定量的脉象特征、指标，以形象的脉诊教材和全新教学方式带领广大同仁走进系统辨证脉学的世界。如何正确、规范地运用脉诊技术，如何为我们辨证论治提供可靠证据，需要正确、行之有效的教学方式、教学重点，扁鹊脉学诊法团队制定了首个世界中医药学会联合会中医

脉诊特色技术教学基本要求（SCM-C0005-2015），在深化教学改革、提高教学质量方面贡献卓越，满足新时代中医人才培养的需要，这也极大促进了脉诊技术的创新发展与普及推广，更加适应国际中医脉诊教育发展的新形势，已成为世界各国中医脉诊教学的主要参考依据。同时，《系统辨证脉学培训教程》及其英文版等教材相继问世，为中医脉象学走向世界迈出了一大步，为对中医兴趣浓厚、想学习中医诊断技术的外国友人提供了宝贵途径。有了教学规划，团队把重心放在了课程优化与培养新一代脉诊人才上。中医教学过程中不仅要重视传统的医药文化教育，还需更多的理论联系实际，因此，团队通过不断探索创新扁鹊脉学并积极应用于临床实践，在脉象客观化研究领域处于全国领先水平，“系统辨证脉学”特色脉诊课程已经成为山东中医药大学“扁鹊班”的必修课，并入选山东省一流精品课程；团队成员定期参加世界级、国家级和省级脉学研讨会并应邀到北京大学、中国中医科学院等名校和科研机构进行学术讲座，不断提高扁鹊脉学诊法的影响力，通过开展线上、线下培训班等方式，培养脉诊技术人才达 1 000 余人，遍布全国 28 个省及马来西亚、美国等多个国家。

扁鹊脉学诊法团队努力攻克中医传统技术在神经内科临床应用上的难关，积极探索经济实用的中医诊疗技术，踏踏实实地提高诊疗水平，实实在在地帮患者解除病痛。将扁鹊脉学应用在中西医结合治疗帕金森病、神经系统变性疾病、身心疾病、脑血管病等疾病中，充分体现了脉诊在疾病诊疗中的独特优势，以及准确客观、易于传承、方便快捷等特征，获得广大患者的认可。

二、校园传承，坚实脉诊后备力量

（一）校园精英——播下脉诊的种子

脉诊的发展需要传承，新时代年轻的中医人有着无限的活力与创新，这也符合系统辨证脉学创新发展的理念。“扁鹊班”是山东中医药大学中医学院开办的中医教学特色班，旨在加强学生中医经典研读，培养中医思维，强化实践技能训练，优化现代医学素养，培养现代中医人才。系统辨证脉学教学便是其中重要的一环，加强小“扁鹊”们脉诊学习的同时，强化其对病因病机的系统把握，从而掌握“脉－证－治”诊治的精髓所在。为了让扁鹊班的同学们更好地学习系统辨证脉学，团队以“系统辨证脉学”为基础，整合建立适合扁鹊班学生的脉学课程。除了固定的课程之外，根据学生的实际情况，定期举办答疑会，解决同学们近期在系统辨证脉学理论与实践学习中出现的各种问题及疑惑，进一步激发学生们对学习脉诊的兴趣。不仅如此，为了增强学生们掌握脉诊技术的信心，还定期安排学习交流会，强化近期的学习内容，并为其今后的学习指明方向。通过适宜改良课程、答疑会、学术交流会来丰富学生们的脉诊学习，这样的校园传承也是扁鹊脉学诊法团队所期待的，精心设计的校园传承为脉诊的发展与传承储备了充足的后备力量。学生们不仅在课堂上积极学习脉诊，也在生活中努力寻找锻炼的机会，因脉象包含着形体、心理中生理与病理的多重信息，以及对体质与个性的特殊识别，爱好脉诊的同学们利用业余时间在校园中架起“扁鹊角——脉诊”荧光牌和设摆“诊脉摊位”的多种形式给大学生们诊脉，讲解脉象中蕴含的中医道理，共同学习脉诊，不断提高脉诊技术。年轻的校园精英们的脉诊学习过程有趣且多样，为脉诊学习灌注了生机与活力，团队也相信小“扁鹊”们未来必定在脉诊领域有所建树，为推动脉诊发展贡献他们的一份力。

（二）继续教育——对脉诊的再认识

对已有脉诊基础者，脉诊技术的继续教育是对其自身能力再次升华的一个契机。脉学的发展不开人才的培养，脉学领域只有不断地有新的人才涌现出来，才能使其得到更大的发展，因此，当今的各家脉法都非常注重对脉诊人才的培养和技术的推广、传播，当下主要的培养模式包括全日制在校学习和社会培训班集中化教学。在各家脉法中，系统辨证脉学是为数不多的，同时采用以上两种形式来进行人才培养的脉法，并与时俱进地结合了中华脉学网、博客、微博及微信群等方式进行辅助授课，取得了不凡的成果。广大学员在学习的过程中不断探索中医脉诊的传承方式，近年来，扁鹊脉学诊法团队陆续开展多个继续教育项目，举办脉诊培训讲座，推广培训脉诊技术，经过培训，让参与者受益匪浅，对扁鹊脉学诊法有新的认识，促进了脉学的普及与推广。在《中医脉学的传承与现代临床应用》的讲座中，齐向华教授详细讲解了继承创新中医脉学体系，为基层中医药工作者提供专业脉诊技术指导的同时，也使大家进一步领会到中医脉诊的博大精深，了解其未来的发展方向。滕晶教授以《中医五神脉诊体系》为题进行讲座，详细讲解从脉诊信息中探寻真实、客观、精准地反映机体形与神的生理变化与病理信息，给广大学者诊疗临床中遇到的难以解决的精神心理疾病提供一种新的思路。《从齐鲁脉诊文化谈谈系统辨证脉学》讲座让大家重新认识脉诊，对中医脉诊文化传承与发展有了进一步了解。继续教育培训班无疑是一次深刻的专业思想教育课程，对于已经进入临床的中医人才来说，成长既要立足传统医学，也要扩大眼界，具备娴熟的脉诊技能，对于中医临床诊疗技能的提高具有重要的现实意义。继续教育不仅对于传承创新中医学术、普及中医文化理念意义重大，而且在提升人民群众健康素养、推进中国特色健康文化建设等方面同样有重要作用。

为了使脉诊更广泛地服务于中医临床，发挥脉诊技术在临床诊治疾病中的优势，齐向华教授在国家级中医药继续教育年度项目支持下举办“脉诊与中医药干预临床技能培训班”，旨在对指下感觉进行研讨与传授，使脉诊技术与针灸、推拿、中药干预紧密结合。在临床整体运用脉诊的基础上，团队结合自身特长，开展了专病的培训学习——“齐鲁中医脉学诊治脑卒中临床研讨班”，学习内容以中药、针灸、推拿、康复、理疗等多样化方法在脑卒中治疗中的灵活运用为主，医生可以根据患者的状态灵活确立全方位个体化诊疗方案，十分符合现代精准化、系统化诊疗的理念，最高程度优化脑卒中患者的生存及康复治疗，提高其临床治疗效果和生存质量。系统辨证脉学治疗体系注重“形与神俱”，在个性、体质方面深入研究，首次脑卒中继续教育培训班影响广泛，为了进一步彰显团队对“整体观念”的把控，在次年的“脉证相应防治脑卒中临床研讨班”中，滕晶教授讲授了中医“五神”理论下脉证结合诊治脑卒中的相关内容，从系统辨证脉学的角度着手，将五神与心理、形体辨证紧密结合，从五神本源探寻脑卒中及其后遗症治疗的新思路和新方法，为脑血管病及睡眠障碍、抑郁症、焦虑症、痴呆等精神类并发症的治疗提供思路。

继续教育让临床医生接触到更实用的脉诊技术，不断提高、完善自身素养，也让扁鹊脉法融入基层临床诊疗中。医学生毕业后从事临床工作，校园教育中对脉诊的提及和教学往往是融合在各类基础中医教材中的，可能造成医学生对脉诊的片面理解和手下无感觉的尴尬境地，因此，脉诊继续教育在中医继续教育中显得尤为重要。脉诊继续教育是培养高水平脉诊临床人才的重要途径，特别是要培养一批根基深厚、实践能力强的脉诊人才，需要脉诊继续教育进行规范化培训，并在实践中熟练掌握和运用平脉辨证及“脉－证－方”辨治模式，提高临床疗效。在科技迅速发展的时代，脉诊也在不断进步，新形式、新理论、新结合不断涌现，继续教育可以让更多医生接触到扁鹊脉学诊法团队的现代脉诊技术，不断进步，提高自身综合实力。

（三）脉诊讲座——多学科交流，促进脉诊发展

多学科交流能更好地整合现有资源，有利于思想交融，激发创新力，促进脉诊发展，因此，扁鹊脉学诊法团队在众多名校开展讲座，与中国科学院郭雷院士、黄如院士及众多思想广阔、创新突出的高层次人才进行积极交流，拓宽视野，促进学科交叉与融合创新。中医特色的宣传还需要我们中医药人继续为之努力奋斗，团队坚持脉诊技术特色，继续加强特色宣传，齐向华教授应邀到中国中医科学院作《系统辨证脉学体系与应用》学术报告，为宣传脉学与多学科融合创新打下基础，让更多人了解系统辨证脉学的优势与特色。之后相继在北京中医药大学、天津中医药大学举办系统辨证脉学相关讲座，进行系统辨证脉学中医特色技法展示，讲授系统辨证脉学的构建与应用，分别从系统辨证脉学体系构成和脉诊实训两方面，着重提出“分化单一手指感觉，降低手指感觉阈值”要点，为广大学子点明系统辨证脉学的学习要领。齐向华教授现场为学子们诊脉，让大家实际感受到系统辨证脉学在中医病因病机诊断、西医疾病定量定性诊断及心理状态判别等多方面的神奇之处，让更多学者接纳现代脉诊。各门科学之间的交叉越来越多，多学科融合或跨学科研究问题往往可以创造性地获得解决学术和技术问题的方法，而北京大学信息科学技术学院则是注重多学科交叉融合的典范。如何将特色脉诊技术与人工智能、计算机软件、新兴材料等现代科技相联系是我们目前乃至将来的科研难题，为了完成与现代科技的结合与交汇，齐向华教授多次与北京大学信息科学技术学院围绕系统辨证脉学现代学科的联系与创新等内容开展讲座，讲述系统辨证脉学与现代物理学、心理学等多学科的融合创新，探讨多学科交融对脉诊仪研发的意义及脉诊技术发展的创新点。

为了推动中医脉诊走向世界，中医脉诊客观化、现代化势在必行，与国外大学机构以脉诊为契机交流沟通，对增进世界对脉诊的了解具有重要作用，团队与俄罗斯、澳大利亚、英国、马来西亚等多个国家的大学保持学术交流，宣传和交流脉诊多学科交融过程中的创新与发展，宣传中医脉诊文化，推动新型现代脉诊走出国门，走向世界。

三、夯实基层脉诊技术，培训基层医生

基层医生处于三级医疗卫生服务体系的网底，在保障农村居民身体康健方面发挥了至关重要的作用，培养合格的基层医生迫在眉睫。山东省卫生健康委员会开展遴选中医药特色疗法应用推广基地试点工作，以挖掘整理、师资培训、规范推广、科学研究、辐射带动和系统推动为重点开展基地建设，推动中医药特色疗法的应用推广，扁鹊脉学诊法团队加大中医药特色诊法、疗法的推广力度，通过“送健康进机关、送知识进学校、送文化进社区、送技术进乡村”等多种形式，将中医药特色诊法、疗法送到群众身边。团队组建了中医药特色疗法的师资队伍，以集中培训、师带徒等多种形式，惠及广大基层医生，加强基层扁鹊脉诊及其治疗体系的推广培训，确保中医药特色诊法、疗法向基层有效传播。

经过多年努力，团队始终以培养基层卫生适宜人才、提高基层医疗卫生人才队伍教育层次和整体水平为目标，培养了一大批基层医生，并建立齐鲁扁鹊脉学基层中医联盟，为吸纳和培养更多的脉诊技术高超的中医基

层医生作出贡献。妇幼保健、慢性病、健康管理、治未病，以及向后延伸的残疾康复、养老等，都是基层民众对中医药的服务需求。扁鹊脉学诊法团队在基层中医建设发展中的尝试和探索，在取得了一定成绩的同时，也在不断得到大众的认可。

扁鹊脉学诊法在基层得到医务工作者们的一致好评，并且通过反馈，对治疗效果的提高也非常明显。在2023年的第七届中国非物质文化遗产博览会上，参展人员在扁鹊脉学诊法展区排起了长队，来自“基层中医联盟”的10余名山东基层乡医轮流坐诊，为平时苦于“疑难杂症”的患者把脉诊断，其中一位受诊的先生不可思议地感叹道：“感觉很奇妙，他给我把脉后，把我体检报告上的一些身体症状就说出来了。”本次非遗博览会后，齐鲁扁鹊脉诊联盟还举办了首届基层中医学术研讨会，提出扁鹊脉学诊法团队的目标之一是“培养更多脉诊技术高超的基层乡医村医，让每一位老百姓都能享受中医诊疗服务带来的便利实惠”。得到临床医生的肯定是团队最大的欣慰，不负团队一直以来对基层医生的培养。其中，来自邹平市长山中心卫生院中医门诊的盖爱永就是“基层中医联盟”中的一位，他出生在医学世家，从小就对熬药、诊脉、针灸等中医文化耳濡目染。然而在长期的探索和实践中，他发现传统的中医诊断理论知识复杂庞大，要想系统习得非常困难，所花费的精力和时间成本较高。但是在接触扁鹊脉学诊法体系后，自己收获颇丰，他说扁鹊脉学诊法是“将传统脉象理论进行解构，把原来以比拟自然事物为主的脉诊，转化成可用物理语言定性定量的脉象特征、指标，并将每种物理量作为人体健康的信息载体，逐步实现可测定、可抓取，将原先‘只可意会，不可言传’的内容讲清楚”。来自无棣县碣石山镇的基层医生贾荣军表示，扁鹊脉学诊法让他的诊断更加准确，以脉象为主判断疾病和人体状态，并指导临床治疗，不受患者的主观感受和疾病“假象”困扰，不易误诊误治，在临床诊断中颇有成效。

熟练掌握脉诊技术的基层医生优势明显，通过扁鹊脉学诊法可以认清疾病发展的过程，从而针对性用药，节省患者的看病成本和看病时间，同时也为大型医院分担部分患者。

四、建设脉诊高层次人才团队

当今世界，人才是第一资源，人才优势是最大优势，高层次人才是扁鹊脉学诊法团队建设的重点。一个优秀团队的建立，不仅需要专业素养高超的领路人，更需要扎实、缜密、新颖的理论基础为依托。

齐向华教授、滕晶教授以系统辨证脉学为基础，培养了一大批脉诊人才。团队长期致力于中医脉学、脑病学及睡眠医学领域的研究工作，以“继承、发扬、创新”为核心理念，结合当今时代发展特点，扎根临床，在系统辨证脉学的基础理论上不断创新、突破，并以独特的“疾病观”为指导，构建了新型中医辨证诊治体系。团队组织制定首个“国际脉学教学标准”，编写了中医脉诊特色技术教学基本要求并发布，成立了国内首家脉学专业委员会，出版国内外首部脉学教程《系统辨证脉学培训教程》，使脉诊教学模式向规范化和客观化发展。脉学研究成果在国内外得到广泛传播和应用，确立了系统辨证脉学在国内外脉学研究中的领先地位。至今，扁鹊脉学诊法团队仍不断发展和完善系统辨证脉学理论体系的建设，在齐向华教授、滕晶教授的带领下逐渐将系统辨证脉学体系打造成一个深基于中医传统理论体系并逐渐与现代物理学、高等数学、认知心理学、生物信息学等有机结合的一门创新性临床技术，其理论体系也慢慢涵盖了疾病的病因、病机、发病、疾病演变、治疗和预后在内的多层次内容，团队依靠系统辨证脉学及其特色技术培养了一批临床脉诊素质过硬的专业医生，包括团队内的硕士、博士共70余人，并逐步建立系统辨证脉学流派传承工作站，弘扬脉诊文化与技术。团队不仅关注国内外中医脉诊发展，也注重对基层中医医生的脉诊教学，通过脉诊培训班的形式发展了海内外学员近千人，团队还开辟了网络平台授课等新形式，使得更多的人能够接触脉诊这种古老而又焕发新生的技法。

（一）青年医生

医院的科学发展，患者的医疗服务质量，医学的真正进步，说到底，还是要依靠青年医生和精英人才。青年的优势在于年轻、活力、创新，是一个民族、一个国家、一个时代进步的动力。青年医生更是我国医疗卫生领域的未来，承载着大家对健康的期望。因此，团队亦重视对青年医生的培养，青年医生始终是团队的中坚力量。

青年医生精力旺盛、探索能力强，对于脉诊学习充满好奇心，具有吃苦耐劳的精神。外出进修时，为了多学技术，苦练本领，不分上班和下班时间，积极向教授、专家们请教问题，交流经验，积极参加疑难病例讨论及各种学术会议，提高理论基础和动手能力。青年医生还具有脉诊思辨可塑性性强、脉诊知觉训练多等优势，这也推动了青年医生在临床工作中的飞速进步。系统辨证脉学带给青年医生的不仅是一门脉诊技术，更是临床诊疗疾病的一种思辨模式。青年医生们在诊疗过程中不仅对患者的个性、体质、心理、病因、病机及疾病进展过程了如指掌，而且将脉诊技术融入常规治疗之中，如平脉运针、平脉灸法、平脉熏香、平脉使用中药提取注射液等，提高疾病治疗的精准度和疗效，不仅做到脉诊技术高，而且将脉诊技术融会贯通到治疗的每一个环节中，这种善于把握疾病“过程流”的审察疾病的思辨方式可以为诊断、治疗疾病的准确性和疾病治愈率提供保障。熟能生巧，熟能知变，也为脉诊水平进步与创新发展埋下种子。

（二）建立流派传承工作站，传承网格化

扁鹊脉学流派传承工作室的建立对于中医药学术传承发展有着深远意义，可以将老中医的学术思想与经验流传与发展，对于提升中医药服务能力起到积极的推动作用、引领模范作用和辐射带动作用。扁鹊脉学诊法团队传承刘惠民、陆永昌老中医扁鹊脉学思想，建立扁鹊脉学流派传承工作室，将扁鹊脉学的脉法与现代科技相结合，突出中医本色，聚焦创新发展；团队通过深挖扁鹊脉学诊法核心思想，在此基础上不断探索创新并将其应用于临床实践中，在脉象客观化研究领域处于全国领先水平。传承工作室的建立不仅有助于将流派宝贵经验送达基层，推广临床经验，提高基层医生的诊疗水平，而且搭建区域内脉诊领域学术交流平台，培养更多优秀的、脉诊技术高超的基层医生，将宝贵的流派学术思想发扬光大，以惠及更多基层人民群众。

脉诊是最具中医特色的诊断方法，也是最难掌握的中医诊断方法，不仅需要专业人员的教授与培养，也需要长期的艰苦实践和细心揣摩才能逐渐有所体悟。系统辨证脉学工作站根据实际情况，以各级医院、卫生所、个人诊所为单元，构建规划合理、逐级负责的脉诊学习传承网格，达到教授有序、传承发展的目的。对应每一网格，整合脉诊资深专家、脉诊学习成员、脉诊爱好者等，组建一支专业脉诊团队；共同搭建一个信息平台，分享自己学习脉诊的经验、病案等，运用各种途径采集网格内各级医生们的情况，建立互动性、动态化、高效的学习传承网格。团队致力于扁鹊脉学诊法的研究保护与弘扬传播，通过“建立流派传承工作站，传承网格化”的方式广泛传播名老中医宝贵的学术经验与思维，结合经典与临床，打造具有齐鲁特色的优质中医学术流派品牌。

第十五章

致力于脉诊现代化研究，促进科研成果转化

扁鹊脉学诊法团队在不懈努力下，充分发挥团队学科专业优势，推动脉诊现代化研究进程，并且取得了瞩目的科研成果。扁鹊脉学诊法团队先后承担国家级和省部级科研课题 20 余项，在学术期刊发表高水平论文 100 余篇，出版学术著作 19 部，获得计算机软件著作权 17 项。日本东洋学术出版社《中医临床》杂志自 2014 年 9 月起连续刊登系统辨证脉学相关文章数篇，说明系统辨证脉学逐渐得到认可，走出国门，这些成绩皆是系统辨证脉学核心思维精炼出的智慧结晶。团队以特色脉诊系统辨证脉学为诊断核心，通过“脉－证－治”相应，指导临床选方用药、针灸推拿、心理调摄和音乐疗法等综合治疗措施的应用。团队结合科研与临床研发了一系列相关专利，促进临床成果转化，以期提高临床疗效。其中脉诊仪的出现促进了中医脉诊客观化和具体化发展。脉诊作为一种无创诊断技术，需要通过长期训练手指的灵敏感觉及积累指下经验来分析脉象的“位、数、形、势”等要素。脉诊仪在脉诊无创优势的基础上，利用现代科技研发传感器及脉象识别技术来代替手指感觉，对脉象进行采集分析加工，得出客观化相关指标，如脉搏波所形成的脉象图，结合脉象图分析又可以推进脉诊的定量、定性分析研究。

为了让脉诊造福更多病患，扁鹊脉学诊法团队的研究目标是实现脉诊工程化与智能化，而人工智能、传感器、大数据等为中医药研究突破提供了新可能。齐向华教授牵头承担国家重点研发计划——“基于‘系统辨证脉学’的系列新型智能化脉诊仪研发”，主持国家中医药管理局中医药行

业科研专项项目——“中医智能化脉诊仪的开发研究”、山东省重点研发计划——“中医脉诊信息收集的标准化及精细化采集装置的研究”等课题，为实现脉诊技术的可视化、客观化和科学化奠定了基础。

参考文献

［1］王振国，杜鹃，张效霞．齐派医学与脉学流派［J］．中华中医药杂志，2011，26（8）：663–665.

［2］何佳娜，张烨．东夷文化的鸟图腾崇拜初探［J］．文物鉴定与鉴赏，2022（5）：142–144.

［3］刘鹏．扁鹊、扁鹊医派与扁鹊文化探析［J］．山东中医杂志，2012，31（10）：702–703，761.

［4］李伯聪．扁鹊和扁鹊学派研究［M］．西安：陕西科学技术出版社，1990.

［5］马胜，扈培增．扁鹊学派脉学思想初探［J］．中国中医药现代远程教育，2014，12（6）：1–2.

［6］柳长华，顾漫，周琦，等．四川成都天回汉墓医简的命名与学术源流考［J］．文物，2017（12）：58–69.

［7］黄龙祥．经脉学说与扁鹊脉法的血缘［J］．中国针灸，2015，35（5）：517–523.

［8］范磊．稷下学宫黄老、阴阳家思想与中医理论体系形成的相关性研究［D］．济南：山东中医药大学，2006.

［9］门淑芬．西汉名医淳于意研究［D］．兰州：兰州大学，2012.

［10］孙喆．汉武帝集权之路：从“独尊儒术”到“霸王道杂之”［J］．中州学刊，2015（4）：108–111.

［11］邓慧芳．《内经》面色诊、舌诊、脉诊、尺肤诊理论的演变及其规律研究［D］．北京：北京中医药大学，2015.

［12］刘艳，李毅．初探《难经》对脉学的学术贡献［J］．长春中医药

大学学报，2006，22（4）：1-3.

［13］姜生．东汉原始道教与政治考［J］．社会科学研究，2000（3）：84-89.

［14］张喆．原始道教与汉代社会研究［D］．南京：南京师范大学，2013.

［15］刘阳．汉代方士医学研究［D］．北京：中国中医科学院，2014.

［16］鲁慧．魏晋南北朝涉医文学研究［D］．长沙：湖南师范大学，2014.

［17］徐静．魏晋南北朝医学世家研究［D］．南京：南京中医药大学，2020.

［18］温大雅．大唐创业起居注［M］．北京：商务印书馆，1983.

［19］杨世文．宋代经学怀疑思潮研究［D］．成都：四川大学，2005.

［20］程佩，孙悦，胡素敏，等．刘完素运气脉法理论及临床价值探讨［J］．中华中医药杂志，2019，34（3）：997-999.

［21］姚魁武．薛伯寿国医大师和合思想传承心悟［M］．北京：科学技术文献出版社，2018.

［22］张登本．张登本解读五运六气［M］．北京：中国医药科技出版社，2019.

［23］倪锋，胡臻．李杲对古代脉学的继承与发展［J］．浙江中医学院学报，2004，28（5）：13-14.

［24］陈云峰．宋末元初理学北传及其影响［D］．昆明：云南师范大学，2007.

［25］刘海泉．许谦与金华朱学［D］．长沙：湖南大学，2009.

［26］李玉亭．宋濂与宋明理学［D］．扬州：扬州大学，2008.

［27］罗凤华．道家道教对宋濂及其文学创作的影响［D］．长沙：湖南大学，2008.

［28］郑军．历代书籍形态之美［M］．济南：山东画报出版社，2017.

［29］曾毅．明代医书作者的群体研究［D］．北京：中国中医科学院，

2021.

［30］张祎琛．清代善书的刊刻与传播［D］．上海：复旦大学，2010.

［31］刘希洋．清代医书的非商业性出版和传播探赜［J］．中国出版史研究，2017（2）：98-113.

［32］杨东方，周明鉴．民国时期的中医典籍出版［J］．中国出版史研究，2016（4）：133-143.

［33］郭怡文．唐代地方官学研究［D］．福州：福建师范大学，2021.

［34］付书文．民国中医药期刊的文献计量分析［D］．北京：中国中医科学院，2015.

［35］薛墩富．民国时期中医药学术演变及相关因素研究［D］．咸阳：陕西中医学院，2014.

［36］毕锐宇，赵云龙，朱枭龙，等．中医脉诊数字化研究进展及发展趋势［J］．传感技术学报，2021，34（4）：427-433.

［37］章慎磊．心气虚证（冠状动脉供血不足）脉象信息时频分析［D］．济南：山东中医药大学，2007.

［38］王超臣．原发性高血压患者脉搏波参数及四诊合参特征的数字化、量化研究［D］．北京：北京中医药大学，2014.

［39］李慧，张尚尚，芦煜，等.2 型糖尿病中医数字化、量化的四诊特征研究［J］．云南中医学院学报，2015，38（2）：43-46.

［40］奚唐敏．数字化脉象信息获取和识别技术研究［D］．杭州：中国计量学院，2013.

［41］GUO R，WANG Y Q，YAN H X，et al.Analysis and Recognition of Traditional Chinese Medicine Pulse Based on the Hilbert-Huang Transform and Random Forest in Patients with Coronary Heart Disease［J］.Evid Based Complement Alternat Med，2015：895749.

［42］陆鑫．基于机器学习构建数字化诊脉系统的应用研究［D］．杭州：浙江大学，2019.

［43］王启航，李弘飞，段晓华．新媒体视野下中医自媒体发展历程回

溯与展望［J］. 中医药文化，2022，17（6）：560−566.

［44］杨霞，张虹，陈骥 . 中医药非物质文化遗产的跨文化传播范式［J］. 亚太传统医药，2022，18（12）：189−194.

［45］刘雅兰，张政 . 基于网络数据分析的中医药自媒体传播路径研究［J］. 中医药文化，2021，16（5）：456−462.

［46］刘海燕 . 基于传播学视域下的古代中医师承研究［D］. 西安：西北大学，2016.

［47］马淑然 . 系统中医学之路：祝世讷中医基本理论研究论丛［M］. 北京：中国中医药出版社，2022.

［48］陈少宗，王振国 . 系统中医学研究的回顾［J］. 山东中医药大学学报，2019，43（4）：330−334，323.

［49］杨妮，齐向华 . 系统中医学视域下基于脉象系统认识疾病过程［J］. 中医杂志，2023，64（1）：6−11.

［50］钱会南 . 中医体质分类最早的全景式构图：解读《黄帝内经》阴阳二十五人［J］. 中华中医药杂志，2008，23（10）：853−855.

［51］高晶，丁晓，齐向华，等 ."系统辨证脉学"病因层次划分及临床应用举隅［J］. 山东中医杂志，2020，39（4）：404−406.

［52］HOLTROP J S，SCHERER L D，MATLOCK D D，et al.The Importance of Mental Models in Implementation Science. Front Public Health.2021（9）：680316.

［53］于晓晗 . 郁闷不舒状态经络阻闭证经脉发病规律的研究［D］. 济南：山东中医药大学，2015.

［54］吕玉婷 . 郁闷不舒状态经络阻闭证筋结点的分布规律研究［D］. 济南：山东中医药大学，2015.

［55］王磊，李学武，张莉 . 艾灸疗法作用机理国内外研究进展［J］. 中国针灸，2001，21（9）：567−570.

［56］丁晓 . 系统辨证脉学指导下循经灸法的临床应用［J］. 中华中医药杂志，2021，36（2）：909−911.

［57］潘明敏，王启阳，侯俊林，等．脐灸疗法对应激模型大鼠恐惧样行为及单胺类神经递质的影响［J］．中国针灸，2023，43（2）：191-196.

［58］齐永．脐针入门［M］．北京：人民卫生出版社，2015.

［59］孙爽，唐宏图．神阙治病理论依据探析［J］．针灸临床杂志，2020，36（1）：79-82.

［60］张永瑞，张天生，郝重耀．药泥灸操作规范及临床应用［J］．中国民间疗法，2021，29（8）：55-58，125.

资 助

1. 齐鲁医派系统辨证脉学流派传承工作室。

2. 山东省非物质文化遗产扁鹊脉学诊法保护与传承发展研究项目［22WL（Y）170］。

3. 山东省中医药调研课题——扁鹊脉学诊法技术调研及保护推广应用（ZYY2023148）。

ISBN 978-7-5723-2073-6

定价：68.00 元